N.-C. Döhler / F. Lewrenz

Antragstellung und Abrechnung in der vertragszahnärztlichen Praxis

N.-C. Döhler / F. Lewrenz

Antragstellung und Abrechnung in der vertragszahnärztlichen Praxis

Lehr- und Nachschlagewerk

11. vollständig überarbeitete Auflage

Deutscher Zahnärzte Verlag Köln

Dr. Frank Lewrenz
Im Ellernbusch 39
22397 Hamburg

1. A. 1982 Deutscher Ärzte-Verlag
2. A. 1983 Deutscher Ärzte-Verlag
3. A. 1985 Deutscher Ärzte-Verlag
4. A. 1986 Deutscher Ärzte-Verlag
5. A. 1986 Deutscher Ärzte-Verlag
6. A. 1990 Deutscher Ärzte-Verlag
7. A. 1991 Deutscher Ärzte-Verlag
8. A. 1993 Deutscher Zahnärzte Verlag
9. A. 1999 Deutscher Zahnärzte Verlag - Hanser
10. A. 2002 Deutscher Zahnärzte Verlag

ISBN 978-3-7691-2999-1

zahnheilkunde.de

Bibliografische Information der Deutschen Nationalbibliothek
Die Deutsche Nationalbibliothek verzeichnet diese Publikation in der Deutschen Nationalbibliografie; detaillierte bibliografische Daten sind im Internet über http://dnb.d-nb.de abrufbar.

Wichtiger Hinweis:
Die Zahnmedizin und das Gesundheitswesen unterliegen einem fortwährenden Entwicklungsprozess, sodass alle Angaben immer nur dem Wissensstand zum Zeitpunkt der Drucklegung entsprechen können.
Die angegebenen Empfehlungen wurden von Verfassern und Verlag mit größtmöglicher Sorgfalt erarbeitet und geprüft. Trotz sorgfältiger Manuskripterstellung und Korrektur des Satzes können Fehler nicht ausgeschlossen werden.
Der Benutzer ist aufgefordert, zur Auswahl sowie Dosierung von Medikamenten die Beipackzettel und Fachinformationen der Hersteller zur Kontrolle heranzuziehen und im Zweifelsfall einen Spezialisten zu konsultieren.

Der Benutzer selbst bleibt verantwortlich für jede diagnostische und therapeutische Applikation, Medikation und Dosierung.
Verfasser und Verlag übernehmen infolgedessen keine Verantwortung und keine daraus folgende oder sonstige Haftung für Schäden, die auf irgendeine Art aus der Benutzung der in dem Werk enthaltenen Informationen oder Teilen davon entstehen.

Die Deutsche Zahnärzte Verlag DÄV GmbH ist ein Tochterunternehmen der Deutscher Ärzte-Verlag GmbH.

Umschlagkonzeption: Sybille Rommerskirchen
Produktmanagement: Gabriele Graf
Manuskriptbearbeitung: Adrian Loew
Titelbild: Creatix/Fotolia.com
Satz: Plaumann, 47807 Krefeld
Druck/Bindung: Kösel, 87452 Altusried-Krugzell

5 4 3 2 1 0 / 601

Vorwort zur 11. Auflage

Dieses Buch soll dazu beitragen, durch fehlerfreie Antragstellungen und Abrechnungen die vermeidbaren Verluste auszuschalten. Unumgänglich hierfür sind die lückenlose Kenntnis und Anwendung aller gesetzlichen und vertraglichen Bestimmungen. Das hat uns allerdings der Gesetzgeber mit der BEMA-Reform von 2005 alles andere als erleichtert.

Mit der Einführung eines befundbezogenen Festzuschusssystems für Zahnersatz ist es dem Gesetzgeber gelungen, ein Abrechnungswerk zu schaffen, das an Kompliziertheit und Unübersichtlichkeit kaum noch zu übertreffen ist. In der Anfangszeit provozierte dieses Machwerk unendlich viele Fehler mit teilweise erheblichen Honorarverlusten. Inzwischen sind sich allerdings die Spitzenverbände der Zahnärzte und Krankenkassen weitgehend einig, wie die einzelnen Vorschriften auszulegen und abzurechnen sind. Trotzdem lauert für den unerfahrenen Abrechner noch eine Fülle von Fallen und Fußangeln. Und da auch die Mitarbeiter der Krankenkassen weit davon entfernt sind, den BEMA zu kennen oder gar zu beherrschen, werden oft genug prothetische Versorgungen genehmigt, die anschließend von den KZVen kostenträchtig korrigiert werden. Dann ist es aber zu spät, und es heißt: Honorar ade.

Auch im Bereich Wurzelbehandlungen ist bei Nichtbeachtung der zahlreichen Einschränkungen schnell mal das Honorar weg. Das eröffnet andererseits aber die Möglichkeit, eine Erfolg versprechende Wurzelbehandlung privat in Rechnung zu stellen, wenn dem Patienten seine Zähne lieber sind als seiner Krankenkasse.

Diese umfassenden Veränderungen und eine Reihe privater Umwälzungen waren die Gründe, weshalb es so lange mit einer Aktualisierung des „Döhler" gedauert hat.

Und wie der Zufall es will, hat der Gesetzgeber auch noch die GOZ zum 01.01.2012 novelliert – zwar nicht unbedingt zur Zufriedenheit der Zahnärzteschaft –, aber doch so „rechtzeitig", dass die Neuregelungen für Leistungen, die abgedungen werden können, noch mit in diese Auflage integriert werden konnten.

Von einer/einem verantwortungsbewussten und mitdenkenden Zahnmedizinischen Fachangestellten wird immer häufiger mehr gefordert als Assistenz am Behandlungsstuhl und Verwaltungsarbeit. Der immer besser aufgeklärte und damit kritischere Patient erwartet auch von ihr/ihm Information, Führung und Betreuung vor, während und nach der Behandlung. Diese Anforderungen zu erfüllen, setzt einen nie endenden Lern- und Weiterbildungsprozess voraus. Auch dabei soll dieses Buch helfen.

Dank gebührt den Damen der Regress- und Abrechnungsabteilung der KZV Schleswig-Holstein, die mich in meinem Bestreben, die Abrechnungsbestimmungen vollständig und korrekt darzustellen, immer bereitwillig unterstützt haben, ferner Herrn Grell, der mich stets mit allen nötigen Gesetzestexten, Verordnungen und Formularen versorgt hat. Dank gebührt auch den Abteilungen der KZBV, die mir eine Reihe von Fragen beantwortet haben.

Hamburg, im Juli 2013
Dr. Frank Lewrenz

Abkürzungsverzeichnis

Abr.-Best.	Abrechnungsbestimmung
Abr.-Nr.	Abrechnungsnummer
Abs.	Absatz
AEV	Arbeiter-Ersatzkassen-Verband
AO	Abgabenordnung
AOK	Allgemeine Ortskrankenkasse(n)
API	Approximalraum-Plaqueindex
AU	Arbeitsunfähigkeit
AufenthG	Aufenthaltsgesetz
Az.	Aktenzeichen
BAföG	Bundesausbildungsförderungsgesetz
BEB	Bundeseinheitliche Benennungsliste
BEL	Bundeseinheitliches Leistungsverzeichnis
BEMA	Einheitlicher Bewertungsmaßstab
BFD	Bundesfreiwilligendienst
BFH	Bundesfinanzhof
BG	Berufsgenossenschaft
BGB	Bürgerliches Gesetzbuch
BKK	Betriebskrankenkasse(n)
BMF	Bundesministerium der Finanzen
BMG	Bundesministerium für Gesundheit
BMV-Z	Bundesmantelvertrag für Zahnärzte
BO	Berufsordnung
BPOL	Bundespolizei
BSG	Bundessozialgericht
BVFG	Bundesvertriebenengesetz
Bw	Bundeswehr
BZÄK	Bundeszahnärztekammer
CAD	Computer-Aided Design
CAM	Computer-Aided Manufacturing
CIM	Computer-Integrated Manufacturing
DAB	Deutsches Arzneibuch

DRV KBS	Deutsche Rentenversicherung Knappschaft-Bahn-See
EAV	Elektroakupunktur nach Voll
EDV	Elektronische Datenverarbeitung
EGK	Elektronische Gesundheitskarte
EK	Ersatzkasse(n)
EKVZ	Ersatzkassenvertrag Zahnärzte
EU	Europäische Union
EuGH	Europäischer Gerichtshof
FDI	Fédération Dentaire Internationale
FG	Finanzgericht
FZ	Festzuschuss
G-BA	Gemeinsamer Bundesausschuss – der Ärzte, Zahnärzte, Psychotherapeuten, Krankenhäuser und Krankenkassen in Deutschland
Geb.-Nr.	Gebührenordnungsnummer
GEK	Gmünder ErsatzKasse
GKV	Gesetzliche Krankenversicherung
GOÄ	Gebührenordnung für Ärzte
GOZ	Gebührenordnung für Zahnärzte
H_2O_2	Wasserstoffperoxid
HEK	Hanseatische Krankenkasse
HNO	Hals-Nasen-Ohren
HuK/HKP	Heil- und Kostenplan
i.V.m.	In Verbindung mit
IKK	Innungskrankenkasse(n)
IOTN	Index of Orthodontic Treatment Need
ITN	Intubationsnarkose
Kfo	Kieferorthopädie
KIG	Kieferorthopädischer Indikationsgrad
KOF	Kriegsopferfürsorge
KVK	Krankenversichertenkarte
KZBV	Kassenzahnärztliche Bundesvereinigung
KZV	Kassenzahnärztliche Vereinigung
Lj.	Lebensjahr
LSG	Landessozialgericht
MwSt	Mehrwertsteuer
NEM	Nichtedelmetall
o.B.	Ohne Befund
OK	Oberkiefer
OP	Operation
OPG	Orthopantomogramm

p.o.	per os (oral)
PAR/PA	Parodontologie/Parodontal
PEA	Prothetik-Einigungsausschuss
PSI	Parodontaler Screening Index
PZR	Professionelle Zahnreinigung
RöV	Röntgenverordnung
RVO	Reichsversicherungsordnung
SBI	Sulkus-Blutungsindex
SG	Sozialgericht
SGB V	Sozialgesetzbuch, Fünftes Buch
S-H	Schleswig-Holstein
SVLFG	SozialVersicherung für Landwirtschaft, Forsten und Gartenbau
TK	Techniker Krankenkasse
UK	Unterkiefer
UStG	Umsatzsteuergesetz
VdAK	Verband der Angestellten-Krankenkassen
vdek	Verband der Ersatzkassen
ZÄK	Zahnärztekammer
ZE	Zahnersatz
ZEV	Zahnärzte-Ersatzkassenvertrag

Inhaltsverzeichnis

1 Sozialversicherung

Unter Reichskanzler Otto v. Bismarck (1815–1898) entstanden die grundlegenden Gesetze der Sozialversicherung:

- 1883: Gesetz über die Krankenversicherung
- 1885: Gesetz über die Unfallversicherung
- 1891: Einführung der Invalidenversicherung
- 19.07.1911: Zusammenfassung dieser 3 „Grundgesetze" in der **Reichsversicherungsordnung** (**RVO**)

Bis heute finden sich viele Elemente der RVO in der Sozialversicherung, auch wenn durch politische und gesellschaftliche Entwicklungen immer wieder Veränderungen und Ergänzungen notwendig wurden. Es war ein langer und wechselvoller Weg von einer gesetzlichen und sozialen Absicherung für einen Personenkreis, der sich aufgrund seines geringen Einkommens eine ärztliche Behandlung kaum leisten konnte, bis hin zur heutigen Situation mit Erfassung von über 90% der Bevölkerung und Beteiligung fast aller ambulant tätigen Ärztinnen und Ärzte.

Die Ära der RVO endete 1988, und es begann die Ära des **SGB** (**Sozialgesetzbuch**). Es besteht aus 12 Teilen (SGB I–XII), wobei das **Fünfte Buch** (**SGB V**) die wesentlichen Bestimmungen für die Gesetzliche Krankenversicherung (GKV) und somit auch für die zahnärztliche Behandlung und Abrechnung enthält.

Bald sollte sich jedoch zeigen, dass ein allgemeiner Zugang zu fast allen ärztlichen und zahnärztlichen Leistungen die Leistungsfähigkeit der GKV überfordert. In der Folge wurden deshalb immer wieder Reform- und Spargesetze erlassen, die allerdings nicht zu einer Lösung des Finanzierungsproblems, sondern vor allen Dingen zu einem überbordenden Verwaltungsaufwand führten. Dieses Buch soll dazu beitragen, sich in diesem Labyrinth einigermaßen unfallfrei bewegen zu können.

2 Gesetzliche Krankenversicherung

Im Folgenden werden aus dem umfangreichen SGB V nur die Paragrafen mit ihrem Inhalt stichwortartig erwähnt, die im weiteren Sinne für die Führung einer kassenzahnärztlichen Praxis und im engeren Sinne für die Abrechnung kassenzahnärztlicher Leistungen von Bedeutung sind.

2.1 Krankenkassen (§ 4), Kostenträger

Die Krankenkassen sind rechtsfähige Körperschaften des öffentlichen Rechts mit Selbstverwaltung (wie auch z.B. die Kassenzahnärztlichen Vereinigungen, KZVen). Das bedeutet, dass sie im Auftrag des Staates hoheitliche, durch Gesetz auferlegte Aufgaben erfüllen. Das SGB V gibt in § 4 Abs. 2 folgende Gliederung an:

- Allgemeine Ortskrankenkassen (AOK)
- Betriebskrankenkassen (BKK)
- Innungskrankenkassen (IKK)
- SozialVersicherung für Landwirtschaft, Forsten und Gartenbau (SVLFG)
- Deutsche Rentenversicherung Knappschaft-Bahn-See (DRV KBS)
- Ersatzkassen (EK)

2.1.1 Primärkrankenkassen

Die ersten 5 Kassen werden auch unter dem Begriff **Primärkassen** zusammengefasst. Seit 1996 haben alle Pflichtversicherten, abgesehen von der **SVLFG** und der **Deutschen Rentenversicherung Knappschaft-Bahn-See**, die Möglichkeit, ihre Krankenkasse frei zu wählen. Damit hat die im Namen enthaltene Beschreibung der Personenkreise, für die die jeweilige Krankenkasse eingerichtet wurde, nur mehr historische Bedeutung.

Eine Ausnahme bilden, wie erwähnt, die Versicherten in der **SVLFG** und **DRV KBS**. Sie können ihre Krankenkasse nicht wechseln. Außerdem kann auch nicht jeder Pflichtversicherte in der DRV KBS Mitglied werden. Das deswegen, weil diese Kassen besondere Leistungen für ihre Versicherten zur Verfügung stellen, die es bei anderen Kassen nicht gibt, und deswegen mit Bundesmitteln unterstützt werden.

2.1.2 Ersatzkassen

Auch bei den Ersatzkassen hat sich in den letzten Jahren einiges getan: Der Arbeiter-Ersatzkassen-Verband (AEV) hat sich zum 31.12.2008 aufgelöst und ist dem Verband der Angestellten-Krankenkassen (VdAK) beigetreten. Damit entfiel innerhalb der Ersatzkassen die Notwendigkeit einer Unterscheidung zwischen Arbeitern und Angestellten. Der neue Verband hieß nunmehr **Verband der Ersatzkassen (vdek)**. Auch die Namen der Einzelkassen, die sich über viele Jahre eingeprägt hatten, erfuhren durch Zusammenschlüsse einige Veränderungen.

Mitgliedskassen des vdek:

- BARMER GEK: Zusammenschluss aus BARMER Ersatzkasse und der AEV-Kasse (Schwäbisch) Gmünder ErsatzKasse (GEK)
- Techniker Krankenkasse (TK)
- Deutsche Angestellten-Krankenkasse (DAK)
- KKH-Allianz (Zusammenschluss aus der Ersatzkasse Kaufmännische Krankenkasse und der Betriebskrankenkasse der Allianz-Versicherung)
- Hanseatische Krankenkasse (HEK)
- hkk (ehemals Handelskrankenkasse Bremen)

2.1.3 Sonstige Kostenträger

Die sonstigen Kostenträger werden zwar nicht in § 4 SGB V aufgeführt und sind somit auch keine Krankenkassen im engeren Sinn. Aus systematischen Gründen werden sie aber an dieser Stelle aufgeführt:

- Bundeswehr
- Berufsgenossenschaften, Deutsche Gesetzliche Unfallversicherung
- Bundespolizei, Landespolizei, Polizeivollzugsdienst
- Fürsorge-, Sozial-, Jugendämter
- Bundesversorgung, Kriegsopferversorgung

Die Angehörigen des **Bundesfreiwilligendienstes (BFD)**, der an die Stelle des Zivildienstes getreten ist, sind in einer der unter 2.1.1 oder 2.1.2 aufgeführten Krankenkassen versichert.

2.1.4 Weitere Kostenträger

Postbeamtenkrankenkasse, Krankenversicherung der Bundesbahnbeamten, Beihilfe. Die Leistungen werden nach den Vorschriften der GOZ mit den Patienten, die die Rechnungen bei ihrem Kostenträger zur Erstattung einreichen, abgerechnet.

2.2 Versicherungspflicht (§ 5), versicherter Personenkreis

Im Folgenden eine Kurzübersicht mit den wichtigsten Personengruppen, die unter die seit 01.01.2009 bestehende allgemeine Versicherungspflicht fallen und in einer gesetzlichen Krankenkasse versichert sind:

- Arbeiter, Angestellte und Auszubildende, die gegen Arbeitsentgelt beschäftigt sind
- Landwirte, deren mitarbeitende Familienangehörige und Altenteiler (2. Gesetz über die Krankenversicherung der Landwirte)
- Künstler und Publizisten (Künstlersozialversicherungsgesetz)
- Studenten
- Rentner
- Bezieher von Arbeitslosengeld I oder II, Übergangsgeld oder bestimmter anderer Entgeltleistungen
- Bestimmte behinderte Menschen
- Personen, die zuletzt gesetzlich krankenversichert waren und keinen anderweitigen Anspruch auf Absicherung im Krankheitsfall haben
- Nicht-EU-Ausländer, die eine Aufenthaltserlaubnis von länger als 12 Monaten haben

2.3 Leistungsarten (§ 11)

Von den im SGB V aufgeführten Leistungsarten, auf die Versicherte Anspruch haben, betreffen 2 auch die kassenzahnärztliche Praxis:

- **Verhütung** von Krankheiten (§ 26)
- **Behandlung** einer Krankheit (§§ 27–52)

Behandlungen als Folge eines Arbeitsunfalls oder einer Berufskrankheit fallen nicht in die Leistungspflicht einer gesetzlichen Krankenkasse.

2.4 Wirtschaftlichkeitsgebot (§ 12)

(1) Die Leistungen müssen ausreichend, zweckmäßig und wirtschaftlich sein; sie dürfen das Maß des Notwendigen nicht überschreiten. …

Dass der Gesetzgeber das Primat der Wirtschaftlichkeit über eine wenigstens optimale Behandlung (von einer besten ganz zu schweigen) stellt, sieht man daran, dass u.a. auch in den §§ 2 Abs. 1 und 4, 56, 70 sowie 92 Abs. 1 ausschließlich auf eine ausreichende, zweckmäßige und wirtschaftliche Behandlung abgestellt wird. Allenfalls wird noch die notwendige Behandlung erwähnt. Die Praxis zeigt, dass Zahnärzte einerseits sowie

Gesetzgeber, Krankenkassen und Sozialgerichte andererseits vollkommen unterschiedliche, nicht miteinander zu vereinbarende Auffassungen von wirtschaftlicher Behandlung haben.

Ein häufiges Problem stellt in diesem Zusammenhang eine Behandlung unter **ITN** (**Intubationsnarkose**), die gerne – quasi als Serviceleistung – angeboten wird, dar. An dieser Stelle gibt der Autor den dringenden Rat, bei Anwendung einer ITN unbedingt eine **schlüssige** und **nachvollziehbare medizinische Indikation** zu dokumentieren. Andernfalls hat man als der **veranlassende** Zahnarzt in einem möglichen Regressverfahren ganz schlechte Karten.

Bei folgenden Personenkreisen wird die Notwendigkeit einer Behandlung unter ITN anerkannt:

- Kinder unter 12 Jahren, die nicht mit dem Zahnarzt zusammenarbeiten und deshalb unter örtlicher Betäubung nicht behandelt werden können
- Patienten, die wegen mangelnder Kooperation bei geistiger Behinderung oder schweren Bewegungsstörungen eine Vollnarkose brauchen
- Patienten, die schwere, **ärztlich anerkannte** Angstreaktionen zeigen und deshalb nicht unter örtlicher Betäubung behandelt werden können
- Patienten, bei denen Beruhigungsmittel oder örtliche Betäubungsmittel wegen einer organischen Erkrankung oder Allergie nicht eingesetzt werden dürfen
- Patienten, denen ein größerer chirurgischer Eingriff bevorsteht, der nicht unter örtlicher Betäubung durchgeführt werden kann

Fälle, in denen eine Vollnarkose nicht notwendig ist, aber vom Patienten gewünscht wird, sind keine Kassenleistung. Ein typisches Beispiel hierfür ist die Entfernung aller vier Weisheitszähne in einer Sitzung. Diese Behandlung kann auch schrittweise in mehreren Sitzungen und unter Lokalanästhesie erfolgen.

2.5 Kostenerstattung (§ 13)

Versicherte können anstelle der Sach- oder Dienstleistungen Kostenerstattung wählen. Um den Patienten diesen Weg, ein wenig Entscheidungsfreiheit bei der Wahl eines Arztes und der Therapie zurückzugewinnen und sich aus der Umklammerung unseres sozialistischen Gesundheitswesens zu befreien, so schwer wie möglich zu machen, hat der Gesetzgeber vorsichtshalber eine Reihe von Hindernissen und Bremsen eingebaut:

- Es ist eine **schriftliche Vereinbarung** zu treffen, in der der Versicherte darauf hinzuweisen ist, dass er die Kosten für Leistungen, die nicht von seiner Krankenkasse übernommen werden, selbst zu tragen hat.
- Es dürfen nur **Ärzte und Zahnärzte mit Kassenzulassung** gewählt werden (sozialistische Neidhammelei). Bei der Wahl von rein privat behandelnden Ärzten und

Zahnärzten trägt der Patient die vollen Kosten selbst. Ausgenommen hiervon sind Notfallbehandlungen.

- Wegen höherer Verwaltungskosten durch Einzelabrechnung und fehlender Kürzungsmöglichkeiten, weil dieser Abrechnungsweg nicht der nachträglichen Wirtschaftlichkeitsprüfung unterliegt, sind Abschläge (meist um die 10%) vom ärztlichen/zahnärztlichen Honorar vorzusehen.
- Wird Kostenerstattung gewählt, ist der Versicherte **ein Jahr** an diese Entscheidung gebunden.

2.6 Zahnärztliche Behandlung, Krankenversichertenkarte (§ 15)

- Zahnärztliche Leistungen werden von Zahnärzten oder Ärzten (Kieferchirurgen) erbracht. Der in § 15 enthaltene Hinweis auf Modellvorhaben betrifft Zahnärzte nicht. Sind Hilfeleistungen anderer Personen erforderlich, dürfen sie nur erbracht werden, wenn sie vom Zahnarzt (oder Arzt) angeordnet und von ihm verantwortet werden.
- Vor Beginn einer Behandlung ist die Krankenversichertenkarte (KVK, s. Abschn. 2.21) vorzulegen, gibt es bei dem Kostenträger keine KVK, ein entsprechender Krankenschein.
- In dringenden Fällen kann die KVK nachgereicht werden, allerdings nur im laufenden Quartal. Wird die KVK erst im Folgequartal vorgelegt, müssen die Leistungen unter Anwendung des Ersatzverfahrens (s. Abschn. 2.21) abgerechnet werden.

2.7 Verhütung von Zahnerkrankungen (Gruppenprophylaxe) (§ 21)

Nicht von Bedeutung für die ambulante Kassenpraxis. Nur der Vollständigkeit halber hier erwähnt.

Die Krankenkassen haben im Zusammenwirken mit den Zahnärzten und den für die Zahngesundheitspflege in den Ländern zuständigen Stellen ... einheitliche Maßnahmen zur Verhütung von Zahnerkrankungen ihrer Versicherten, die **das 12. Lebensjahr noch nicht vollendet** haben, zu fördern und sich an den Kosten zu beteiligen (ungeliebtes Kind der Krankenkassen).

2.8 Verhütung von Zahnerkrankungen (Individualprophylaxe) (§ 22)

- Versicherte, die **das 6., aber noch nicht das 18. Lebensjahr vollendet** haben, können sich zur Verhütung von Zahnerkrankungen einmal im Kalenderhalbjahr untersuchen lassen.
- Dieser Personenkreis hat auch Anspruch auf **Fissurenversiegelung von Molaren** (Näheres s. Abschn. 2.9).
- Individualprophylaxe für Versicherte ab dem 18. Lebensjahr wurde mit dem GKV-Gesundheitsreformgesetz 2000 wieder gestrichen.

2.9 Kinderuntersuchung (§ 26)

Versicherte Kinder haben **bis zur Vollendung des 6. Lebensjahres** auch Anspruch auf Früherkennungsuntersuchungen im Zahn-, Mund- und Kieferbereich. Hierzu gehören insbesondere die Inspektion der Mundhöhle, die Einschätzung oder Bestimmung des Kariesrisikos, die Ernährungs- und Mundhygieneberatung sowie Maßnahmen zur Schmelzhärtung der Zähne und zur Keimzahlsenkung. Diese Leistungen können von **Ärzten** und **Zahnärzten** erbracht werden.

2.10 Krankenbehandlung (§ 27), vertragsärztliche Versorgung (§ 73)

Diese Vorschriften wurden zusammengefasst, weil die Bestimmungen im Wesentlichen gleich oder ähnlich sind.

Versicherte haben Anspruch auf Krankenbehandlung, wenn sie notwendig ist, um eine Krankheit zu erkennen, zu heilen, ihre Verschlimmerung zu verhüten oder Krankheitsbeschwerden zu lindern. Die Krankenbehandlung bzw. vertragsärztliche Versorgung umfassen (auf ambulante zahnärztliche Behandlung bezogen):

- Zahnärztliche und kieferorthopädische Behandlung
- Maßnahmen zur Früherkennung von Krankheiten
- Versorgung mit Zahnersatz einschließlich Zahnkronen und Suprakonstruktionen
- Versorgung mit Arznei-, Verband-, Heil- und Hilfsmitteln
- Häusliche Krankenpflege …
- Ausstellen von Bescheinigungen und Erstellung von Berichten, die die Krankenkasse oder der Medizinische Dienst … benötigen

Anspruch auf Zahnersatz haben auch Versicherte, die sich nach § 25 Abs. 4 bis 5 AufenthG (Aufenthaltsgesetz) nur vorübergehend im Inland aufhalten.

Ferner

- Asylsuchende Ausländer, deren Verfahren noch nicht unanfechtbar abgeschlossen ist sowie
- Vertriebene, deren Ehegatten und Abkömmlinge im Sinne des Bundesvertriebenengesetzes (BVFG), wenn sie unmittelbar vor Inanspruchnahme mindestens ein Jahr lang Mitglied einer Krankenkasse oder nach § 10 versichert waren oder wenn die Behandlung aus medizinischen Gründen ausnahmsweise unaufschiebbar ist.

2.11 Zahnärztliche Behandlung (§ 28)

Die zahnärztliche Behandlung umfasst die Tätigkeit des Zahnarztes, die zur Verhütung, Früherkennung und Behandlung von Zahn-, Mund- und Kieferkrankheiten nach den Regeln der zahnärztlichen Kunst ausreichend und zweckmäßig ist. Sie umfasst auch konservierend-chirurgische Leistungen und Röntgenleistungen, die im Zusammenhang mit Zahnersatz einschließlich Zahnkronen und Suprakonstruktionen erbracht werden.

Wählen Versicherte bei Zahnfüllungen eine darüber hinausgehende Versorgung, haben sie die Mehrkosten selbst zu tragen. In diesen Fällen ist von den Kassen die vergleichbare preisgünstigste plastische Füllung als Sachleistung abzurechnen. **Vor Beginn der Behandlung** ist in diesem Fall eine **schriftliche Vereinbarung**, Abdingung oder Mehrkostenvereinbarung (s. Kap. 4) genannt, zu treffen. Diese Mehrkostenregelung gilt **nicht** für Behandlungen, in denen intakte Füllungen ausgetauscht werden (Stichwort: **Amalgamsanierung**). In diesen Fällen hat der Versicherte **alle Kosten**, auch die für Begleitleistungen, **selbst zu tragen**.

Nicht zur zahnärztlichen Behandlung gehören:

- **Kieferorthopädische Behandlungen** von Versicherten, die zu **Beginn der Behandlung das 18. Lebensjahr vollendet** haben. Hiervon ausgenommen sind Versicherte mit schweren Kieferanomalien, die kombinierte kieferchirurgische und kieferorthopädische Behandlungsmaßnahmen erfordern.
- Funktionsanalytische und funktionstherapeutische Maßnahmen.
- Implantologische Leistungen, es sei denn, es liegen seltene in den Richtlinien nach § 92 Abs. 1 SGB V festgelegte **Ausnahmeindikationen für besonders schwere Fälle** vor (s. Abschn. 4.6.2).

2.12 Kieferorthopädische Behandlung (§ 29)

Anspruch auf kieferorthopädische Behandlung besteht bei Versicherten, die das 18. Lebensjahr noch nicht vollendet haben. Bis zum Abschluss der Behandlung leistet der Versicherte 20%, bei mindestens 2 Kindern unter 18 Jahren für jedes weitere Kind 10% der Kosten an den Zahnarzt. Der Vertragszahnarzt rechnet die Behandlung abzüglich des Versichertenanteils über die KZV ab.

Den Eigenanteil erstattet die Krankenkasse nach erfolgreichem Abschluss der Behandlung an den Patienten. Der Erfolg einer Behandlung ist vom behandelnden Zahnarzt **schriftlich** zu bestätigen.

2.13 Arznei- und Verbandmittel (§ 31)

Versicherte haben Anspruch auf Versorgung mit **apothekenpflichtigen Arzneimitteln**. Für Arznei- und Verbandmittel, für die ein Festbetrag festgesetzt ist, trägt die Krankenkasse die Kosten bis zur Höhe dieses Betrags. Versicherte unter 18 Jahren sind von diesen Zuzahlungen befreit.

Auf weitere Zuzahlungsregelungen wird hier nicht weiter eingegangen.

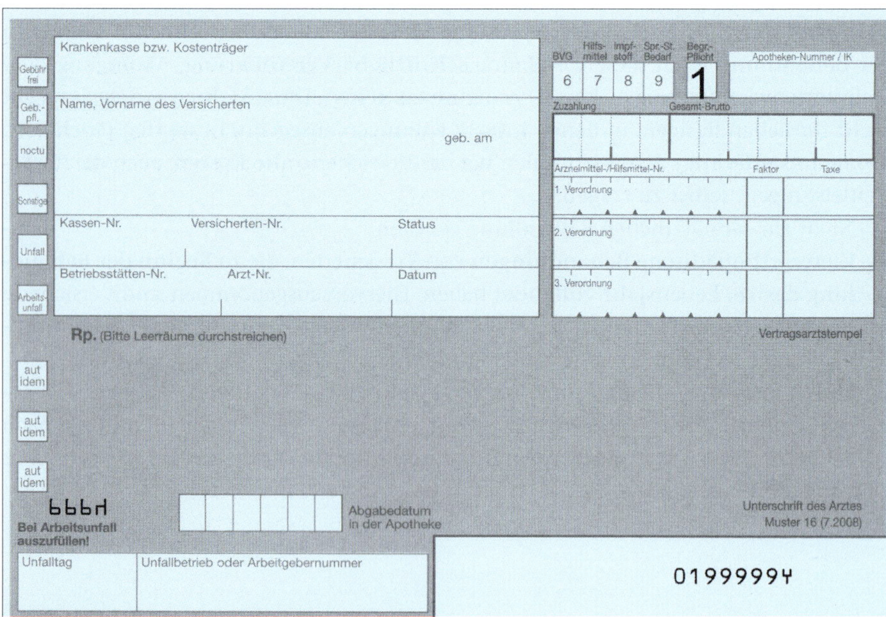
Gebühr frei
Geb.-pfl.
noctu
Sonstige
Unfall
Arbeitsunfall
Krankenkasse bzw. Kostenträger
Name, Vorname des Versicherten
geb. am
Kassen-Nr. Versicherten-Nr. Status
Betriebsstätten-Nr. Arzt-Nr. Datum
BVG 6 | Hilfsmittel 7 | Impfstoff 8 | Spr.-St. Bedarf 9 | Begr.-Pflicht 1
Apotheken-Nummer / IK
Zuzahlung Gesamt-Brutto
Arzneimittel-/Hilfsmittel-Nr. Faktor Taxe
1. Verordnung
2. Verordnung
3. Verordnung
Rp. (Bitte Leerräume durchstreichen)
Vertragsarztstempel
aut idem
aut idem
aut idem
6664
Bei Arbeitsunfall auszufüllen!
Abgabedatum in der Apotheke
Unterschrift des Arztes
Muster 16 (7.2008)
Unfalltag
Unfallbetrieb oder Arbeitgebernummer
0199999Y

Rezeptformular (Vorderseite)

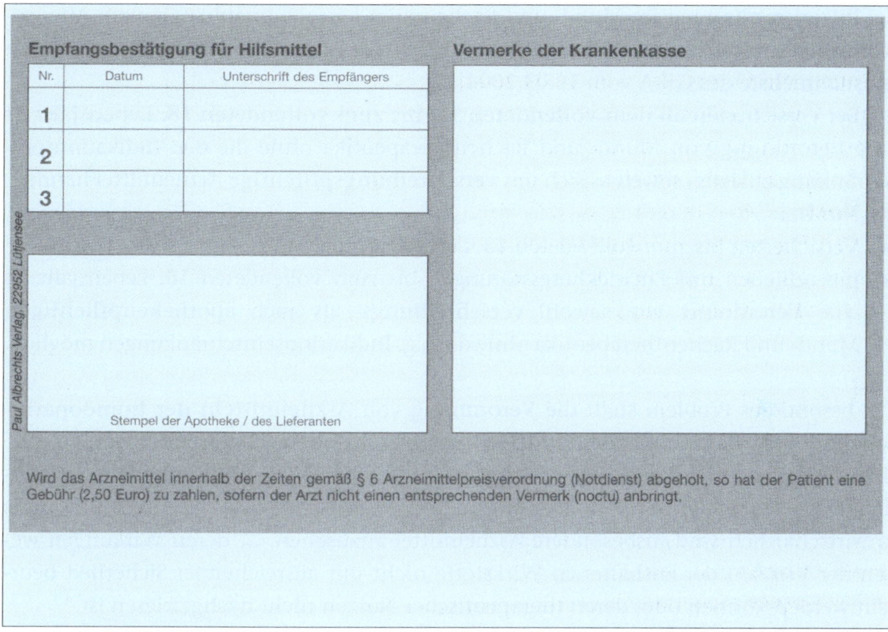

Empfangsbestätigung für Hilfsmittel

Nr.	Datum	Unterschrift des Empfängers
1		
2		
3		

Stempel der Apotheke / des Lieferanten

Vermerke der Krankenkasse

Paul Albrechts Verlag, 22952 Lütjensee

Wird das Arzneimittel innerhalb der Zeiten gemäß § 6 Arzneimittelpreisverordnung (Notdienst) abgeholt, so hat der Patient eine Gebühr (2,50 Euro) zu zahlen, sofern der Arzt nicht einen entsprechenden Vermerk (noctu) anbringt.

Rezeptformular (Rückseite)

Grundsätzlich gilt, dass nur solche Arzneimittel verordnet werden dürfen, die dem unmittelbaren Tätigkeitsbereich eines Zahnarztes, Kieferorthopäden oder Oral- bzw. Kieferchirurgen zugeordnet werden können. **Andere Verordnungen** (z.B. gegen Pilzerkrankungen des Darms oder zum Ausschwemmen von Schwermetallen) gelten als **fachfremd** und werden von den Krankenkassen beanstandet.

2.14 Ausgeschlossene Arznei-, Heil- und Hilfsmittel (§ 34)

Nicht verschreibungspflichtige Arzneimittel sind von der Versorgung ausgeschlossen.

Gem. § 34 Abs. 1 und einer Erklärung der Spitzenverbände der Krankenkassen und KZBV von 1983, die weiterhin Gültigkeit hat, gilt für die Verordnung von Mund- und Rachentherapeutika hiervon z.T. abweichend:

Bei Versicherten **ab dem vollendeten 18. Lebensjahr** dürfen **verschreibungspflichtige** Mund- und Rachentherapeutika nur verordnet werden bei

- ulzerierenden Erkrankungen,
- nach operativen Eingriffen.

Bei **Pilzerkrankungen** im Mund- und Rachenraum können unabhängig vom Alter sowohl **verschreibungs-** als auch **apothekenpflichtige Antimykotika** verordnet werden (Ausnahmeliste des GB-A vom 16.03.2004).

Bei Versicherten **ab dem vollendeten 12. bis zum vollendeten 18. Lebensjahr** ist eine Verordnung von Mund- und Rachentherapeutika ohne die o.g. Indikationseinschränkung zulässig, soweit es sich um **verschreibungspflichtige** Arzneimittel handelt.

Nur bei

- Versicherten bis zum vollendeten 12. Lebensjahr bzw.
- Jugendlichen mit Entwicklungsstörungen bis zum vollendeten 18. Lebensjahr ist eine Verordnung von sowohl **verschreibungs-** als auch **apothekenpflichtigen** Mund- und Rachentherapeutika ohne die o.g. Indikationseinschränkungen möglich.

Ein besonderes Problem stellt die Verordnung von **Arzneimitteln der homöopathischen, phytotherapeutischen und anthroposophischen Therapierichtungen** dar. Ihrer besonderen Wirkungsweise soll zwar gemäß § 34 Abs. 2 Rechnung getragen werden, einer Verordnung stehen aber entgegen die Vorschriften des § 34 Abs. 3: „... Als unwirtschaftlich sind insbesondere Arzneimittel anzusehen, ... deren Wirkungen wegen der Vielzahl der enthaltenen Wirkstoffe nicht mit ausreichender Sicherheit beurteilt werden können oder deren therapeutischer Nutzen nicht nachgewiesen ist."

Ein solcher wissenschaftlich anerkannter Nachweis ist bei o.a. Arzneimitteln i.d.R. nicht möglich. Und da das BSG (Bundessozialgericht) entschieden hat, dass auch diese Arzneimittel den Restriktionen des § 34 Abs. 3 unterliegen, ist eine Verordnung zu Lasten einer gesetzlichen Krankenkasse prinzipiell niemals möglich. Die Formulierung in Abs. 2 wird damit zur leeren Worthülse. Manche Krankenkassen setzen sich allerdings hierüber hinweg und werben damit, dass sie auch diese Medikamente bezahlen würden.

2.15 Zahnersatz (§ 55)

Versicherte haben Anspruch auf **befundbezogene Festzuschüsse** bei einer medizinisch notwendigen Versorgung mit Zahnersatz einschließlich Zahnkronen und Suprakonstruktionen (zahnärztliche und zahntechnische Leistungen), sofern die geplante Versorgung gemäß § 135 Abs. 1 anerkannt ist. Die Festzuschüsse umfassen 50% der nach § 57 festgesetzten Beträge für die jeweilige Regelversorgung (s. Abschn. 4.6). Für eigene Bemühungen des Versicherten zur Gesunderhaltung seiner Zähne erhöht sich der Zuschuss.

Die Bedingungen für eine **Erhöhung um 20%** gelten als erfüllt, wenn der Versicherte **regelmäßige Zahnpflege** erkennen lässt sowie in den **letzten 5 Jahren** vor Beginn der Behandlung

- die Untersuchungen nach § 22 (Individualprophylaxe) in jedem Kalender**halbjahr** bzw.

- nach Vollendung des 18. Lebensjahres zahnärztliche Untersuchungen einmal je Kalenderjahr erfolgt sind und im Bonusheft dokumentiert wurden.

Die Festzuschüsse erhöhen sich um **weitere 10%**, wenn o.a. Untersuchungen in den **letzten 10 Jahren** vor Behandlungsbeginn erfolgt sind.

Zu beachten ist, dass eine strenge **Bindung an das Kalenderjahr** bzw. **-halbjahr** gilt. Wird ein Jahr ausgelassen, muss mit dem Aufbau des Bonus neu begonnen werden. Die Boni werden im Jahr nach Erfüllung der Voraussetzungen, also im 6. bzw. 11. Jahr nach Beginn der Zählung, wirksam.

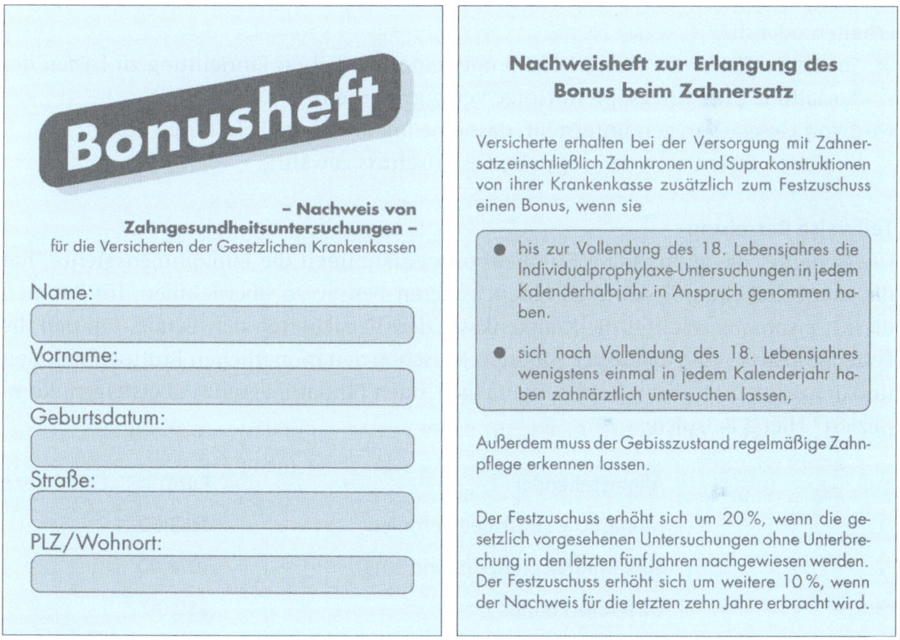

Bonusheft

– Nachweis von Zahngesundheitsuntersuchungen –
für die Versicherten der Gesetzlichen Krankenkassen

Name:

Vorname:

Geburtsdatum:

Straße:

PLZ/Wohnort:

Nachweisheft zur Erlangung des Bonus beim Zahnersatz

Versicherte erhalten bei der Versorgung mit Zahnersatz einschließlich Zahnkronen und Suprakonstruktionen von ihrer Krankenkasse zusätzlich zum Festzuschuss einen Bonus, wenn sie

- bis zur Vollendung des 18. Lebensjahres die Individualprophylaxe-Untersuchungen in jedem Kalenderhalbjahr in Anspruch genommen haben.
- sich nach Vollendung des 18. Lebensjahres wenigstens einmal in jedem Kalenderjahr haben zahnärztlich untersuchen lassen,

Außerdem muss der Gebisszustand regelmäßige Zahnpflege erkennen lassen.

Der Festzuschuss erhöht sich um 20 %, wenn die gesetzlich vorgesehenen Untersuchungen ohne Unterbrechung in den letzten fünf Jahren nachgewiesen werden. Der Festzuschuss erhöht sich um weitere 10 %, wenn der Nachweis für die letzten zehn Jahre erbracht wird.

Bonusheft

Härtefallregelungen

Eine unzumutbare Belastung liegt vor, wenn das monatliche **Familienbruttoeinkommen** folgende Einkommensgrenzen (Stand 2013) nicht überschreitet:

Alleinstehende	1078,00 €
+ 1. Angehöriger zusammen	404,25 €
Für jeden weiteren Angehörigen zusammen	269,50 €

Als Einnahmen zum Familienbruttoeinkommen zählen alle Einnahmen im gemeinsamen Haushalt lebender Angehöriger und Angehöriger eines Lebenspartners.

Bei Personen, die

- Hilfe zum Lebensunterhalt nach SGB XII,
- ergänzende Hilfe zum Lebensunterhalt im Rahmen der Kriegsopferfürsorge (KOF) nach dem Bundesversorgungsgesetz (BVG),
- Leistungen nach dem Recht der bedarfsorientierten Grundsicherung,
- Leistungen zur Sicherung des Lebensunterhalts nach SGB II und
- Ausbildungsförderung nach dem Bundesausbildungsförderungsgesetz (BAföG) oder nach SGB III

erhalten oder die

- in einem (Senioren-, Pflege-)Heim oder einer ähnlichen Einrichtung zu Lasten der Sozialhilfe oder Kriegsopferfürsorge versorgt werden,

wird von Gesetzes wegen unterstellt, dass eine unzumutbare Belastung vorliegt.

In diesen Fällen wird der **doppelte Festzuschuss** gewährt.

Teilweise Befreiung

Überschreitet das monatliche Familienbruttoeinkommen die Einkommensgrenze, hat die Krankenkasse u.U. dennoch einen weiteren Beitrag zu übernehmen. Im Rahmen dieses Anspruchs erstattet die Krankenkasse den Versicherten den Betrag, um den die Festzuschüsse das Dreifache der Differenz zwischen den monatlichen Bruttoeinnahmen und der zur vollständigen Befreiung maßgebenden Einnahmegrenze übersteigen. Kompliziert? Hier 2 Beispiele:

	Alleinstehender	Euro
1	Monatliches Bruttoeinkommen	1358,00
2	Einkommensgrenze (Stand 2013)	1078,00
3	Differenz 1 minus 2	280,00
4	Differenzbetrag × 3 (280 × 3)	840,00
5	Einfacher Festzuschuss (willkürlich)	1250,00
6	**Zusätzlicher Härtefallzuschuss (5 minus 4)**	**410,00**
1–4 gleich		
5	Einfacher Festzuschuss (willkürlich)	600,00
6	**Zusätzlicher Härtefallzuschuss (5 < 4)**	**Nichts**

Über die Höhe des teilweisen Befreiungsanspruchs entscheiden die Krankenkassen i.d.R. erst nach Vorlage des abgerechneten Heil- und Kostenplans (HuK).

Wer in einem Jahr viele und hohe Gesundheitskosten zu tragen hat, kann sich evtl. einen Teil davon noch über die Steuererklärung wiederholen. Hier gelten folgende Eigenanteile als zumutbar (Stand 2011):

Gesamtbetrag der Einkünfte in Euro	Bis 15 340	Bis 51 130	Über 51 130
Ledig ohne Kinder	5%	6%	7%
Verheiratet ohne Kinder	4%	5%	6%
Ledig oder verheiratet			
Mit 1 oder 2 Kindern	2%	3%	4%
Mit 3 oder mehr Kindern	1%	1%	2%

2.16 Festsetzung der Regelversorgungen (§ 56)

Der Gemeinsame Bundesausschuss (G-BA) bestimmt die Richtlinien, für die Festzuschüsse nach § 55 gewährt werden, und ordnet diesen prothetische Regelversorgungen zu (s. hierzu Abschn. 4.6).

Vertragsärztliche Versorgung (§ 73) siehe Abschnitt 2.10

2.17 Gesamtvergütung (§ 85)

Die Krankenkasse entrichtet nach Maßgabe der Gesamtverträge an die jeweilige KZV mit befreiender Wirkung – für den Patienten – eine Gesamtvergütung für die gesamte vertragszahnärztliche Versorgung.

Auf einzelne Regelungen zur Budgetierung und ungekürzt abrechenbaren Gesamtpunktmengen wird nicht näher eingegangen.

2.18 Bundesmantelvertrag, einheitlicher Bewertungsmaßstab, bundeseinheitliche Orientierungswerte (§ 87)

Die KZBV (Kassenzahnärztliche Bundesvereinigung) vereinbart mit dem Spitzenverband Bund der Krankenkassen (GKV-Spitzenverband) durch Bewertungsausschüsse als Bestandteil des Bundesmantelvertrags für Zahnärzte (BMV-Z) einen einheitlichen Bewertungsmaßstab (BEMA) für zahnärztliche Leistungen. Der BEMA bestimmt den Inhalt der abrechnungsfähigen Leistungen und ihr wertmäßiges, in Punkten ausgedrücktes Verhältnis zueinander. Die im BEMA aufgeführten Leistungen können zu Leistungskomplexen zusammengefasst werden. Die Leistungen sind entsprechend einer ursachengerechten, zahnsubstanzschonenden und präventionsorientierten Versorgung insbesondere nach dem Kriterium der erforderlichen Arbeitszeit gleichgewichtig in und zwischen den Leistungsbereichen für Zahnerhaltung, Prävention, Zahnersatz und Kieferorthopädie zu bewerten.

Der BEMA wird in folgende Leistungsbereiche aufgeteilt:

Teil 1	Konservierende und chirurgische Leistungen und Röntgenleistungen, Individualprophylaxe und Früherkennung
Teil 2	Behandlungen von Verletzungen des Gesichtsschädels (Kieferbruch), Kiefergelenkerkrankungen (Aufbissbehelfe)
Teil 3	Kieferorthopädische Behandlung
Teil 4	Systematische Behandlung von Parodontopathien
Teil 5	Versorgung mit Zahnersatz und Zahnkronen

2.19 Bundesleistungsverzeichnis, Vergütungen (§ 88)

Der Spitzenverband Bund der Krankenkassen vereinbart mit dem Verband Deutscher Zahntechniker-Innungen ein bundeseinheitliches Verzeichnis der abrechnungsfähigen zahntechnischen Leistungen (BEL). Hierbei handelt es sich ausschließlich um die BEL-Nummern samt Beschreibung des Leistungsinhalts.

Die Landesverbände der Krankenkassen und die Ersatzkassen vereinbaren mit den Innungsverbänden der Zahntechniker die Vergütungen für die nach dem BEL abrechnungsfähigen zahntechnischen Leistungen ohne die zahntechnischen Leistungen beim Zahnersatz einschließlich Zahnkronen und Suprakonstruktionen. Nach Ansicht des Verfassers heißt das, dass gar nichts vereinbart wird. Sinn kommt in die ganze Angelegenheit erst durch § 57 Abs. 2 SGB V, der da lautet: „Die Landesverbände der Krankenkassen und die Ersatzkassen gemeinsam und einheitlich vereinbaren mit den Innungsverbänden der Zahntechniker-Innungen … die Höchstpreise für die zahntechnischen Leistungen bei den Regelversorgungen nach § 56 Abs. 2 Satz 2 SGB V …“.

Die zahntechnischen Leistungen beim Zahnersatz werden in Verhandlungen zwischen KZBV und GKV-Spitzenverband vereinbart und in den Festzuschussrichtlinien des G-BA (Gemeinsamer Bundesausschuss – der Ärzte, Zahnärzte, Psychotherapeuten, Krankenhäuser und Krankenkassen in Deutschland) veröffentlicht.

Die Vergütungen sind Höchstpreise. Die Krankenkassen können die Versicherten sowie die Zahnärzte über preisgünstige Versorgungsmöglichkeiten informieren.

Die Preise für Leistungen, die im Zahnarztlabor erbracht werden, müssen die o.a. Preise um mindestens 5% unterschreiten.

2.20 Richtlinien und Beschlüsse zur Qualitätssicherung (ehem. § 136b) – (§ 137)

Es gilt seit dem 01.07.2008 § 137 Abs. 4 Satz 5 SGB V. Damit ist die leidige verschuldensunabhängige Haftung des Zahnarztes, die zu dem allgemein gültigen Recht in absolutem Widerspruch stand, vom Tisch. Geblieben ist allerdings der „Beschluss des Bundesschiedsamtes für die vertragszahnärztliche Versorgung vom 13.12.1993 zur Gewährleistung bei Füllungen und Zahnersatz“. Hierin wird Folgendes festgelegt:

Nach § 76 Abs. 4 SGB V ist der Zahnarzt dem Versicherten gegenüber zur Sorgfalt nach den Vorschriften des bürgerlichen Vertragsrechts (Dienstvertragsrecht) verpflichtet. Entsprechend § 137 Abs. 4 Satz 5 SGB V werden die Ausnahmen der sich hieraus ergebenden 2-jährigen Gewähr wie folgt bestimmt:

- Füllungen
  Wiederholungsfüllungen innerhalb von 2 Jahren können zu Lasten der Krankenkassen abgerechnet werden bei
  - Milchzahnfüllungen,
  - Zahnhalsfüllungen,
  - mehr als dreiflächigen Füllungen,
  - Eckenaufbauten im Frontzahnbereich unter Einbeziehung der Schneidekanten,
  - Fällen, in denen besondere Umstände (z.B. Bruxismus oder Vorerkrankungen) vorliegen, die der Zahnarzt auf dem Krankenblatt festhält.

  Wiederholungsfüllungen können nicht abgerechnet werden, wenn ein Verschulden des Zahnarztes festgestellt wird.
- Zahnersatz
  Die Antragsfrist bei dem Prothetik-Einigungsausschuss bzw. der zuständigen Stelle beträgt 24 Monate. Einbezogen in diese Regelung wurden in einer Protokollnotiz vom 16.10.2003 Adhäsivbrücken.

2.21 Krankenversichertenkarte (§ 291)

Die Versicherten erhalten die KVK gebührenfrei. Lediglich bei schuldhaftem Verlust wird eine Gebühr fällig. Die Karte gilt für die Dauer der Mitgliedschaft bei der ausstellenden Krankenkasse. Die Bestimmungen gelten gleichermaßen für Versicherte der Primär- und Ersatzkassen. Die Bestimmungen bez. eines Lichtbildes und der Erweiterungen zur Elektronischen Gesundheitskarte (§ 291a) wurden von den Krankenkassen bisher vielfach nicht umgesetzt. Die KVK enthält neben der Unterschrift des Versicherten folgende Angaben:

1. Bezeichnung der ausstellenden Krankenkasse, einschließlich eines Kennzeichens für die KZV, in deren Bezirk das Mitglied seinen Wohnsitz hat (bisher nicht verwirklicht, es wird lediglich zwischen West und Ost unterschieden)
2. Familien- und Vorname des Versicherten
3. Geburtsdatum
4. Geschlecht (nicht auf KVK, erst auf EGK – elektronische Gesundheitskarte)
5. Anschrift
6. Krankenversichertennummer oder persönliche Kennnummer
7. Versichertenstatus, für Versichertengruppen nach § 267 Abs. 2 Satz 4 in einer verschlüsselten Form (Versicherte, die in bestimmten zwischen Krankenkassen und Leistungserbringern vereinbarten Programmen eingeschrieben sind)
8. Zuzahlungsstatus (nicht auf KVK, erst auf EGK)
9. Tag des Beginns des Versicherungsschutzes (nicht auf KVK, erst auf EGK)
10. Bei befristeter Gültigkeit das Datum des Fristablaufs
11. Kennnummer des Trägers
12. Kennnummer der Karte

Folgendes ist im Zusammenhang mit der KVK zu beachten:

- Der Versicherte weist seinen **Anspruch auf vertragszahnärztliche Versorgung** durch Vorlage der KVK nach.
- Die KVK ist **bei Behandlungsbeginn, wenigstens einmal im Quartal**, vorzulegen.
- **In dringenden Fällen** kann die KVK oder eine Mitgliedsbescheinigung mit einer Frist von **10 Tagen nachgereicht** werden.
- Bei Nichtvorlage kann der Zahnarzt einen Identifikationsausweis verlangen (z.B. Personalausweis).
- In § 10 der Vereinbarung zur KVK i.V.m. § 8 BMV-Z und § 9 Ersatzkassenvertrag Zahnärzte (EKVZ) ist vorgesehen, dass der Zahnarzt im Fall der **Nichtvorlage der KVK Privatvergütung** verlangen kann. Sie ist zurückzuzahlen, wenn der Patient innerhalb von 10 Tagen eine gültige KVK oder Mitgliedsbescheinigung seiner Krankenkasse vorlegt. Das heißt im Umkehrschluss: Die Privatvergütung kann aufrechterhalten werden, wenn die KVK nicht innerhalb von 10 Tagen vorgelegt wird.
- Die Krankenkassen haben den Zahnarzt auf dessen Wunsch bei der Beschaffung eines Versicherungsnachweises zu unterstützen.
- Die **Krankenkasse haftet** für die Kosten einer Behandlung, die aufgrund einer vorgelegten **falschen KVK** oder eines **zu Unrecht ausgestellten Behandlungsausweises** oder **falscher Angaben** des Patienten (im Ersatzverfahren) erfolgte. Es verbietet sich allerdings in jedem Fall, ohne Prüfung auf ein bestehendes Versichertenverhältnis eine umfangreiche Sanierung vorzunehmen. Deshalb sollte unbedingt und unverzüglich eine Mitgliedsbescheinigung angefordert werden.

Der Aufbau der KVK sowie die aufgedruckten bzw. gespeicherten Daten sind aus der folgenden Abbildung zu ersehen.

Im Unterschriftenfeld auf der Rückseite der KVK müssen Versicherte, die das 15. Lebensjahr vollendet haben, persönlich unterschreiben. Bei jüngeren Versicherten leistet ein Erziehungsberechtigter die Unterschrift.

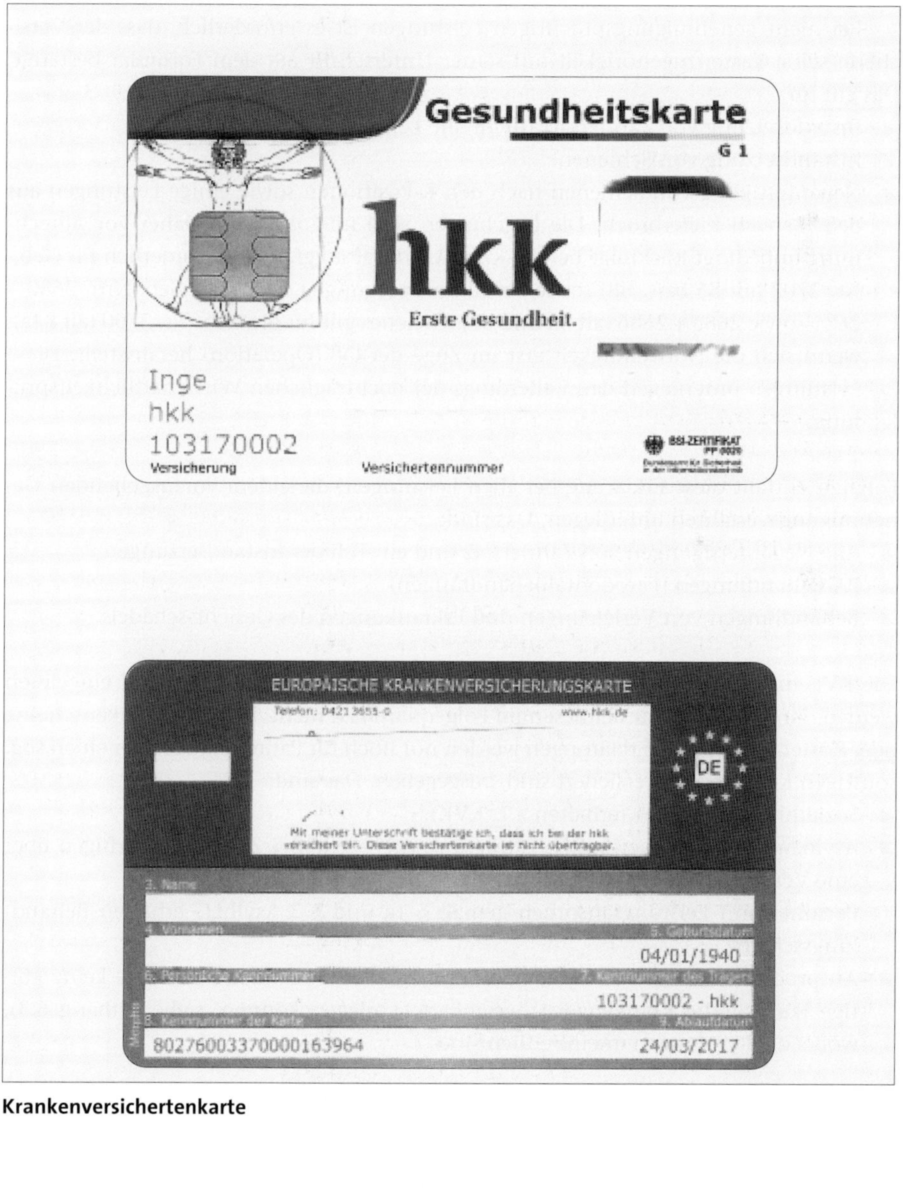

Krankenversichertenkarte

Bei **Familienversicherten** ist darauf zu achten, dass die **Daten des Hauptversicherten** bei der Patientenaufnahme abgefragt werden müssen, weil dessen Daten **nicht auf der KVK gespeichert** sind.

In alle Lagerformulare ist der Inhalt der KVK einzudrucken. Außer bei Rezepten können auch Aufkleber, die in ihrem Aufbau dem verbindlichen Personalienfeld entsprechen müssen, verwendet werden.

Bei nicht genehmigungspflichtigen Leistungen ist es erforderlich, dass der Versicherte seine Kassenzugehörigkeit mit seiner Unterschrift auf dem Formular bestätigt. Das gilt für:

- Instandsetzung von Zahnersatz (nicht alle Leistungen: s. Abschn. 4.6).
- Instandsetzung von Schienen.
- Neuanfertigung von Schienen nach den K-Positionen sowie einige Leistungen aus dem Bereich Kieferbruch. Die Regelungen sind uneinheitlich. Daher vor Abrechnung unbedingt Rückfrage bei der KZV. Antrag also ggf. nicht erforderlich für Geb.-Nr. 2702 (alt 85 bzw. 88) sowie bei Akutversorgungen nach den Geb.-Nrn. 2680 + 2681 sowie 2685 + 2686 (alt 65 und 67). Gleiches gilt für die Geb.-Nr. 2700 (alt 84a), wenn sich die Notwendigkeit erst im Zuge der OP (Operation) herausstellt. Diese Leistungen unterliegen dann allerdings der nachträglichen Wirtschaftlichkeitsprüfung.

Folglich entfällt diese Erklärung bei allen Leistungen, die einem vorausgehenden Genehmigungsverfahren unterliegen. Das sind:

- Alle Neuanfertigungen von Zahnersatz und ein Teil der Instandsetzungen
- PA-Behandlungen (Parodontalbehandlungen)
- Behandlungen von Verletzungen und Erkrankungen des Gesichtsschädels

Die KVK muss bei Inanspruchnahme eines Zahnarztes einmal im Quartal eingelesen werden. Ein nachträgliches Einlesen im Folgequartal ist nicht möglich. Krankenscheine oder Kostenübernahme-Erklärungen werden nur noch für Patienten, die über einen sog. sonstigen Kostenträger versichert sind, ausgegeben. Das sind:

- Sozialhilfe-Empfänger (erhalten z.T. KVK).
- Asylbewerber: Personen mit Leistungsanspruch gemäß § 2 AsylbLG verfügen über eine Versichertenkarte einer Krankenkasse.
  Personen mit Leistungsanspruch gemäß § 1a und § 3 AsylbLG erhalten Behandlungsscheine.
- Anspruchsberechtigte aus Sonderabkommen (z.B. Ausländer, soweit sie keine gültige Europäische Krankenversichertenkarte vorlegen können, siehe Anhang 6.3), wobei die Regelungen uneinheitlich sind.

Die wesentlichen Bestimmungen decken sich mit denen für die KVK. Zusätzlich zu beachten ist, dass der **Ausstellungsraum nicht mehr als 2 Wo. vor Beginn der Behandlung** liegen darf.

Eine Abrechnung per Datenträgeraustausch ist noch nicht bei allen diesen Kostenträgern möglich.

Ersatzverfahren

Das Ersatzverfahren (**Behandlung und Abrechnung ohne Versicherungsnachweis**) kommt zur Anwendung, wenn dem Zahnarzt bei der ersten Inanspruchnahme (und bis Quartalsende) in einem Behandlungsfall

- keine KVK oder
- keine gültige KVK vorgelegt wird,
- KVK oder
- Kartenlesegerät oder Drucker defekt sind oder
- bei Hausbesuchen weder Lesegerät noch Drucker zur Verfügung stehen.

Wichtig in allen Fällen ist, dass Patient oder gesetzlicher Vertreter die Mitgliedschaft in der angegebenen Krankenkasse durch ihre Unterschrift auf dem Erfassungsschein bestätigen (Ausnahme: Patient ist unter 15, und es ist kein gesetzlicher Vertreter anwesend). Ferner ist der Grund für die Anwendung des Ersatzverfahrens (z.B. Notdienst, KVK defekt) anzugeben. Hat ein Stammpatient seine KVK vergessen, rechtfertigt das nicht die Anwendung des Ersatzverfahrens. Selbstverständlich muss auch in diesem Fall ein Erfassungsschein unterschrieben werden, weil die Krankenkasse für den Fall, dass keine Mitgliedschaft besteht, die Übernahme der Kosten verweigern kann. Wird die KVK nicht innerhalb der 10-Tage-Frist nachgereicht, ist Privatabrechnung möglich.

Auch die Verordnung von Arzneien, Verband-, Heil- und Hilfsmitteln im Ersatzverfahren ist möglich, sollte aber vermieden werden. Besser ist es, eine Privatverordnung auszustellen.

Im Ersatzverfahren kann das Personalienfeld des Erfassungsscheins manuell oder maschinell ausgefüllt werden. Die notwendigen Angaben sind:

- Krankenkasse
- Krankenkassennummer (bei Ersatzverfahren evtl. nicht zu ermitteln)
- Name und Geburtsdatum des Versicherten
- Versichertenstatus (auch wenn nicht immer bekannt)
- Krankenversichertennummer (wenn bekannt)

2.22 Elektronische Gesundheitskarte (§ 291a)

Die EGK sollte bereits zum 01.01.2006 eingeführt werden. Die Arbeiten kommen aber bisher nicht so recht voran. Warten wir es also ab.

2.23 Hinweise zur Abrechnung über Datenträgeraustausch

Beim Datenträgeraustausch sind 2 Ebenen zu unterscheiden:

1. Zwischen KZV und Krankenkassen
2. Zwischen Praxis und KZV

Zu 1: Von dieser Ebene wird die abrechnende Praxis nicht berührt, sie wird daher nicht näher erörtert.

Zu 2: Da heute in den Praxen nahezu ausschließlich per EDV (elektronische Datenverarbeitung) abgerechnet wird, ist es für die Eingabe in den Computer ohne Bedeutung, ob die Leistungen in alphanumerischer (Ä1, 13a, IP1 usw.), in rein numerischer (1, 131, 1010 usw.) oder als Leistungsabkürzung (Ber, F1 usw.) eingegeben werden, da die Abrechnungsprogramme die Eingaben in die für die Abrechnung mit der KZV notwendige Form umwandeln. Für den Unterricht bietet sich die alphanumerische Form an, da sie sich leichter merken lässt.

Folgende Angaben sind bei Ausfüllen eines Erfassungsscheins (bei Ersatzverfahren) bzw. Eingabe in die EDV vorzunehmen:

- Für jede zahnärztliche Leistung der Tag der Behandlung in der Spalte „Datum“.
- Für jede zahnärztliche Leistung der Zahn in der Spalte „Zahn“. Ausgenommen hiervon sind Behandlungen ohne speziellen Zahnbezug, wie z.B. 01.
- In der Spalte „Leistung“ die zahnärztliche Leistung.
- Diagnosen oder Begründungen in einer einfachen Form als Ziffern in der Spalte „Begründungen“.
- Füllungslagen als Ziffern in der Spalte „Bemerkungen“.

Dass im Erfassungsschein nur noch einfache Diagnosen und Begründungen und keine Befunde eingegeben werden müssen, befreit nicht davon, all dieses in der notwenigen Ausführlichkeit im Krankenblatt (handschriftlich oder elektronisch) festzuhalten. Andernfalls kann man in Regressverfahren oder Auseinandersetzungen mit Patienten schnell in Erklärungsnot kommen.

3 Gesetzliche und vertragliche Grundlagen für die Abrechnung

Als Gesamtvertrag vereinbaren die KZBV und der Spitzenverband Bund der Krankenkassen in einem BMV-Z Einzelheiten über die vertragszahnärztliche Versorgung.

Der zwischen der KZBV und den Verbänden der Ersatzkassen geschlossene Vertrag heißt Ersatzkassenvertrag Zahnärzte (EKVZ), auch Zahnärzte-Ersatzkassenvertrag (ZEV) genannt. Er entspricht in den für die Zahnärzte wesentlichen Bestimmungen dem BMV-Z.

Diese Vertragsparteien vereinbaren auch einen einheitlichen BEMA für zahnärztliche Leistungen, in dem Umfang und wertmäßige Zuordnung (Punktzahl bzw. Bewertungszahl) dieser Leistungen festgelegt werden.

Punktwert bzw. Multiplikator werden zwischen den Landesverbänden verhandelt. Hiervon ausgenommen ist der ZE-Punktwert. Der wird auf Bundesebene verhandelt.

Aus diesen Faktoren berechnet sich das zahnärztliche Honorar wie folgt:

Punkt-/Bewertungszahl × Punktwert/Multiplikator = Honorar

Leider ist es aber doch nicht ganz so einfach. Durch die Budgetierung (Begrenzung der abrechenbaren Leistungen, man könnte es auch Planwirtschaft nennen) kommt es bei Überschreitung der vorgegebenen Leistungsmenge automatisch zu einem Absinken des Punktwerts. Das bedeutet, der Gesetzgeber „belohnt" fleißige Kolleginnen und Kollegen dadurch, dass er diesen gleiche Leistungen schlechter bezahlt als jenen, die sich geschickt im Leistungsrahmen bewegen. Wie sich das mit dem in der Politik immer wieder gern zitierten Slogan „Leistung soll sich wieder lohnen" vertragen soll, erschließt sich einem allerdings nicht.

3.1 Primärkrankenkassen – BMV-Z

Für den Aufgabenbereich der für die Abrechnung zuständigen Angestellten in einer Zahnarztpraxis sind die folgenden sinngemäß wiedergegebenen Bestimmungen wichtig.

3.1.1 Umfang der vertragszahnärztlichen Versorgung (§ 2)

- Ambulante Behandlung in der Kassenpraxis
- Ambulant ausgeführte Behandlung in Krankenhäusern
- Zahnärztliche Behandlungen in poliklinischen Einrichtungen der Hochschulen
- Ambulante Behandlung durch Nichtvertragszahnärzte in dringenden Fällen
- Stationäre Behandlung
- Kieferorthopädische Maßnahmen
- Versorgung mit Zahnersatz einschließlich Zahnkronen und Suprakonstruktionen
- Verordnung von Arznei-, Verband-, Heil- und Hilfsmitteln und Krankenhausbehandlung
- Ausstellung von Bescheinigungen und die Erstellung von Berichten, die die Krankenkassen und der Medizinische Dienst zur Durchführung ihrer gesetzlichen Aufgaben benötigen
- Ausstellung von Bescheinigungen, die die Versicherten für den Anspruch auf Fortzahlung des Arbeitsentgelts benötigen (Krankschreibung)

Im Fall kieferorthopädischer Maßnahmen, der Behandlung von Parodontopathien und der Versorgung mit Zahnersatz und Zahnkronen können sich die Krankenkassen eines vorgeschalteten Gutachterverfahrens (Planungsgutachten) bedienen.

3.1.2 Leistungen außerhalb der vertragszahnärztlichen Versorgung (§ 3)

Die Kosten folgender Leistungen sind von dem jeweiligen Auftraggeber bzw. Patienten zu tragen:

- Reihen-, Kontroll-, Einstellungs-, Kontrolluntersuchungen usw.
- Leistungen, die ein Träger der Unfall-, Rentenversicherung oder Sozialhilfe in Auftrag gegeben hat
- Sonstige Bescheinigungen, wie z.B. für Arbeitgeber und private Versicherungen

3.1.3 Aufzeichnungen (§ 5)

- Der Vertragszahnarzt ist verpflichtet, über jeden behandelten Kranken Aufzeichnungen zu machen, aus denen die einzelnen Leistungen, die behandelten Zähne, der Befund und die Behandlungsdaten ersichtlich sind.
- Aufzeichnungen sowie diagnostische Unterlagen bei kieferorthopädischen Behandlungen sind mindestens 4 Jahre nach Abschluss der Behandlung aufzubewahren.

- Die Aufbewahrungsfrist für Röntgenaufnahmen richtet sich nach der Röntgenverordnung (RöV), siehe Abschnitt 3.6.
- Eine längere Aufbewahrung ist darüber hinaus geboten, wenn sie nach medizinischen Erfordernissen angezeigt ist.

Insbesondere die letzte Bestimmung bringt den Zahnarzt im Regress- oder Streitfall schnell in Beweisnot, wenn wichtige Unterlagen zu schnell entsorgt wurden. Also: Lieber etwas länger aufbewahren.

3.1.4 Sprechstundenbehandlung ... (§ 6)

- Für die Behandlung in den Praxisräumen hat der Patient die freie Wahl unter den Vertragszahnärzten.
- Der Vertragszahnarzt ist gehalten, seine Sprechstunden entsprechend dem Bedürfnis nach einer ausreichenden und zweckmäßigen Versorgung und den Gegebenheiten seines Praxisbereichs festzusetzen und die Sprechzeiten auf einem Praxisschild bekannt zu geben. In der Regel werden von den Kammern sog. übliche Sprechzeiten festgelegt, zu denen Patienten behandelt werden müssen oder für die eine Vertretung angeben werden muss.

3.1.5 Besuchsbehandlung (§ 7)

- Auch für die Besuchsbehandlung hat der Patient die freie Wahl unter den Kassenzahnärzten. Wird ohne zwingenden Grund ein anderer als einer der nächsterreichbaren Kassenzahnärzte in Anspruch genommen, hat der Versicherte die Mehrkosten zu tragen.
- Besuche außerhalb seines üblichen Praxisbereichs kann der Kassenzahnarzt ablehnen, es sei denn, dass es sich um einen dringenden Fall handelt und ein Kassenzahnarzt im Wohnbereich des Kranken nicht zu erreichen ist. Das kommt hin und wieder vor, wenn – aus welchem Grund auch immer – der Wochenendnotdienst nicht erreichbar ist.
- Anspruch auf Besuchsbehandlung haben Kranke nur, wenn ihnen das Aufsuchen des Zahnarztes in dessen Praxisräumen nicht möglich oder nicht zumutbar ist.

3.1.6 Krankenversichertenkarte (§ 8)

Siehe Abschnitt 2.21

3.1.7 Behandlungsfall (§ 9)

- Die gesamte von demselben Zahnarzt innerhalb desselben Quartals an demselben Patienten vorgenommene Behandlung. **Ein Behandlungsfall kann also mehrere Krankheitsfälle umfassen.**
- Quartalsübergreifende Leistungen werden im nächsten Quartal abgerechnet. Hierbei sind insbesondere die einschränkenden Bestimmungen zur Geb.-Nr. Ä 1 zu beachten.

3.1.8 Überweisungen (§ 10)

Der Vertragszahnarzt kann den Patienten zur Durchführung bestimmter Leistungen (z.B. chirurgische Eingriffe) oder zur Weiterbehandlung einem anderen Vertragszahnarzt (nur in Ausnahmefällen, z.B. nach Notdienstbehandlung) oder einer sonstigen berechtigten Stelle (poliklinische Einrichtung einer Hochschule, kasseneigenes Institut) überweisen.

3.1.9 Bescheinigung von Arbeitsunfähigkeit (§ 12)

- Die Bescheinigung über die Arbeitsunfähigkeit (AU, Krankschreibung) erfordert im Hinblick auf ihre Bedeutung besondere Sorgfalt und darf nur aufgrund einer zahnärztlichen Untersuchung bescheinigt werden.
- Sie ist auf den dafür vorgesehen Formularen (Vordruckmuster 1c Bundesmantelvertrag-Ärzte) vorzunehmen und soll 12 Monate aufbewahrt werden.
- Eine Rückdatierung der AU ist nur ausnahmsweise und i.d.R. nur bis zu zwei Tagen zulässig.

AOK	LKK	BKK	IKK	VdAK	AEV	Knappschaft

Name, Vorname des Versicherten

geb. am

Kassen-Nr. | Versicherten-Nr. | Status

Vertragsarzt-Nr. | VK gültig bis | Datum

Arbeitsunfähigkeits-bescheinigung

zur Vorlage bei der Krankenkasse

Bei verspäteter Vorlage droht Krankengeldverlust!

☐ Erstbescheinigung ☐ Folgebescheinigung

☐ Arbeitsunfall, Arbeitsunfall-folgen, Berufskrankheit ☐ Dem Durchgangsarzt zugewiesen

Arbeitsunfähig seit

Voraussichtlich arbeitsunfähig bis einschließlich

Festgestellt am

Vertragsarztstempel / Unterschrift des Arztes

Diagnose ______________________

☐ sonstiger Unfall, Unfallfolgen

☐ Versorgungsleiden (BVG)

Es wird die Einleitung folgender besonderer Maßnahmen durch die Krankenkasse für erforderlich gehalten (z. B. Badekur, Heilverfahren, MDK)

Paul Albrechts Verlag, 22952 Lütjensee

Für Zwecke der Krankenkasse

Muster 1a (1. 1996)

Arbeitsunfähigkeitsbescheinigung

3.1.10 Verordnung von Arznei-, Verband-, Heil- und Hilfsmitteln, Sprechstundenbedarf (§ 15)

- Es gelten die allgemein festgeschriebenen Vorgaben bez. der Wirtschaftlichkeit und Festbeträge.
- Die Verordnung hat auf den vorgeschriebenen Vordrucken zu erfolgen (s. auch Abschn. 2.13 und 2.14).
- Zur Beschaffung von Sprechstundenbedarf siehe Abschnitt 3.3.

3.1.11 Auskünfte, Bescheinigungen (§ 16)

Der Kassenzahnarzt ist verpflichtet, den Krankenkassen ohne besonderes Honorar, aber gegen Erstattung der baren Auslagen (z.B. Porto) Auskünfte und Bescheinigungen zu erteilen, die die Krankenkassen zur Durchführung ihrer Aufgaben benötigen.

3.1.12 Vordrucke zur Durchführung der vertragszahnärztlichen Versorgung, EDV-mäßige Erstellung der Abrechnung (§ 17)

Die vereinbarten Planungs- und Abrechnungsvordrucke sind in den entsprechenden Anlagen zum BMV-Z aufgeführt. Hier eine Zusammenstellung:

In Anlage 2 sind folgende Vordrucke vereinbart:

Muster 1	Erfassungsschein KONS-CHIR
Muster 3a	Behandlungsplan für Kiefergelenkerkrankungen und Kieferbruch
Muster 3b	Abrechnungsformular für 3a
Muster 4	KFO-Abrechnungsschein mit Rückseite (Handabrechner)
Muster 5	KFO-EDV-Muster

Weitere Vordrucke sind:

In Anlage 3:	Anlage 1 Heil- und Kostenplan – Teil 1
In Anlage 3:	Anlage 2 Heil- und Kostenplan – Teil 2
In Anlage 8:	Kieferorthopädischer Behandlungsplan
In Anlage 8a:	Mitteilung an den Patienten nach § 29 Abs. 1 SGB V (Behandlungsbedarf nach der KIG)
In Anlage 10:	PA-Status Blatt 1 und 2
In Anlage 11:	Erfassungsschein KONS-CHIR
In Anlage 13a:	Auftrag zur Begutachtung ZE, Kfo und PA Blatt 1–3
In Anlage 13b:	Begutachtung ZE Blatt 1–3 (Durchschläge)
In Anlage 13c:	Gutachten Kfo
In Anlage 14:	Anhang 1 Auftrag zur Begutachtung von Implantaten einschließlich Suprakonstruktion (ZE) Vorder- und Rückseite

3.1.13 Prüfungseinrichtungen und Prüfverfahren

In den §§ 19 bis 23 und 28 werden die unterschiedlichen Prüfverfahren und Prüfungseinrichtungen behandelt. Man sollte sich um eine konstruktive Zusammenarbeit mit den Prüfungsgremien bemühen und angeforderte Unterlagen vorlegen. Widerstand ist meistens zwecklos und vergiftet nur die Atmosphäre. Zu den Sitzungen sollte man gut vorbereitet und mit den **Originalunterlagen** erscheinen. Das hilft u.U., um die Notwendigkeit der abgerechneten Behandlungen nachvollziehbar zu begründen. Das bedeutet zwar nicht, dass die Leistungen deswegen automatisch anerkannt würden, aber die Wahrscheinlichkeit steigt. Dem Autor klingen auch noch nach Jahren die Worte eines Sozialrichters im Ohr, der auf einer Informationsveranstaltung zur nachträglichen Wirtschaftlichkeitsprüfung Folgendes gefragt wurde: „Was ist denn nun, wenn der Zahnarzt durch Dokumentation, Röntgenbilder, Fotos und Vorstellung des Patienten einen **erhöhten Behandlungsbedarf** nachweisen kann?“ Antwort: **„Das ist im System nicht vorgesehen!“**

3.2 Ersatzkassen – EKVZ

Die Regelungen im EKVZ sind denen aus dem BMV-Z weitgehend gleich oder ähnlich. Es wird deswegen hier nur auf die Unterschiede eingegangen.

3.2.1 Zweck, Träger und Geltungsbereich des Vertrags (§ 1)

Teil des Vertrags sind folgende Anlagen (nur die wichtigsten):

Anlage A	BEMA-Z
Anlage B	Zuordnung der Leistungs-Nrn. von Teil 1 und 2 des BEMA
Anlage 1	Abrechnung von Material- und Laboratoriumskosten
Anlage 3	Vereinbarung über das Verfahren bei der Behandlung von Verletzungen im Bereich des Gesichtsschädels und Kiefergelenkerkrankungen
Anlage 4	Heil- und Kostenplan sowie die Muster 1, 2 und 3 für außervertragliche Leistungen
Anlage 5	Gutachterverfahren für implantologische Leistungen in den Ausnahmeindikationen gem. § 28 Abs. 2 SGB V
Anlage 6a	Auftrag zur Begutachtung prothetischer Leistungen
Anlage 6b	Begutachtung (Formular für das Gutachten)
Anlage 6c	Begutachtung Kieferorthopädie (Formular für das Gutachten)
Anlage 7	Abschnitt V – Verordnung von Sprechstundenbedarf
Anlage 8a	Kieferorthopädischer Behandlungsplan
Anlage 8b	Mitteilung an den Patienten und die Krankenkasse nach § 29 Abs. 1 SGB V (ob die Voraussetzungen für eine kieferorthopädische Behandlung vorliegen oder nicht)
Anlage 8c	Mitteilung über einen unplanmäßigen Verlauf der kieferorthopädischen Behandlung (an die Krankenkasse)
Anlage 9a	Kfo-Abrechnungsschein (s.u.)
Anlage 9b	Abrechnung für kieferorthopädische Behandlung (EDV-Abrechnung) (s.u.)
Anlage 10a	Parodontalstatus Blatt 1
Anlage 10b	Parodontalstatus Blatt 2
Anlage 11	Beratungsverfahren bei der Versorgung mit Zahnersatz und Zahnkronen

Die zugehörigen Formulare werden in den jeweiligen BEMA-Teilen abgebildet und erklärt. Sie entsprechen denen des BMV-Z und werden hier deshalb nicht noch einmal aufgezählt.

Anlagen 9a und 9b zum 01.01.2012 wegen elektronischer Abrechnung entfallen.

3.2.2 Verordnung von Sprechstundenbedarf (§ 10)

Der Systematik wegen wurde die Verordnung von Sprechstundenbedarf für beide Kassenverbände in Abschnitt 3.3 zusammengefasst.

3.2.3 Gutachter und Obergutachter (§ 22)

Die verschiedenen Gutachterverfahren wurden am Ende des Buches in einem gesonderten Abschnitt zusammengefasst (s. Abschn. 6.1).

3.3 Sprechstundenbedarf für beide Kassenarten

Die Regelungen zur Verordnung von Sprechstundenbedarf sind uneinheitlich. Zum Teil gelten noch die alten Bestimmungen (s.u.), z.T. gelten für beide Kassenarten nur noch die Bestimmungen der Primärkassen, z.T. kann nur noch für eine Kassenart Sprechstundenbedarf verordnet werden, und in einigen KZV-Bereichen kann überhaupt kein Sprechstundenbedarf mehr verordnet werden. In diesen Fällen wurde dann ein Zuschlag zum Punktwert für bestimmte sog. Leitpositionen vereinbart. Hierzu werden z.B. chirurgische Geb.-Nrn. herangezogen, um den Bedarf an Nahtmaterial oder die IP4 um den Bedarf an elmex gelée zu ermitteln. Mit diesem Vorgehen ist dann auch gleich die Kontroverse um die Erstausstattung aus der Welt, da der Bedarf erst nach der ersten Abrechnung ermittelt und erstattet werden kann. Und genau so ist es ja auch richtig.

Da für die Zukunft wohl eher mit einer Vereinfachung = Streichung des Sprechstundenbedarfs und Umlage auf die Punktwerte der entsprechenden Leistungen zu rechnen ist, erfolgt eine Beschränkung auf das Nötigste. Was wo gilt, wird man bei seiner zuständigen KZV erfragen müssen. Das Lesen der KZV-Mitteilungen ist für solche Fälle auch immer sehr hilfreich.

Wo diese Veränderung noch nicht vollzogen wurde, gilt unverändert:

- Die **Erstausstattung** geht zu Lasten der Praxis und kann **nicht als Sprechstundenbedarf** verordnet werden.
- Am Ende des Quartals können die verbrauchten Medikamente und Materialien **rückwirkend** als Sprechstundenbedarf verordnet werden.
- Soweit die Packungsgrößen es zulassen, soll (darf) nicht mehr als der Bedarf für ein Quartal verordnet werden.
- Rezepte für Sprechstundenbedarf können auch handschriftlich ausgefüllt werden. Auch sie dürfen nicht mehr als 3 Verordnungen je Rezept enthalten. Ggf. sind mehrere Rezepte auszufüllen.

3.3.1 Primärkassen

Zu Lasten der Primärkassen können verordnet werden:

- **Sedativa** und **Hypnotika**: Beruhigungs- und Schlafmittel zur Vorbereitung des Patienten bei chirurgischen Eingriffen.
- **Analgetika**: Schmerzmittel zum unmittelbaren Gebrauch in der Sprechstunde vor oder nach schmerzhaften Eingriffen.
- In manchen KZV-Bereichen ist es möglich, **systemisch wirkende Antibiotika** zur vorsorglichen Gabe in der Praxis bei **Endokarditispatienten** zu verordnen. Wo dies nicht möglich ist, müssen diese Medikamente auf den Namen des Patienten verordnet werden.
- **Analeptika** und **Kardiaka**: Herz- und Kreislaufmittel nur für Notfälle bei strenger Indikation; häufig genügen Mittel zur Einnahme p.o. (oral).

3.3.2 Ersatzkassen

Zu Lasten der Ersatzkassen können verordnet werden:

- **Analgetika** (s.o.).
- **Sedativa** und **Hypnotika** (s.o.).
- **Kreislaufmittel** und **Mittel zur Schockbehandlung** (s.o.).
- **Hämostyptika** (auch resorbierbar): in Form von Gaze, Pulvern, Tabletten, Lösungen.
- **Desinfizientia**: in Form von Lösungen, Tinkturen, Pulvern und Salben zur Mund- und Schleimhautbehandlung. Alkohol nur als Spiritus dilutus (DAB). Isopropylalkohol kann zur Anwendung am Menschen nicht verordnet werden, weil giftig.
- **Lokalantibiotika** und **Fungistatika** (zu systemisch wirkenden Antibiotika s.o.).
- **Verbandstoff** und **Nahtmaterial**: Watte, Gaze, Mull, Zellstoff (nicht als Ersatz für Watterollen), Heftpflaster, Catgut, Nähseide und synthetisches (auch atraumatisches) Nahtmaterial, wobei sich die Bezeichnung atraumatisch auf die feinen Nadeln bezieht.

Die Verordnung von systemisch wirkenden Antibiotika im Rahmen des Sprechstundenbedarfs für den Verwendungszweck „Endokarditisprophylaxe“ wird von den Ersatzkassen nicht mehr akzeptiert. Diese Medikamente müssen daher auf den Namen des Patienten verordnet werden.

Weder auf den Namen des Patienten noch als Sprechstundenbedarf können Mittel, die mit dem Punktwert abgegolten sind, verordnet werden:

- Mittel zur örtlichen Betäubung.
- Alle Mittel zur konservierenden Behandlung der Zähne sowie Füllungsmaterialien. Hiervon betroffen sind z.B. Alkohol und Wasserstoffperoxid (H_2O_2) für Spülungen bei Wurzelbehandlungen.

Auch Medikamente, die nur noch apotheken- und nicht mehr verschreibungspflichtig sind, können nicht verordnet werden. Das betrifft bei uns Zahnärzten insbesondere die Mund- und Rachentherapeutika (s. auch Abschn. 2.14).

Zu Lasten welcher Krankenkasse der Sprechstundenbedarf abgerechnet werden kann, ist vollkommen uneinheitlich geregelt. Da hilft leider nur die Nachfrage bei der zuständigen KZV.

3.4 Krankenblatt (Karteikarte)

Eine bestimmte Form des Krankenblatts ist nicht vorgeschrieben. Nach § 5 BMV-Z und § 7 EKVZ ist der Zahnarzt verpflichtet, über jeden behandelten Kranken Aufzeichnungen zu machen, aus denen die einzelnen Leistungen, die behandelten Zähne und, soweit erforderlich, eine Diagnose sowie die Behandlungsdaten ersichtlich sein müssen.

Karteikarten sollen übersichtlich und gut leserlich geführt werden, im Zeitalter der EDV sicherlich kein Problem. Sie dienen als Unterlagen zum Nachweis der durchgeführten Behandlungen und als Beweismaterial bei der Abrechnung sowie bei Regressverfahren oder der nachträglichen Wirtschaftlichkeitsprüfung.

Die Eintragungen sollen also nicht nur aus Abkürzungen oder einer Art Geheimschrift bestehen. Eine richtig geführte Karteikarte sollte Eintragungen enthalten über:

- Genaue Behandlungsdaten
- Behandelte Zähne
- Einzelne Leistungen je Behandlungstag
- Angabe der Lagebezeichnung bei Füllungen
- Diagnosen (z.B. bei Mu und Nbl)
- Befundangaben bei der Geb.-Nr. 01
- Bei Röntgenleistungen Befunde und/oder Begründungen über die 6 Standardbegründungen hinaus
- Bei der Geb.-Nr. 03 Uhrzeit oder Begründungen, wie z.B. Sonntag oder Notdienst
- Notizen über Inhalte von Beratungen (Ä1)
- Notizen über telefonische Auskünfte an Patienten sowie Telefonate mit Krankenkassen, am besten mit Namen des Ansprechpartners
- Vermerk über erfolgte Abrechnung

Vorsicht ist geboten mit Eintragungen wie Querulant, Simulant oder Heulsuse. Hierbei handelt es sich um Wertungen, die in einer Karteikarte nichts zu suchen haben. Die muss man sich halt anders merken.

3.5 Erfassungsschein

Soweit die Abrechnung zwischen Zahnarzt und KZV nicht mittels EDV erfolgt, ist der Erfassungsschein zu verwenden.

Der Erfassungsschein hat das Format DIN A5, liegt in roter Blindfarbe vor und muss maschinenlesbar sein. Die Eintragungen in den Erfassungsschein erfolgen chronologisch, d.h. in der Reihenfolge, in der die Leistungen erbracht wurden.

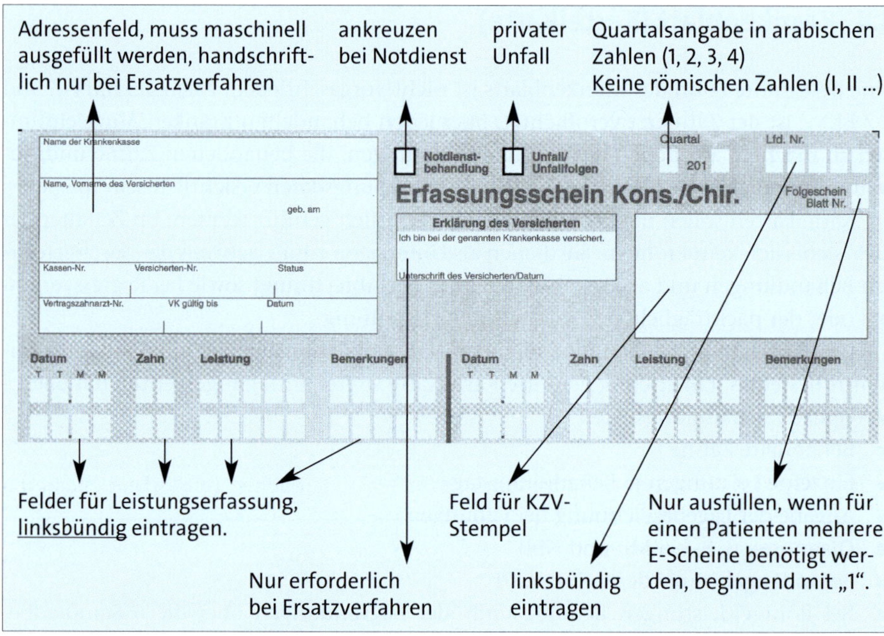

Ausfüllen des Erfassungsscheins

1. Da der Erfassungsschein maschinenlesbar sein soll, müssen die Felder **sehr sorgfältig** ausgefüllt werden – d.h. kein Überschreiben der Ränder. Für jede Gebührennummer ist eine neue Zeile zu verwenden. Die Eintragungen in den Spalten „Leistung" und „Bemerkung" müssen linksbündig erfolgen.
2. In der Datumsspalte sind Tag und Monat der Leistungserbringung, in der Zahnspalte bei Zahnbezug der Zahn bzw. die behandelten Zähne in der zweiziffrigen **FDI-Norm** (Fédération Dentaire Internationale) anzugeben. Werden in einer Sitzung mehrere Leistungen erbracht, genügen Datums- und ggf. Zahnangabe bei der ersten Eintragung.

Datum TT.MM	Zahn	Leistung	Bemerkungen
01.05	26	Ä925a	1
05.05	26	40	
.		29	

3. Gibt es keinen Zahnbezug oder ist die Leistung nur einmal je Sitzung abrechenbar, ist die Zahnangabe entbehrlich.

Datum TT.MM	Zahn	Leistung	Bemerkungen
02.07		Ä1	
18.08		107	

4. Werden in einer Sitzung Leistungen nach den Nummern 28, 32 und 35 erbracht, ist die Anzahl der Leistungen im Feld „Bemerkungen" einzutragen.

Datum TT.MM	Zahn	Leistung	Bemerkungen
02.06	16	28	3

5. Das gilt nicht für Röntgenleistungen wie Ä 925. Bei denen ist das Feld „Bemerkungen" den Standardbegründungen vorbehalten, die da lauten:
- 0 = Bissflügelaufnahme
- 1 = kons./chir. Behandlung
- 2 = Gelenkaufnahme
- 3 = Kfo-Behandlung
- 4 = PAR-Behandlung
- 5 = ZE-Behandlung

Werden wie bei Ä925d oder Ä935d alle Zähne geröntgt, ist eine Zahnangabe nicht nötig.

Datum TT.MM	Zahn	Leistung	Bemerkungen
.	16	Ä925a	0
.	13	Ä925c	5
.		Ä935d	4

6. Bei der Geb.-Nr. 13 sind im Feld „Bemerkungen“ die Füllungslagen mit den Ziffern 1–5 zu kennzeichnen. In welcher Reihenfolge die Füllungslagen eingetragen werden, ist freigestellt. Den einzelnen Füllungslagen sind folgende Ziffern zugeordnet:
- 1 = m (mesial)
- 2 = o (okklusal bzw. inzisal)
- 3 = d (distal)
- 4 = v (vestibulär: bukkal/zervikal/labial)
- 5 = l (lingual bzw. palatinal)

Wie der Autor aus seiner Lehrtätigkeit an einer Berufsschule weiß, werden immer wieder gern die Lagen 4 und 5 verwechselt, warum auch immer. Für all jene, die wissen, dass die ausgeschriebene Form der Ziffer vier vorne mit einem v geschrieben wird, sollte dies in Zukunft kein Problem mehr darstellen.

Datum (T T . M M)	Zahn	Leistung	Bemerkungen
.	1 5	1 3 c	1 2 3
.	2 6	1 3 d	1 2 3 5
.			
.	1 6	1 3 d	3 5 1 2

7. Füllungen aus alternativen Materialien sind durch eine 0 hinter der Füllungsposition zu kennzeichnen. Liegt eine nachgewiesene Allergie vor, ist eine der Geb.-Nrn. 13e–g zu verwenden.

Datum (T T . M M)	Zahn	Leistung	Bemerkungen
.	1 6	1 3 c 0	1 2 4
.	2 6	1 3 g	1 2 4

8. Bei Leistungen, die nicht in einer Sitzung abgerechnet werden können, aber am selben Tag erbracht werden, muss ggf. das Datum wiederholt werden.

Datum (T T . M M)	Zahn	Leistung	Bemerkungen
0 2 . 0 6	1 6	3 6	
0 2 . 0 6	1 6	3 8	

9. Bei Anästhesien sind Eintragungen im Feld „Bemerkungen“ bei folgenden 2 Leistungsarten erforderlich:

- Ziffer 4 bei PAR-Behandlungen
- Ziffer 5 bei Versorgungen mit Zahnersatz und Zahnkronen

Datum (TT.MM)	Zahn	Leistung	Bemerkungen
.	37	41a	4
.	31	40	4
.	15	40	5

10. Abrechnungsfähige Material- und Laborkosten sowie Auslagenersatz sind in der Leistungsspalte mit folgenden Ordnungsnummern einzutragen:

- 601 – Materialkosten bei der Verwendung von Stiften
- 602 – Telefon-, Versand- und Portokosten
- 603 – Laborkosten für Eigenlabor
- 604 – Laborkosten für Fremdlabor

Die Beträge sind im Feld „Bemerkungen“ **in Eurocent ohne Komma** einzutragen.

Datum (TT.MM)	Zahn	Leistung	Bemerkungen
.		601	1350
.		602	390
.		603	2495

11. Bei der Geb.-Nr. 03 ist die Uhrzeit anzugeben, es sei denn die Behandlung erfolgte in der Nacht (zwischen 20 und 8 Uhr) oder an Sonn- und Feiertagen sowie im Notdienst.

Datum (TT.MM)	Zahn	Leistung	Bemerkungen
02.06		03	1845

12. Vergessene Leistungen werden unter Angabe des Datums, an dem sie erbracht wurden, nachgetragen. **Auf keinen Fall „zwischenquetschen“**.

Datum T T M M	Zahn	Leistung	Bemerkungen
0 1 . 0 1		Ä 1	
.	1 3	Ä 9 2 5 a	1
.		4 0	
.		Ä 1 6 1	
0 2 . 0 1	1 3	3 8	
0 1 . 0 1		0 3	

13. Falsche Einträge werden durchgestrichen. **Auf keinen Fall überschreiben.**

Datum T T M M	Zahn	Leistung	Bemerkungen
~~0 4 . 1 0~~	~~2 2~~	~~4 1 a~~	
0 4 . 1 0	2 2	4 0	
.		4 3	

14. Reicht ein Erfassungsschein nicht aus, sind die zusätzlichen Leistungen auf einem weiteren Erfassungsschein abzurechnen. In diesen Fällen ist das Feld „Folgeschein Blatt Nr.“ auszufüllen, und zwar **beginnend mit der Nr. 1** (und nicht 0) auf dem ersten Schein.
15. Das **Feld „Unfall“** ist nur anzukreuzen, wenn es sich um einen **privaten Unfall** handelt und die Kosten nicht von einem gesetzlichen Unfallversicherungsträger (z.B. Berufsgenossenschaft oder Gemeindeunfallversicherungsverband) übernommen werden.

3.6 Aufbewahrungsfristen

Art des Materials	Vertragsbestimmung	Aufbewahrungsfrist
Krankenblätter und sonstige Behandlungsunterlagen (Karteikarten: kons., chir., proth., PA-Behandlung)	BMV-Z § 5 Abs. 2	4 Jahre*
	EKVZ § 7 Abs. 3	4 Jahre*
	BO der zuständigen ZÄK	Ggf. länger, bis zu 10 Jahren*
Diagnostische Unterlagen bei Kfo-Behandlung (Planungsmodelle, Fotografien, Analysen, HNO-Befunde: Problem Mundatmer)	BMV-Z § 5 Abs. 2	4 Jahre*
	EKVZ § 7 Abs. 3	4 Jahre* + **
	BO der zuständigen ZÄK	Ggf. länger, bis zu 10 Jahren* + **
Röntgenbilder, Aufzeichnungen über Röntgenuntersuchungen	RöV § 28 Abs. 3	10 Jahre* (und mindestens bis zur Vollendung des 28. Lj. des Patienten)
Aufzeichnungen über die Belehrung der Praxismitarbeiter entsprechend der RöV	RöV § 36 Abs. 4 Satz 2	5 Jahre
Planungsmodelle ZE	BO der zuständigen ZÄK	Bspw. 2 Jahre (S-H)*
Durchschriften von AU	BMV-Z § 12 Abs. 2	1 Jahr***
Honorarbescheid der KZV als Steuerbeleg + Rechnungsunterlagen (für steuerliche Zwecke)	§ 147 Abs. 3 AO	10 Jahre

* Nach Abschluss der Behandlung

** Kiefermodelle nach Nr. 7 von Teil 2 BEMA sind gem. § 7 Abs. 3, 2. Abs. von der Aufbewahrungspflicht ausgenommen, wenn diese Modelle aus Gründen der Wirtschaftlichkeit auch zur Herstellung von Behandlungsgeräten Verwendung finden. Kiefermodelle für die Anwendung von Analysen, insbesondere i.V.m. Nr. 117 von Teil 3 BEMA, sowie Anfangsmodelle unterliegen gem. § 7 Abs. 3, 3. Abs. jedoch ausnahmslos der Aufbewahrungsfrist.

*** Da Regressanträge der Krankenkassen und Verfahren vor den Prüfungsausschüssen für die nachträgliche Wirtschaftlichkeitsprüfung Quartale betreffen können, die deutlich weiter als 12 Monate zurückliegen, sollten AU-Bescheinigungen unbedingt länger als 12 Monate aufbewahrt werden, um ggf. den Nachweis der Notwendigkeit bzw. die Beachtung der Grundsätze wirtschaftlicher Behandlungsweise führen zu können.

HNO = Hals-Nasen-Ohren, BO = Berufsordnung, ZÄK = Zahnärztekammer, AO = Abgabenordnung, Lj. = Lebensjahr, S-H = Schleswig-Holstein

4 Vertragszahnärztliche Leistungen

(Antragstellung und Abrechnung)

Die Darstellung der vertragszahnärztlichen Antragstellung und Abrechnung in diesem Buch bezieht sich im weitesten Sinne auf alle mit den verschiedenen Kostenträgern vertraglich vereinbarten Leistungen. Der Begriff **Vertragszahnarzt** bezieht sich, gesetzlich gesehen, auf Zahnärzte, die eine **Zulassung** für die Behandlung von **Primär- und Ersatzkassenpatienten** haben. Für die Behandlung von Patienten **anderer Kostenträger** werden Zahnärzte **beteiligt** oder **ermächtigt**. Diese werden allerdings nicht anders behandelt als die zugelassenen Kolleginnen und Kollegen.

4.1 BEMA Teil 1: Konservierende und chirurgische Leistungen und Röntgenleistungen

Allgemeine Bestimmungen

In diesem Teil nicht aufgeführte Leistungen können nach den anderen Teilen des BEMA abgerechnet werden.

Zahnärztliche Leistungen, die nicht in diesem Gebührentarif enthalten sind, werden nach dem Gebührenverzeichnis der Gebührenordnungen für Ärzte bewertet. Hierbei entstammen einige wenige Leistungen, wie die Ä1 und die Röntgenleistungen, noch dem Ursprung des BEMA, der Gebührenordnung für Ärzte vom 18.03.1965. Für die Abrechnung von Visiten, Konsiliartätigkeit, Besuchen, Assistenz, Zuschlägen, Berichten, Briefen und einer Vielzahl chirurgischer Leistungen wurde die Gebührenordnung für Ärzte vom 12.11.1982 in der jeweils gültigen Fassung zur Grundlage. Die KZBV hat hierzu einen Katalog erstellt, welche Leistungen über die KZVen abrechenbar sind.

Leistungen, die im BEMA enthalten sind, entweder als Anleihen aus der GOZ von 1965, wie die Geb.-Nr. Ä1, Ä161 und Ä925–Ä935, oder als eigenständige Geb.-Nrn., wie z.B. 43, 48, 50, 54 und 56, können **nicht alternativ über Geb.-Nrn. der GOÄ von 1982** bei KZVen abgerechnet werden (siehe auch am Ende von Kapitel 5 Zahnärztliche Leistungen aus der GOÄ von 1982).

Mit den vertraglich festgelegten Gebühren sind die allgemeinen Praxiskosten sowie die Mittel zur örtlichen Betäubung, konservierenden Behandlung und die Füllungsmaterialien abgegolten. Gesondert abrechenbar sind Kosten für Arzneimittel und Materialien. Die Kosten für die Instrumente, Gegenstände und Stoffe, die der Kranke zur weiteren Verwendung behält oder mit einer einmaligen Anwendung verbraucht sind, sowie die zahntechnischen Laborkosten, soweit nichts anderes bestimmt ist, und die Versand- und Portokosten sind ebenfalls gesondert abrechenbar.

Abweichende Regelungen bei den sonstigen Kostenträgern werden jeweils dort besprochen.

Nr.	Leistung	Abkürzung	Bewertungszahl
Ä1	Beratung eines Kranken, auch fernmündlich	Ber	9

Abrechnungsbestimmungen

1. Eine Leistung nach Nr. Ä1 kann als **alleinige Leistung oder neben der ersten zahnärztlichen Leistung** abgerechnet werden. Sie kann jedoch **neben der Nr. 01 nicht** abgerechnet werden, wenn beide Leistungen **in derselben Sitzung** erbracht werden. Ferner kann eine Beratungsgebühr **nicht neben einer Gebühr für einen Besuch** abgerechnet werden.
2. Wenn in einem Behandlungsfall bereits eine Beratungs- und Besuchsgebühr abgerechnet worden ist, kann auch neben der ersten zahnärztlichen Leistung eine Beratungsgebühr nicht abgerechnet werden.
3. Eine Leistung nach Nr. Ä1 kann nicht **anstelle** einer Gebühr für eine andere zahnärztliche Leistung abgerechnet werden.
4. Über die Nrn. Ä1, 01k und 01 hinausgehende Möglichkeiten einer Untersuchung und/oder einer Beratung bestehen nicht.
5. Eine Leistung nach Nr. Ä1 **zum Zwecke des Abschlusses einer zahnärztlichen Behandlung** ist **keine** abrechnungsfähige Leistung.
6. Die Tatsache, dass sich ein Krankheitsfall über mehrere Abrechnungszeiträume erstreckt (z.B. Wurzelbehandlung, Maßnahmen nach chirurgischen Eingriffen), berechtigt für sich allein den Zahnarzt nicht, in jedem neuen Abrechnungszeitraum die Nr. Ä1 abzurechnen.
7. Erstreckt sich ein **Krankheitsfall über mehrere Abrechnungszeiträume (Quartale)**, so ist nach voraufgegangener Leistung nach Nr. 01 oder Ä1 die **Ä1 im Folgequartal nur abrechnungsfähig**, wenn zwischen der Leistung nach Nr. 01 oder Ä1 im Vorquartal und der Leistung nach **Nr. Ä1 im Folgequartal ein Zeitraum von 18 Kalendertagen überschritten** ist, es sei denn die Behandlung in diesem Folgequartal geht über den nach Nr. 01 oder Ä1 erhobenen Befund hinaus. Als alleinige Leistung ist die Nr. Ä1 immer abrechnungsfähig.
8. Eine Leistung nach Nr. Ä1 kann **nicht im Zusammenhang mit einer kieferorthopädischen Behandlung** abgerechnet werden. Sie ist jedoch dann während einer kieferorthopädischen Behandlung **abrechnungsfähig, wenn sie anderen als kieferorthopädischen Zwecken dient**.

Hinweise, Erläuterungen, Beispiele

Neben der Beratung ist ein weiterer Leistungsinhalt der BEMA-Nr. Ä1, auch wenn dies nicht ausdrücklich erwähnt ist, eine symptombezogene bzw. lokal begrenzte Untersuchung. Dies lässt sich v.a. aus der Formulierung der Abr.-Best. Nr. 4 folgern.

Zu 1:

a) Als alleinige Leistung kann die Geb.-Nr. Ä1 immer und ohne Begrenzung der Anzahl einmal je Sitzung abgerechnet werden. Alleinige Leistung = außer der Beratung keine weitere Behandlung in derselben Sitzung (einzige Ausnahme siehe unter Geb.-Nr. 03).

Beispiel 1

01.04.	Eingehende Untersuchung, Präparation, indirekte Überkappung, provisorische Krone	01 + 25
03.04.	Patient klagt über leichte Beschwerden im behandelten Zahn, symptombezogene Untersuchung, Verhaltensmaßregeln, neuer Termin	Ä1

b) Nur neben der **ersten** zahnärztlichen Leistung im Quartal

Beispiel 2

01.04.	Symptombezogene Untersuchung und Röntgenbild eines kürzlich mit einer Füllung versorgten Zahns wegen gelegentlicher Empfindlichkeit. Kein Befund, keine weiteren Maßnahmen	Ä1 + Ä925a
10.04.	Dentitio difficilis bei Zahn 38. Symptombezogene Untersuchung, Anästhesie, Schleimhautkapuze entfernt	41a + 49 Keine Ä1

Beispiel 3

01.04.	Röntgenbild eines kürzlich mit einer Krone versorgten Zahns wegen gelegentlicher Empfindlichkeit. Kein Befund, keine weiteren Maßnahmen	Ä925a
10.04.	Dentitio difficilis bei Zahn 38. Symptombezogene Untersuchung, Anästhesie, Schleimhautkapuze entfernt	41a + 49 Keine Ä1

Zu 2:

Beispiel 4

01.04.	Besuch eines bettlägerigen Patienten wegen des entzündeten Zahns 14. Symptombezogene Untersuchung (keine Ä1 abrechenbar, da Leistungsbestandteil der 151), Antibiotikum verordnet	151
10.04.	Patient ist wieder gehfähig. Symptombezogene Untersuchung, Anästhesie, 14 extrahiert	40 + X2 (Keine Ä1)

Zu 3: Unter diesem Punkt wird die Problematik sog. Ersatzleistungen bzw. -abrechnung angesprochen. Diese Bestimmung verbietet die Abrechnung einer Nr. Ä1 anstatt einer anderen Geb.-Nr., die etwa aufgrund von Abrechnungsbestimmungen nicht abrechenbar ist, wie z.B. einer sK oder Mu zur Beseitigung von Druckstellen während der Ausschlussfrist von 3 Monaten.

Zu 4: Diese Einschränkung betrifft insbesondere Leistungen aus dem GOÄ-Abschnitt B I.

Zu 5: Die Formulierung dieser Bestimmung ist wie schon im alten BEMA missverständlich. Gemeint ist aber eine sog. Abschlussuntersuchung am Ende einer meist mehrere Termine umfassenden Behandlung.

Zu 6: Gegen diese Bestimmung wird regelmäßig verstoßen. Das ist bei Überprüfung einer Abrechnung auf den ersten Blick auch nicht erkennbar. Im Zeitalter der EDV kann die KZV aber problemlos schnell mal einen Blick in das Vorquartal werfen. Also Vorsicht.

Beispiel 5

22.06.	Schmerzen. Symptombezogene Untersuchung, Röntgenbild, Anästhesie, Devitalisation, prov. Fllg. Quartalswechsel = neuer Abrechnungszeitraum	Ä1 + Ä925a + 40 oder 41a + 29
17.07.	Anästhesie, Kanalaufbereitung, Röntgenbild, Wurzelfüllung, Röntgenbild, prov. Fllg.	40 oder 41a + 32 + 35 + 2 × Ä925a Keine Ä1
24.07.	2-flächige Fllg.	13b

Diese Bestimmung schränkt auch die Abrechenbarkeit der Nr. Ä1 im Folgequartal nach erfolgter eingehender Untersuchung (01) im laufenden Quartal ein, solange der aufgenommene und (hoffentlich) dokumentierte Befund „abgearbeitet“ wird. Mit dem 01-Befund wird nämlich ein in sich geschlossener Krankheitsfall festgestellt.

Beispiel 6

22.09.	Eingehende Untersuchung: 2 kariöse Zähne, Zahnstein entfernt. Quartalswechsel	01 + 107
18.10.	2 einflächige Fllgn.	2 × 13a Keine Ä1

Zu 7: Nur zur Erinnerung, sei an dieser Stelle erneut darauf hingewiesen: **Die 18-Tage-Frist ist nur, nur und nochmals nur bei Quartalswechsel von Bedeutung.** Innerhalb eines Quartals spielt sie überhaupt keine Rolle. Genau genommen, ist diese Abrechnungsbestimmung jedoch überflüssig. Erstreckt sich ein Krankheitsfall über mehrere Abrechnungszeiträume, ist die Ä1 nach voraufgegangener 01 oder Ä1 (mit dokumentiertem Befund) im Folgequartal nicht abrechenbar, solange der Befund „abgearbeitet“ wird (siehe zu 6), völlig unabhängig von der 18-Tage-Frist (Beispiel 6 mit veränderten Daten: 30.09. und 12.10. oder unverändert). Geht die Behandlung jedoch über den dokumentierten Befund hinaus, ist sowohl während der 18-Tage-Frist als auch danach eine Ä1 abrechenbar.

Erscheint ein Patient nach Erbringung von Sonderleistungen während der 18-tägigen Sperrfrist, in der eine Ä1 nicht abrechenbar ist, mit einem neuen im Vorquartal nicht dokumentierten Befund, ist die anfallende Sonderleistung als erste Sonderleistung im Sinne der Abrechnungsbestimmungen anzusehen. Hierzu

Beispiel 7

29.09.	Eingehende Untersuchung: Zahn 46 kariös zerstört, Zahnstein. Röntgenbild, Anästhesie, Entfernung durch Osteotomie, 4 Nähte, Streifeneinlage. Quartalswechsel	01 + Ä925a + 41a + 47a
01.10.	Streifenwechsel	38
02.10.	Streifen entfernt	38
05.10.	Fllg. an 45 verloren. Symptombezogene Untersuchung, neue 2-flächige Fllg.	13b + Ä1
08.10.	Zahnstein entfernt	107

Die Abrechenbarkeit der Nr. Ä1 ist in diesem Fall sicher eine Interpretationsfrage. Die Abr.-Best. 1 spricht eindeutig dagegen. Die Logik, die leider bei Abr.-Best. häufig nicht berücksichtigt wird, spricht eher dafür, da die Behandlung am 05.10. einem neuen

Krankheitsfall im Sinne der Abr.-Best. 6 und 7 entspricht. Ein typischer Fall, um einmal die Mitteilungen der zuständigen KZV auf deren Auslegung dieses Problems zu durchforsten.

Zu 8: Um im Zweifelsfall nachweisen zu können, dass eine Ä1 einem nichtkieferorthopädischen Zweck diente, ist es wichtig, den Leistungsinhalt der Ä1 gewissenhaft zu dokumentieren.

Eine Beratung ist nur dann abrechenbar, wenn sie vom Zahnarzt persönlich erbracht wurde.

Die Geb.-Nr. Ä1 ist auch abrechenbar, wenn lediglich ein Rezept ausgestellt wurde.

Neben der Geb.-Nr. 02 ist die Nr. Ä1 für dieselbe Sitzung nicht abrechenbar. Siehe hierzu die Abr.-Best. zur Geb.-Nr. 02. Diese Bestimmung ist logisch nicht nachvollziehbar und völlig unbegründet. Man kann sie daher einfach nur auswendig lernen.

Für eine Terminvereinbarung ist die Nr. Ä1 nicht abrechenbar.

Für Regressverfahren ist es geradezu überlebenswichtig, den Leistungsinhalt einer Ä1 eindeutig und nachvollziehbar zu dokumentieren. Die Hinweise „alleinige Leistung" oder „Telefonat" reichen nicht aus.

Nr.	Leistung	Abkürzung	Bewertungszahl
01	Eingehende Untersuchung zur Feststellung von Zahn-, Mund- und Kieferkrankheiten einschließlich Beratung	U	18

Abrechnungsbestimmungen

1. Neben einer Leistung nach Nr. 01 kann für dieselbe Sitzung eine Beratungsgebühr nicht abgerechnet werden. Für eine der nachfolgenden Sitzungen kann eine Leistung nach Nr. Ä1 nur dann abgerechnet werden, wenn sie als alleinige Leistung erbracht wird (s. Abrechnungsbestimmung Nr. 1 Satz 1 zu Nr. Ä1).
2. Eine Leistung nach Nr. 01 kann je Kalenderhalbjahr einmal abgerechnet werden, frühestens nach Ablauf von 4 Monaten.
   Eine Leistung nach Nr. 01 kann neben der Leistung nach Nr. FU in demselben Kalenderjahr nicht abgerechnet werden. Im folgenden Kalenderhalbjahr kann eine Leistung nach Nr. 01 frühestens 4 Monate nach Erbringung der Nr. FU abgerechnet werden.
3. Die festgestellten Befunde sind fortlaufend mit folgenden Mindestangaben in der Karteikarte aufzuzeichnen:
   Kariöse Defekte = c
   Fehlende Zähne = f
   Zerstörte Zähne = z
   Zahnstein, Mundkrankheit, sonstiger Befund (z.B. Fistel)
4. Über die Nrn. Ä1, 01k und 01 hinausgehende Möglichkeiten der Abrechnung einer Untersuchung bestehen nicht.

5. Eine eingehende Untersuchung zur Feststellung von Zahn-, Mund- und Kieferkrankheiten stellt in einem Behandlungsfall i.d.R. die erste Maßnahme dar (Ausnahmen z.B. Schmerzfall).
6. Eine Leistung nach Nr. 01 kann nicht im Zusammenhang mit einer kieferorthopädischen Behandlung abgerechnet werden. Sie ist jedoch dann während einer kieferorthopädischen Behandlung abrechnungsfähig, wenn sie anderen als kieferorthopädischen Zwecken dient.

Hinweise, Erläuterungen, Beispiele

Zu 3: In dem zahnbezogenen Befundschema der 01 sind der klinische Befund sowie alle zusätzlichen Befunde einer Röntgenaufnahme (z.B. nicht sichtbare Approximalkaries) einzutragen. Erfolgen diese Eintragungen nicht oder nicht vollständig, wird die Geb.-Nr. 01 in einem Prüfverfahren gestrichen oder, sofern möglich, in eine Geb.-Nr. Ä1 umgewandelt.

Zu 4: Diese Einschränkung betrifft insbesondere Leistungen aus dem GOÄ-Abschnitt B I.

Zu 5: Gegen diese Vorschrift wird zwecks Leistungsvermehrung gerne verstoßen. Bei dem Vorgehen, regelmäßig zuerst eine Geb.-Nr. Ä1 und später oder gar erst am Schluss der Behandlung die Geb.-Nr. 01 abzurechnen, handelt es sich jedoch um Gestaltungsmissbrauch, der in einem Prüfverfahren zu konsequenten Streichungen führt.

Zulässig ist dieses Vorgehen nur, wenn eine eingehende Untersuchung aus zeitlichen (z.B. Schmerzfall) oder anderen Gründen (z.B. Kieferklemme) nicht möglich ist.

Zu 6: Aus dem dokumentierten Befund sollte sich zweifelsfrei ergeben, dass die 01 einem nichtkieferorthopädischen Zweck (z.B. der Feststellung kariöser Defekte) diente.

Nicht extra erwähnt, aber durchaus nachvollziehbar ist, dass die Abrechnung der Geb.-Nr. 01 im Zusammenhang mit Notdienstmaßnahmen meist nicht anerkannt wird. Dafür gibt es 2 Gründe:

Eine eingehende Untersuchung im Notdienst ist unwirtschaftlich, da fast ausnahmslos nur eine isolierte Teilbehandlung erfolgt und die endgültige Sanierung beim Hauszahnarzt fortgesetzt wird, und weil eine eingehende Untersuchung i.d.R. auch gar nicht vorgenommen wird.

Nr.	Leistung	Abkürzung	Bewertungszahl
01k	Kieferorthopädische Untersuchung zur Klärung von Indikation und Zeitpunkt kieferorthopädischer Maßnahmen		28

Abrechnungsbestimmungen

Die Leistung beinhaltet folgende Bestandteile:

1. Ärztliches Gespräch

2. Spezielle kieferorthopädische Anamnese
3. Spezielle kieferorthopädische Untersuchung:
   a) Extraorale Untersuchung
   b) Intraorale Untersuchung von Weichteilen und Knochen
   c) Feststellung der Kieferrelation
   d) Feststellung von dentoalveolären Anomalien
   e) Feststellung des Dentitionsstadiums
4. Aufklärung und Beratung
5. Kieferorthopädischer Befund, Dokumentation
6. Ggf. Feststellung des kieferorthopädischen Indikationsgrades (KIG)

Eine Leistung nach Nr. 01k ist frühestens nach 6 Monaten erneut abrechenbar.

Eine Leistung nach Nr. 01k kann nur von dem Zahnarzt erbracht bzw. abgerechnet werden, der ggf. die kieferorthopädische Behandlungsplanung nach der Nr. 5 durchführt.

Neben einer Leistung der Nr. 01k kann eine Leistung der Nr. 01 nicht abgerechnet werden.

Hinweise, Erläuterungen, Beispiele

Zu 4: Diese Bestimmung schließt die Abrechnung der Geb.-Nr. Ä1 neben der Geb.-Nr. 01k in derselben Sitzung aus.

Die vorletzte Bestimmung lässt die Abrechnung der Geb.-Nr. 01k praktisch nur für Kieferorthopäden bzw. kieferorthopädisch tätige Zahnärzte zu. Nichtkieferorthopädisch tätige Zahnärzte können diese Leistung nicht abrechnen, da sie im Anschluss an die Untersuchung keine kieferorthopädische Behandlungsplanung durchführen.

Die Geb.-Nr. 01k wird von Kieferorthopäden auf dem Kfo-Abrechnungsformular, von kieferorthopädisch tätigen Zahnärzten auf dem Erfassungsschein abgerechnet. Die Abrechnung erfolgt in jedem Fall als Sachleistung, also ohne Eigenanteil für den Patienten.

Nr.	Leistung	Abkürzung	Bewertungszahl
02	Hilfeleistung bei Ohnmacht oder Kollaps	Ohn	20

Abrechnungsbestimmungen

Neben einer Leistung nach der Nr. 02 ist für dieselbe Sitzung eine Leistung nach der Nr. Ä1 nicht abrechnungsfähig (siehe auch Kommentar zur Geb.-Nr. Ä1).

Nr.	Leistung	Abkürzung	Bewertungszahl
03	Zuschlag für Leistungen außerhalb der Sprechstunde, bei Nacht (20 Uhr bis 8 Uhr) oder an Sonn- und Feiertagen	Zu	15

Abrechnungsbestimmungen

1. Wird eine dringend notwendige zahnärztliche Leistung ausgeführt, erhält der Zahnarzt den einmaligen Zuschlag nur, sofern er nicht während dieser Zeit üblicherweise seine Sprechstunde abhält oder seine Bestellpraxis ausübt oder wenn der Kranke nicht bereits vor Ablauf der Sprechstunde in den Praxisräumen des Zahnarztes anwesend war.
2. Bei Leistungen außerhalb der Sprechstunde (nicht an Sonn- und Feiertagen und bei Nacht) ist die Uhrzeit anzugeben.
3. Eine Leistung nach Nr. 03 kann nicht neben Leistungen nach Abschnitt B IV der Gebührenordnung für Ärzte abgerechnet werden.

Hinweise, Erläuterungen, Beispiele

Voraussetzungen für die Abrechenbarkeit der Geb.-Nr. 03

1. Der Patient erscheint **unangemeldet** = kein Termin vereinbart.
   (Ein Anruf, um festzustellen, ob der Zahnarzt zur Verfügung steht, gilt nicht als Terminvereinbarung)
2. Die Behandlung ist **dringend erforderlich**.
   (Das Entfernen von Zahnstein, der keine ernsthaften Beschwerden verursacht, oder ein schief herauswachsender Milchzahn gehören z.B. nicht hierzu)
   Die Dringlichkeit einer Behandlung kann im Zweifelsfall der Zahnarzt jedoch erst nach Aufnahme eines Befunds feststellen, sodass zumindest eine Ä1 und 03 abrechenbar sind.
3. Der Patient erscheint **außerhalb der Sprechzeiten**. Als Sprechzeit gelten:
   a) Die meist von den Kammern festgelegten üblichen Sprechzeiten. Für Schleswig-Holstein sind dies: Mo, Di, Mi, Do, Fr 9–12 Uhr und Mo, Di, Do, Fr 15–18 Uhr.
   b) Individuelle Sprechzeiten (meist auf dem Praxisschild veröffentlicht).
   c) Behandlungszeiten = Zeiten, in denen der Zahnarzt bestellte Patienten behandelt. Das kann auch Sonn- und Feiertage betreffen.
4. Der Patient erscheint nachts = zwischen 20 und 8 Uhr.
5. Der Patient erscheint an einem Sonn- oder Feiertag.
6. Der Patient erscheint im Notdienst. In diesem Fall ist der Erfassungsschein entsprechend zu kennzeichnen.
   Bei den Punkten 4, 5 und 6 ist zu beachten, dass zusätzlich auch die Voraussetzungen nach 1, 2 und 3 erfüllt sein müssen. So ist eine 03 z.B. nicht abrechenbar, wenn die individuelle Sprechzeit um 22 Uhr endet und ein Schmerzpatient um 21.30 Uhr in der Praxis erscheint.
   Kommt ein Patient während eines Notdienstwochenendes am Sonnabend mit Schmerzen und wird zum Sonntag zur Weiterbehandlung wiederbestellt, gilt er nicht als bestellter Patient. Das heißt, die Geb.-Nr. 03 ist auch für diese 2. Sitzung abrechenbar.

Bestellt ein ZA, aus welchem Grund auch immer, einen oder mehrere Patienten an einem (Notdienst-)Wochenende zu einer geplanten Behandlung (z.B. Präparation einer Brücke oder schwierige Wurzelbehandlung), kann er für die Behandlung von Schmerzpatienten in dieser Zeit keine „03“ abrechnen.

Sonderfall, die Ä1 betreffend. Wird in einer Notfallsitzung der Patient lediglich beraten, ist neben der 03 eine Ä1 auch dann abrechenbar, wenn im Quartal bereits eine Ä1 oder 01 mit einer Sonderleistung erbracht wurde. Die Einschränkungen der Abrechnungsbestimmungen Ziffer 1 und 2 zur Ä1 gelten in diesem Falle also nicht.

Nr.	Leistung	Abkürzung	Bewertungszahl
04	Erhebung des PSI-Codes		10

Abrechnungsbestimmungen

Eine Leistung nach Nr. 04 kann **einmal in 2 Jahren** abgerechnet werden.

Hinweise, Erläuterungen, Beispiele

Zur Erhebung des PSI (parodontalen Screening Index) wird das Gebiss des Erwachsenen in Sextanten, die jeweils getrennt untersucht werden, eingeteilt. Bei Kindern und Jugendlichen beschränkt sich die Untersuchung auf Incisivi und erste Molaren. Innerhalb jedes Sextanten werden alle Zähne an 6 Stellen (mesiobukkal, bukkal, distobukkal, mesiopalatinal, palatinal, distopalatinal) sondiert, und der höchste wird ermittelt. Dieser wird in einem speziellen Befundschema festgehalten. Wird an einer Stelle der Code-Wert 4 erreicht, kann zum nächsten Sextanten übergegangen werden. Hier zeigt sich, dass der PSI lediglich einen ersten Eindruck vom Zustand des Parodonts verschaffen soll und einen ausführlichen PA-Befund nicht ersetzen kann.

Die Erhebung des PSI sollte mit einer speziellen PA-Sonde, deren Spitze aus einer kleinen Kugel besteht und die im Bereich von 3,5–5,5 mm Sondierungstiefe mit einem schwarzen Band markiert ist, erfolgen.

Folgende Codes werden differenziert:

Code 0: Das schwarze Band der Sonde bleibt im tiefsten Sulkus des Sextanten vollständig sichtbar. Es sind kein Zahnstein oder defekte Restaurationsränder vorhanden. Das Gingivagewebe ist gesund, d.h. ohne Blutung nach vorsichtiger Sondierung.

Code 1: Das schwarze Band der Sondenspitze bleibt bei der höchsten Sondierungstiefe des Sextanten vollständig sichtbar. Kein Zahnstein oder defekte Füllungsränder werden entdeckt. Bei der Untersuchung kommt es zur Blutung nach vorsichtiger Sondierung.

Code 2: Das schwarze Band der Sondenspitze bleibt an der tiefsten Sondierungsstelle des Sextanten vollständig sichtbar, supra- und subgingivale Beläge bzw. defekte Füllungsränder werden festgestellt.

Code 3: Das schwarze Markierungsband der Sondenspitze ist in der tiefsten Tasche des Sextanten z.T. sichtbar.

Code 4: Das schwarze Band der Sondenspitze verschwindet vollständig und deutet darauf hin, dass die Sondierungstiefe über 5,5 mm liegt.

Die Feststellung des Codes 3 oder 4 ist Voraussetzung für die Durchführung einer systematischen PA-Behandlung nach Teil 4 des BEMA!

Zusätzlich zu diesen Codes sollte die entsprechende Zahl mit einem Sternchen versehen werden, sofern weitere Befunde, wie Furkationsbefall, erhöhte Zahnbeweglichkeit, mukogingivale Probleme und Rezessionen, entdeckt werden.

Definitionsgemäß sind bei Code 0 keine therapeutischen Maßnahmen notwendig. Bei Code 1 und Code 2 besteht eine Gingivitis. Die Behandlung besteht zunächst in der Motivation und Instruktion zur effizienten Mundhygiene, bei Code 2 sollten zusätzlich der subgingivale Zahnstein und die Plaqueretentionsstellen im Randbereich der Restaurationen beseitigt werden.

Nicht alle der hier empfohlenen Maßnahmen können als Kassenleistung abgerechnet werden. Motivation und Instruktion zur effizienten Mundhygiene gehören bei Patienten über 18 Jahre in den Bereich der Erwachsenenprophylaxe und müssen privat in Rechnung gestellt werden. Die Empfehlung, die Entfernung subgingivalen Zahnsteins als Privatleistung in Rechnung zu stellen, ist nach Ansicht des Verfassers äußerst kritisch zu betrachten. Die BEMA-Nr. 107 (Zst) unterscheidet nämlich nicht zwischen supra- und subgingivalem Zahnstein. Sie kennt nur harte Zahnbeläge unabhängig von ihrer Lokalisation. Unerheblich ist hier auch, ob diese Beläge nun als Zahnstein oder Konkremente bezeichnet werden. Die erstmalige Entfernung der harten Zahnbeläge ist also als Kassenleistung zu erbringen. Sind allerdings weitere Sitzungen erforderlich, können diese Leistungen ausschließlich privat in Rechnung gestellt werden, da die Geb.-Nr. 107 nur noch einmal pro Kalenderjahr abgerechnet werden darf. Das Glätten von Füllungs- und Kronenrändern ist als Geb.-Nr. 106 (sK) abrechenbar.

Die Forderung der Wissenschaft, bei Patienten mit den höchsten Code-Werten 0, 1 oder 2 den PSI in halbjährlichem Abstand zu wiederholen, ist aufgrund der einschränkenden Abrechnungsbestimmung als Kassenleistung nicht erfüllbar.

Die Code-Werte 3 und 4 deuten darauf hin, dass in diesen Sextanten eine mittelschwere bis schwere Parodontitis vorliegt. In diesen Fällen sollte dem Patienten nach Initialbehandlung und professioneller Zahnreinigung (PZR) eine systematische PA-Behandlung empfohlen werden.

Da auch in dem neuen PA-Leistungskatalog keine initialen oder vorbereitenden Maßnahmen vorgesehen sind, können diese nur privat in Rechnung gestellt werden.

Im Rahmen der unmittelbaren Nachsorge nach einer PA-Behandlung ist die Erhebung eines PSI aufgrund der einschränkenden Abrechnungsbestimmung i.d.R. nicht als Kassenleistung abrechenbar.

Nr.	Leistung	Abkürzung	Bewertungszahl
05	Gewinnung von Zellmaterial aus der Mundhöhle und Aufbereitung zur zytologischen Untersuchung, einschließlich Materialkosten		20

Abrechnungsbestimmungen

1. Eine Leistung nach Nr. 05 kann nur zur Gewinnung von Zellmaterial von der Mundschleimhaut mittels Bürstenabstrich für die Exfoliativzytologie zum Zweck der Frühdiagnostik von Karzinomen abgerechnet werden.
2. Eine Leistung nach Nr. 05 kann nur bei Vorliegen einer Leukoplakie, Erythroplakie oder Lichen planus einmal innerhalb von 12 Monaten abgerechnet werden.

Hinweise, Erläuterungen, Beispiele

Exfoliativ- oder Exfoliationszytologie: vergleichende Zytologie abgeschilferter Zellen, die in Körperhöhlen gefunden werden

Nicht unter dieser Geb.-Nr. können Speicheluntersuchungen sowie Bestimmungen von Keimzahl oder -art, z.B. im Zusammenhang mit PA-Behandlungen, abgerechnet werden.

Nr.	Leistung	Abkürzung	Bewertungszahl
Ä161	Eröffnung eines oberflächlichen, unmittelbar unter der Haut oder Schleimhaut gelegenen Abszesses	Inz1	15

Hinweise, Erläuterungen, Beispiele

Unter dieser Geb.-Nr. sind die meisten Abszesse im zahnärztlichen Bereich abzurechnen. Auch subperiostale Abszesse fallen hierunter. Als tief liegende Abszesse gelten z.B. perimandibuläre oder solche in den sog. Logen der retromolaren Bereiche.

Das Einbringen von Gazestreifen oder Medikamenten sowie Gazestreifen mit Medikamenten ist abgegolten, d.h., neben der Geb.-Nr. Ä161 können für denselben Bereich in derselben Sitzung keine Mu oder N abgerechnet werden.

Die **GOÄ-Nr. 2428** kann nicht anstatt der Geb.-Nr. Ä161 über die KZV abgerechnet werden.

Röntgenleistungen. Mit der Abrechnung der Nrn. Ä925–Ä935 sind auch die Beurteilung und die obligatorische schriftliche Befunddokumentation abgegolten.

Bei der Abrechnung von Röntgenleistungen kann zwischen 6 Standardbegründungen, für die die Ziffern 0–5 zu verwenden sind, gewählt werden. Diese Ziffern werden auf dem Erfassungsschein im Feld „Bemerkungen“ eingetragen (s. auch Abschn. 3.5).

0 = Bissflügelaufnahme
1 = kons./chir. Behandlung
2 = Gelenkaufnahme
3 = Kfo-Behandlung
4 = PAR-Behandlung
5 = ZE-Behandlung

Diese Vereinfachung für die Abrechnung enthebt den Behandler jedoch nicht von der Pflicht, ausführliche und nachvollziehbare Begründungen sowie Befunde in der Patientenkartei zu dokumentieren.

Bei Zusendung von Röntgenaufnahmen auf Anforderung (z.B. an einen Gutachter) sind Versandkosten unter der Geb.-Nr. 602 gesondert berechenbar.

Nr.	Leistung	Abkürzung	Bewertungszahl
Ä925	Röntgendiagnostik der Zähne		
	a) Bis 2 Aufnahmen	Rö2	12
	b) Bis 5 Aufnahmen	Rö5	19
	c) Bis 8 Aufnahmen	Rö8	27
	d) Status bei mehr als 8 Aufnahmen	Stat	34

Gemeinsame Abrechnungsbestimmungen zu Ä925, 934, 935

1. Bis zu 3 nebeneinander stehende Zähne oder das Gebiet ihrer Wurzelspitzen sind – soweit dies nach den individuellen anatomischen Verhältnissen möglich ist – mit einer Aufnahme zu erfassen.
2. Bei unterschiedlicher klinischer Situation im Rahmen endodontischer oder chirurgischer Behandlung sind in derselben Sitzung erbrachte Röntgenaufnahmen je Aufnahme nach Nr. Ä925a abrechnungsfähig.
3. Die Darstellung beider Kiefer durch ein Orthopantomogramm schließt die gleichzeitige Anfertigung eines Röntgenstatus nach Ä925d aus. Eine zusätzliche Gelenkaufnahme ist bei der Abrechnung zu kennzeichnen.
4. Bissflügelaufnahmen zur Kariesfrüherkennung werden nach Geb.-Nr. Ä925a oder b abgerechnet und sind bei der Abrechnung zu kennzeichnen.
5. Röntgenaufnahmen sind auch bei der Versorgung mit Zahnersatz und Zahnkronen auf dem Erfassungsschein abzurechnen. Dies ist bei der Abrechnung zu kennzeichnen.

Hinweise, Erläuterungen, Beispiele zu Abr.-Best. zu Ä925, 934, 935

Zu 1: Nur die anatomischen Verhältnisse und nicht spezielle Röntgentechniken bzw. -verfahren, wie z.B. digitales Röntgen, rechtfertigen die Abrechnung einer Rö2 für weniger als 3 Zähne.

Zu 2: Für Wurzelbehandlungen und chirurgische Eingriffe sind oft mehrere Aufnahmen des behandelten Zahns/Gebiets in derselben Sitzung notwendig. Hierbei ist die Geb.-Nr. Ä925a mehrmals in derselben Sitzung abrechenbar: z.B. orientierende Erstaufnahme, Messaufnahme zur Feststellung der korrekten Kanalaufbereitung, Kontrollaufnahme der Wurzelfüllung = 3 × Ä925a (und nicht 1 × Ä925b).

Zu 3: Gelenkaufnahmen werden durch die Standardbegründung 2 im Feld „Bemerkungen" des Erfassungsscheins gekennzeichnet.

Zu 4: Bissflügelaufnahmen werden durch die Standardbegründung 0 im Feld „Bemerkungen" des Erfassungsscheins gekennzeichnet. Die Abrechnung erfolgt nach der Anzahl der angefertigten Bilder und nicht nach der Anzahl der dargestellten Quadranten. Das heißt, die Darstellung der Molaren aller 4 Quadranten mit 2 Einzelzahnaufnahmen wird als Ä925a abgerechnet (und nicht als Ä925b).

Zu 5: Röntgenaufnahmen für Zahnersatz und Zahnkronen werden durch die Standardbegründung 5 im Feld „Bemerkungen" des Erfassungsscheins gekennzeichnet.

Nr.	Leistung	Abkürzung	Bewertungszahl
Ä928	Röntgenaufnahme der Hand		30

Nr.	Leistung	Abkürzung	Bewertungszahl
Ä934	Aufnahme des Schädels		
	a) Eine Aufnahme (auch Fernröntgenaufnahme)		19
	b) 2 Aufnahmen		30
	c) Mehr als 2 Aufnahmen		36

Abrechnungsbestimmungen zu Ä934

1. Eine Leistung nach Nr. Ä934a kann im Verlauf einer kieferorthopädischen Behandlung höchstens zweimal, in begründeten Ausnahmefällen dreimal abgerechnet werden.
2. Eine Leistung nach Nr. Ä934a ist bei Frühbehandlung mit verkürzter Behandlungsdauer nur bei skelettalen Dysgnathien im Verlauf einer kieferorthopädischen Behandlung einmal abrechnungsfähig.

Hinweise, Erläuterungen, Beispiele zu Ä928 und 934

Die Geb.-Nrn. Ä928 und 934 werden von Kieferorthopäden auf dem Kfo-Abrechnungsformular, von kieferorthopädisch tätigen Zahnärzten auf dem Erfassungsschein abgerechnet. Die Abrechnung erfolgt in jedem Fall als Sachleistung, also ohne Eigenanteil für den Patienten.

Nr.	Leistung	Abkürzung	Bewertungszahl
Ä935	Teilaufnahme des Schädels (auch in Spezialprojektion), auch Nebenhöhlen, Unterkiefer, Panorama-Aufnahme der Zähne eines Kiefers bzw. der Zähne des Ober- und Unterkiefers derselben Seite		
	a) Eine Aufnahme		21
	b) 2 Aufnahmen		25
	c) Mehr als 2 Aufnahmen		31
	d) Orthopantomogramm sowie Panorama-Aufnahmen oder Halbseitenaufnahmen aller Zähne des Ober- oder Unterkiefers		36

Hinweise, Erläuterungen, Beispiele

Für Röntgenaufnahmen gilt ebenso wie für alle anderen diagnostischen Leistungen, dass sie erst dann begründet und damit abrechenbar sind, wenn sich bei der klinischen Untersuchung zeigt, dass nur mit ihrer Hilfe alle krankhaften Befunde erkannt werden können. Bei der Anfertigung von OPGs scheint jedoch häufig eher die Amortisation des Geräts im Vordergrund zu stehen, während das Wirtschaftlichkeitsgebot völlig außer Acht gelassen wird. Das führt mit schöner Regelmäßigkeit zu Beanstandungen und Kürzungen in der nachträglichen Wirtschaftlichkeitsprüfung. Man kann dieses Ärgernis vermeiden, indem man nur wirklich notwendige OPGs anfertigt. Was nun ist im Sinne der Abrechnungsbestimmungen notwendig und was nicht? Hier einige Beispiele:

1. Notwendig:
   a) Bei Sanierungsfällen
   b) Zur Darstellung verlagerter Zähne
   c) Zur Darstellung der Kiefergelenke
   d) Zur Darstellung der basalen Anteile der Kieferhöhlen
   e) Bei Kfo-Behandlung
   f) Bei PAR-Behandlung, wenn nicht Röntgenstatus gefordert
2. Nicht notwendig:
   a) Das OPG gewissermaßen als Eintrittskarte, um einen Ausgangsbefund zu bekommen.
   b) Weil das OPG häufig Zufallsbefunde zutage fördert.
   c) Weil Professor soundso eine regelmäßige Kontrolle durch ein OPG fordert.
   d) Weil der Patient eine regelmäßige Röntgenkontrolle seines Gebisses wünscht.
   e) Wenn nur ein Zahn oder in einem Quadranten therapiert wird. Hier sind ganz besonders Notdienstbehandlungen zu erwähnen, die die Anfertigung eines OPGs i.d.R. nicht rechtfertigen.

Für die Darstellung der Zähne bzw. Kiefer kommen üblicherweise nur die Geb.-Nrn. Ä935a und d infrage.

Ä935a: 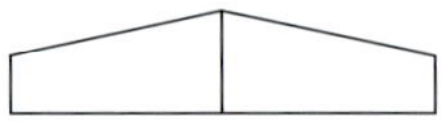 oder 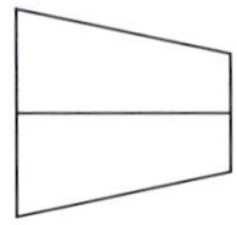 oder umgekehrt

Ä935d: 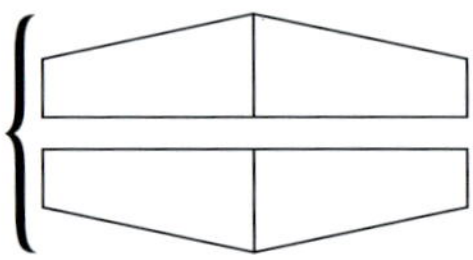 oder 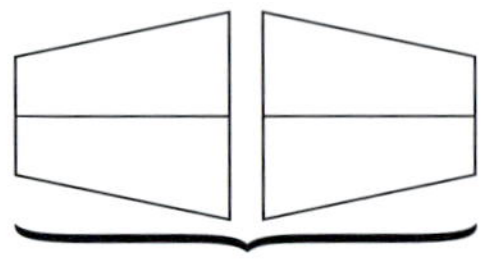

oder alles mit einem Bild 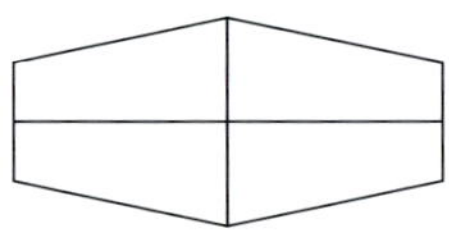

Nr.	Leistung	Abkürzung	Bewertungszahl
8	Sensibilitätsprüfung der Zähne	ViPr	6

Abrechnungsbestimmungen

Leistungen nach Nr. 8 sind auch bei der Versorgung mit Zahnersatz und Zahnkronen auf dem Erfassungsschein abzurechnen.

Hinweise, Erläuterungen, Beispiele

Die Geb.-Nr. 8 ist nur einmal pro Sitzung abrechenbar, unabhängig davon, wie viele Zähne geprüft werden. Eine Zahnangabe ist deswegen nicht erforderlich.

Die Sensibilitätsprüfung ist eine rein subjektive diagnostische Maßnahme, mit der eine gesicherte Aussage über die Vitalität eines Zahns nicht möglich ist. Das bedeutet z.B., dass ein positives Ergebnis einer ViPr nicht als Begründung für die Abrechnung einer VitE herhalten kann.

Ungeachtet dessen, sollte man im Zusammenhang mit der Herstellung von Zahnersatz und Zahnkronen auf keinen Fall auf die Anwendung dieser Leistung verzichten.

Auch bei der Geb.-Nr. 8 stellt sich die Frage, wann die Erbringung wirtschaftlich ist und wann nicht. Als grundsätzlich anrüchig muss eine Häufung z.B. folgender oder ähnlicher Kombinationen von Leistungen angesehen werden: Ä1, 03, ViPr, Rö2, Trep1, WK, Med. Hier kann man nämlich davon ausgehen – und fast immer bestätigt sich dieser Verdacht bei genauerer Prüfung –, dass die Anfertigung einer Röntgenaufnahme aufgrund des Krankheitsbildes von vornherein feststand und das Bild einen beherdeten Zahn zeigt. Damit erübrigt sich selbstverständlich die Abrechnung der Geb.-Nr. 8. Außerdem muss man sich darüber im Klaren sein, ob das Ergebnis einer ViPr die geplanten

Behandlungsmaßnahmen in irgendeiner Weise beeinflussen wird. Tut sie es nicht, ist sie reiner Selbstzweck und nicht abrechenbar.

Äußerst kritisch ist auch eine Sensibilitätsprüfung von beschliffenen Zähnen vor Eingliederung von Kronen und Brücken zu betrachten. Hierbei handelt es sich nämlich eher um eine Folter denn um eine diagnostische Maßnahme.

Nr.	Leistung	Abkürzung	Bewertungszahl
10	Behandlung überempfindlicher Zähne, für jede Sitzung	üZ	6

Abrechnungsbestimmungen

Prophylaktische Maßnahmen sind nicht nach Nr. 10 abrechenbar.

Hinweise, Erläuterungen, Beispiele

Gegen eine umfassende Prophylaxe ist nichts einzuwenden, nur leider ist sie nicht Bestandteil der kassenzahnärztlichen Versorgung. Also wird gern auf die Geb.-Nr. 10 ausgewichen – anstatt, wie es richtig und sinnvoll wäre, diese Leistungen privat in Rechnung zu stellen – und damit gegen obige Abrechnungsbestimmung verstoßen. Das fällt aber immer auf: erstens, weil die Anzahl abgerechneter Leistungen hochgetrieben wird, was die Prüfungsausschüsse auf den Plan ruft, und zweitens, weil in den Behandlungsunterlagen korrekterweise die tatsächliche Leistung dokumentiert wird, wozu der Verfasser auch dringend rät. Alles Andere wäre Urkundenfälschung.

Nr.	Leistung	Abkürzung	Bewertungszahl
11	Exkavieren und provisorischer Verschluss einer Kavität als alleinige Leistung, auch unvollendete Füllung	pV	19

Abrechnungsbestimmungen

1. Unvollendete Füllungen sind nach Nr. 11 im folgenden Quartal unter Verwendung des Erfassungsscheins abzurechnen.
2. Im laufenden Quartal können unvollendete Füllungen nur dann abgerechnet werden, wenn eindeutig feststeht, dass sie nicht mehr vollendet werden.

Hinweise, Erläuterungen, Beispiele

Mögliche Gründe für eine Abrechnung im selben Quartal: einmalige Notfallbehandlung, Patient auf der Durchreise, Tod des Patienten.

Die Geb.-Nr. 11 ist niemals im Zusammenhang mit einer Cp oder Wurzelbehandlungsmaßnahme abrechenbar – auch nicht im Notdienst, beim Patienten auf der Durchreise oder ... na lassen wir das –, weil der provisorische Verschluss Leistungsbestandteil dieser Behandlungen ist.

Beispiele für die Abrechenbarkeit bzw. Nichtabrechenbarkeit einer pV:

- Kommt ein Patient weder im laufenden noch im Folgequartal zur Weiterbehandlung, kann die pV abgerechnet werden, unabhängig davon, ob eine Weiterbehandlung geplant war oder nicht.
- Beschwerden an 36, Röntgenbild: WF o.B. Fllg. entfernt, pV. Beschwerden nach 14 Tagen weg, neue Fllg. gelegt. Keine pV abrechenbar.
- Beschwerden an 36, Röntgenbild: WF o.B. Fllg. entfernt, pV. Beschwerden nehmen zu, Zahn extrahiert. pV abrechenbar, da keine konservierende Weiterbehandlung oder Versorgung mit Zahnersatz erfolgt ist.

Nr.	Leistung	Abkürzung	Bewertungszahl
12	Besondere Maßnahmen beim Präparieren oder Füllen (Separieren, Beseitigen störenden Zahnfleischs, Anlegen von Spanngummi, Stillung einer übermäßigen Papillenblutung), je Sitzung, je Kieferhälfte oder Frontzahnbereich	bMF	10

Abrechnungsbestimmungen

1. Das Separieren von Zähnen bei kieferorthopädischer Behandlung und das Anlegen von Spanngummi bei Fissurenversiegelung können nach Nr. 12 abgerechnet werden.
2. Die Abrechnung der Nr. 12 im Zusammenhang mit den Nrn. 18, 20 und 91 für das Verdrängen des Zahnfleisches zum Zwecke der Abformung, z.B. mittels Retraktionsringen oder -fäden, ist nicht möglich.

Muss jedoch störendes Zahnfleisch, z.B. zum Zwecke des Erkennens von unter sich gehenden Stellen, zur Darstellung der Präparationsgrenze oder zur subgingivalen Stufenpräparation, z.B. durch Retraktionsringe verdrängt werden, ist die Nr. 12 abrechnungsfähig.

Hinweise, Erläuterungen, Beispiele

Zu 1: Die Abr.-Best. 1 beschränkt die Abrechenbarkeit des Separierens keineswegs auf Kfo-Behandlungen. Auch das Separieren z.B. im Zusammenhang mit dem Legen von Füllungen ist als Geb.-Nr. 12 abrechenbar. Es ist hierbei unerheblich, wie und womit separiert wird.

Zu 2: Wird die Geb.-Nr. 12 konsequent beim Präparieren von Kronen und Brücken abgerechnet, führt dies unweigerlich zum Überschreiten des Landesdurchschnitts, womit sich die Prüfungsausschüsse nun einmal nicht anfreunden können. Die Intention, bei der Neugestaltung des BEMA die Abrechnungsmöglichkeiten der Geb.-Nr. 12 im Zusammenhang mit den Geb.-Nrn. 18, 20 und 91 zu präzisieren, ist sicherlich nicht gelungen. Deshalb gilt für den Bereich der KZV S-H weiterhin folgende auf Anregung der Prüfungsausschüsse getroffene Regelung, die der eindeutigen Abgrenzung der unter Ziffer 2 ausgeführten Bestimmungen dienen soll. Wird eine der aufgeführten Maßnahmen:

a) vor Beginn oder im Laufe einer Präparation erbracht, ist sie als bMF abrechenbar,
b) nach Beendigung der Präparation erbracht, dient sie der Optimierung des Abdrucks und ist nicht abrechenbar. Das gilt ganz besonders auch für zusätzliche Sitzungen zur Anfertigung von Präzisions- und individuellen Abdrücken.

Die Geb.-Nr. 12 ist höchstens 4 × je Sitzung abrechenbar: 2 × im Oberkiefer und 2 × im Unterkiefer.

Im Zusammenhang mit reinen Privatleistungen, z.B. Inlays, kann die Geb.-Nr. 12 nicht auf dem Erfassungsschein abgerechnet werden. Diese Feststellung ist zwar banal, wie die Erfahrung zeigt, aber keineswegs überflüssig.

Nr.	Leistung	Abkürzung	Bewertungszahl
13	Präparieren einer Kavität, Füllen mit plastischem Füllungsmaterial einschließlich Unterfüllung, Anlegen einer Matrize oder die Benutzung anderer Hilfsmittel zur Formung der Füllung und Polieren		
	a) Einflächig	F1	32
	b) Zweiflächig	F2	39
	c) Dreiflächig	F3	49
	d) Mehr als dreiflächig oder Eckenaufbau im Frontzahnbereich unter Einbeziehung der Schneidekante	F4	58
	Kompositfüllungen im Seitenzahnbereich sind nach den Nrn. 13e, f und g nur abrechnungsfähig, wenn sie entsprechend der Adhäsivtechnik erbracht wurden und wenn eine Amalgamfüllung absolut kontraindiziert ist.		
	e) Einflächige Kompositfüllung im Seitenzahnbereich		52
	f) Zweiflächige Kompositfüllung im Seitenzahnbereich		64
	g) Dreiflächige Kompositfüllung im Seitenzahnbereich		84

Abrechnungsbestimmungen

1. Mit der Abrechnung der Nr. 13 ist die Verwendung jedes erprobten und praxisüblichen plastischen Füllungsmaterials einschließlich der Anwendung der Ätztechnik und der Lichtaushärtung abgegolten. Eine Zuzahlung durch den Versicherten ist nicht zulässig. Die bundesmanteltariflichen Regelungen bleiben unberührt.
2. Das Legen einer Gussfüllung, ebenso die ggf. im Zusammenhang hiermit erbrachte Anästhesie oder durchgeführten Maßnahmen nach Nr. 12 sind über den Erfassungsschein nicht abzurechnen, wohl aber eine vorausgegangene Behandlung des Zahns.

3. Das Vorbereiten eines zerstörten Zahns zur Aufnahme einer Krone ist nach der Nr. 13a oder b abzurechnen.
4. Neben den Leistungen nach den Nrn. 13a und b kann die Leistung nach Nr. 16 nicht abgerechnet werden.
5. Bei Füllungen nach den Nrn. 13a–g ist die Lage der Füllung in der Bemerkungsspalte anzugeben. Für die Bezeichnung der Füllungslage sind folgende Abkürzungen bzw. Ziffern zu verwenden:
   - m = 1 (mesial)
   - o = 2 (okklusal/inzisal)
   - d = 3 (distal)
   - v = 4 (vestibulär: bukkal/zervikal bzw. labial)
   - l = 5 (lingual bzw. palatinal)

Protokollnotiz zum Beschluss des Erweiterten Bewertungsausschusses für zahnärztliche Leistungen vom 17.04.1996
(sinngemäß)
1. Der Ausschuss geht davon aus, dass Füllungen nach den Nrn. 13e, f und g im Seitenzahnbereich bei 1% der Gesamtzahl der Füllungen liegen. …
2. …
3. …
4. Amalgamfüllungen sind absolut kontraindiziert, wenn der Nachweis einer Allergie gegenüber Amalgam bzw. dessen Bestandteilen gemäß den Kriterien der Kontaktallergiegruppe der Deutschen Gesellschaft für Dermatologie erbracht wurde bzw. wenn bei Patienten mit schwerer Niereninsuffizienz neue Füllungen gelegt werden müssen.
5. Richtlinien (die wichtigsten Punkte zur Füllungstherapie):

III. 3. Die konservierende Behandlung der Zähne soll so erfolgen, dass
   - a) die Kavitäten unter Beachtung der Substanzschonung präpariert werden,
   - b) die Karies **vollständig** entfernt wird,
   - c) notwendige Maßnahmen zum Pulpenschutz durchgeführt werden,
   - d) Form und Funktion der Zähne wiederhergestellt werden,
   - e) die Füllungsoberflächen geglättet werden.

III. 4. Es sollen nur anerkannte und erprobte plastische Füllungsmaterialien gemäß ihrer medizinischen Indikation verwendet werden. Die aktuellen Gebrauchs- und Fachinformationen und Aufbereitungsmonographien sollen berücksichtigt werden.

III. 5. Alle nach Nummer 4 indizierten plastischen Füllungen sind auch im Seitenzahnbereich im Rahmen der vertragszahnärztlichen Versorgung zu erbringen. Adhäsiv befestigte Kompositfüllungen im Seitenzahnbereich sind nur in Ausnahmefällen Bestandteil der vertragszahnärztlichen Versorgung.
Im Frontzahnbereich sind i.d.R. adhäsiv befestigte Füllungen das Mittel der Wahl.

Mehrfarbentechnik im Sinne einer ästhetischen Optimierung ist nicht Bestandteil der vertragszahnärztlichen Versorgung.

Hinweise, Erläuterungen, Beispiele

Zu Abrechnungsbestimmungen. Zu 3 und 4: Die Begrenzung von Aufbaufüllungen auf die Geb.-Nrn. 13a und b bedeutet gleichzeitig, dass die Geb.-Nr. 16 im Zusammenhang mit der Anfertigung von Kronen und Brücken niemals abrechenbar ist (s. auch unter Geb.-Nr. 16).

Müssen Füllungen nach den Nrn. 13a und b oder e und f an einem Zahn mit Stiften verankert werden, können lediglich die Materialkosten unter der Geb.-Nr. 601 abgerechnet werden.

Nach wie vor stimmen die Abr.-Best. Nr. 3 zur Geb.-Nr. 13 und Nr. 2 zur Geb.-Nr. 18 nicht überein. Bei der Geb.-Nr. 18 werden neben den Geb.-Nrn. 13a und b auch die Geb.-Nrn. 13e und f als Aufbaufüllungen zugelassen. Die KZBV antwortete auf eine Anfrage zu dieser Diskrepanz: „Es gelten die Abrechnungsbestimmungen des BEMA." Die Frage ist eben nur: Welche? Diese Frage muss also jeder für sich selbst beantworten.

Zu 5: Ein besonderes Problem stellt häufig die Zuordnung zu den Ziffern 4 und 5 dar. Wenn man weiß – und davon sollte man heute ausgehen –, dass vestibulär und vier beide mit dem Buchstaben v beginnen, kann man sich das Leben ein wenig erleichtern.

Zu Protokollnotiz. Zu 4: Der vermeintliche Nachweis einer Unverträglichkeit mit alternativen diagnostischen Maßnahmen (z.B. Elektroakupunktur nach Voll = EAV) erfüllt diese Kriterien nicht.

Zu Richtlinien. Zu III. 4: Erprobte Füllungsmaterialien sind: non-gamma-2-freie Amalgame, Silikate, Steinzemente, Komposite, Kompomere u.a.

Zu III. 5: Grundsätzlich gilt wie bei allen Sachleistungen auch bei der Versorgung mit Füllungen ein Zuzahlungsverbot. Zuzahlungen sind nur im Rahmen einer Mehrkostenvereinbarung gem. § 28 SGB V möglich. Der Anspruch auf Übernahme der Kosten in Höhe einer Amalgamfüllung oder nichtadhäsiv befestigten Füllung aus einem anderen Material geht dadurch nicht verloren. Folgende Voraussetzungen lassen eine Mehrkostenvereinbarung zu:

- a) Versorgung mit Inlays oder adhäsiv befestigten Füllungen aus alternativen Materialien im Seitenzahnbereich
- b) Anwendung der Schichttechnik
- c) Im Frontzahnbereich bei Dentinätzung und/oder Anwendung einer Mehrfarbentechnik

Bei Mehrkostenvereinbarungen steht seit dem 01.01.2004 der gesamte Gebührenrahmen der GOZ zur Verfügung (also von Faktor 1,0–3,5). Die Beschränkungen des

§ 87a SGB V sind inzwischen wegen Erfüllung der Voraussetzungen durch die Vertragspartner obsolet geworden.

Mehrkostenvereinbarungen sind ausnahmslos **schriftlich vor Behandlungsbeginn** mit dem Patienten abzuschließen.

Die Mehrkostenregelung kann nur angewendet werden, wenn defekte Füllungen erneuert oder kariöse Läsionen behandelt werden müssen. Der Austausch intakter Amalgamfüllungen ohne eine der oben genannten Indikationen (sog. Amalgamsanierung) ist Privatleistung. Das bedeutet, dass in solchen Fällen auch alle Begleitleistungen nicht über den Erfassungsschein abgerechnet werden können.

Die Gewährleistung für Füllungen betreffend, ist zwischen den Spitzenverbänden der Krankenkassen und der KZBV vereinbart worden, dass Wiederholungsfüllungen innerhalb von 2 Jahren zu Lasten der Krankenkassen abgerechnet werden können, wenn es sich um folgende Leistungen handelt:

- Milchzahnfüllungen
- Zahnhalsfüllungen
- Mehr als dreiflächige Füllungen
- Eckenaufbauten im Frontzahnbereich unter Einbeziehung der Schneidekanten
- Fälle, in denen der Zahnarzt besondere Tatbestände bei der Abrechnung angibt (z.B. Bruxismus oder verursachende Vorerkrankungen)

Wiederholungsfüllungen können nicht abgerechnet werden, wenn den Zahnarzt ein Verschulden trifft.

Die Geb.-Nr. 13g ist sinnvollerweise auf 3-flächige Füllungen beschränkt worden. Daher kann auch bei absoluter Amalgamkontraindikation eine 4- oder mehrflächige Füllung aus einem alternativen Füllungsmaterial im Seitenzahnbereich nur als Geb.-Nr. 13d ggf. mit Mehrkostenvereinbarung abgerechnet werden. Möglich ist selbstverständlich auch eine Inlayversorgung.

Gegenüberstellung der vergleichbaren Positionen BEMA – GOZ für die Mehrkostenabrechnung:

BEMA	GOZ – plastische Füllungen	GOZ – plastische Füllung in Adhäsivtechnik
F1: 13a	2050 – Füllung	2060 – Füllung
F2: 13b	2070 – Füllung	2080 – Füllung
F3: 13c	2090 – Füllung	2100 – Füllung
F4: 13d	2110 – Füllung	2120 – Füllung
F1: 13e		2060 – Füllung
F2: 13f		2080 – Füllung
F3: 13g		2100 – Füllung

Mit Einführung der GOZ-Nrn. 2060, 2080, 2100 und 2120 für plastische Füllungen aus Kompositmaterlien in Adhäsivtechnik (Konditionieren) einschließlich Mehrschichttechnik, Polieren und Verwendung von Inserts ist die Berechnung von **Inlays gem. § 2 GOZ** anstelle einer Kunststofffüllung mit Anwendung der Dentinätztechnik **nicht mehr möglich**. Das gilt gleichermaßen für Kassen- und Privatpatienten. Eine Mehrkostenvereinbarung für eine Kunststofffüllung kommt nur infrage, wenn Verfahren angewendet werden, die nicht Leistungsbestandteil des BEMA sind (z.B. Dentinätzung).

Begleitleistungen, die auch beim Legen einer Amalgamfüllung anfallen würden (z.B. Anästhesien, Cp, P oder Wurzelbehandlungen), werden über den Erfassungsschein abgerechnet. Lediglich Leistungen, die durch die Verwendung alternativer Materialien verursacht werden, können dem Patienten ohne Abzug des Kassenanteils voll in Rechnung gestellt werden. Das sind z.B.:

- GOZ 2030: bMF für das Legen von Fäden zwecks Blutstillung, wenn dies bei der Kassenleistung nicht notwendig gewesen wäre
- GOZ 2040: Kofferdam für das Legen einer Kunststofffüllung nach den GOZ-Nrn. 2060, 2080, 2100 und/oder 2120

Die Berechnung eines HuK-Plans nach **GOZ 002** im Zusammenhang mit einer Mehrkostenvereinbarung ist nicht möglich. Sie kann nur berechnet werden, wenn der Patient den **Austausch intakter Amalgamfüllungen** (also eine sog. Amalgamsanierung) wünscht.

Der Zuschuss der Krankenkasse berechnet sich aus den Bewertungszahlen der Füllungen für die Geb.-Nrn. 13a–g, multipliziert mit dem Punktwert der Krankenkasse des Versicherten. Soweit die Theorie. Da es inzwischen nahezu unendlich viele Punktwerte gibt sowie aufgrund nachträglicher Änderungen und Kürzungen wegen Budgetüberschreitungen auch völlig unklar ist, welcher Punktwert schließlich ausbezahlt wird, und außerdem die Punktwerte in den Quartalsabrechnungen der KZVen nicht für jede einzelne Kassen, sondern nur Gruppenweise (z.B. AOK, SVLFG, AEV, VdAK) ausgewiesen werden, ist die Berechnung eines realistischen Punktwerts also kaum möglich. Für die Ermittlung eines Mehrkostenpunktwerts hat man folgende 2 Möglichkeiten:

1. Berechnung eines mittleren Punktwerts für Kassengruppen oder Verbände nach der Formel: Persönlicher Gesamtabrechnungsbetrag des letzten Quartals in Euro / Gesamtpunkte = Mehrkostenpunktwert
   Da es sich hierbei immer um einen vorläufigen Punktwert handelt, der durch nachträgliche Punktwertveränderungen noch deutlich nach unten korrigiert werden kann, sollte man von dem ermittelten Wert einen Abschlag von mindestens 20% vornehmen.
2. Bei der eigenen KZV anrufen und nach einem Mehrkostenpunktwert fragen. Der ist i.d.R. von vornherein recht niedrig angesetzt.
   Einheitliche Formblätter für die Erstellung einer Mehrkostenvereinbarung gibt es nicht. Zu beachten ist allerdings, dass die Kriterien für eine formal korrekt erstellte

Rechnung nach GOZ (s. dort) erfüllt werden müssen. Die beiden folgenden „Formulare“ sind daher nur als mögliche Vorschläge zu werten.

Vereinbarung über zusätzliche Kosten bei der Füllungstherapie für den/die Versicherte/n

(gem. § 28 Abs. 2 Satz 4 SGB V)

Folgende Füllungstherapie soll außerhalb der vertragszahnärztlichen Versorgung vorgenommen werden:

Zahn	GOZ-Nr.	Leistungs-beschreibung	Anz.	Faktor	Betrag GOZ	Zuschuss Kasse	
Material- und Laborkosten (geschätzt)						X	**Mehrkosten ↓**
Gesamt in € (Betrag GOZ abzügl. Zuschuss Kasse)						–	

Der/Die Versicherte verpflichtet sich, die aufgeführten Mehrkosten, die von der Krankenkasse nicht übernommen werden, selbst zu tragen.

Der Zahnarzt wird die Rechnung nach Ende der Behandlung gemäß der Gebührenordnung für Zahnärzte (GOZ) stellen.

Der/Die Versicherte wurde darüber aufgeklärt, dass nicht vorhersehbare Umstände bei der Behandlung sowie Kosten, deren Notwendigkeit sich erst im Laufe der Behandlung ergibt, gesondert berechnet werden.

______________________________ ______________________________

Datum/Unterschrift des/der Versicherten Datum/Unterschrift des Behandlers

Rechnung über zusätzliche Kosten bei der Füllungstherapie

Dr. Franz Mustermann Datum
Musterweg 1
00000 Musterstadt
Tel:

Sehr geehrte/r____________________________________

Aufgrund der Vereinbarung vom _______________________________ erlaube ich mir, für meine Bemühungen folgenden Betrag gem. §§ 5, 9 und ggf. 2 Abs. 1 und 2 GOZ in Verbindung mit § 28 Abs. 2 Satz 2 SGB V in Rechnung zu stellen:

€ _____________________

Datum	Zahn	GOZ-Nr.	Leistungs-beschreibung	Anz.	Faktor	Grund	Betrag GOZ	Zuschuss Kasse	
Materialkosten (z.B. Anästhetika)					–1–				
Material- und Laborkosten (Technik)				Eigen					**Mehr-kosten**
				Fremd					
Gesamt in € (Betrag GOZ abzügl. Zuschuss Kasse)								–	

Nr.	Leistung	Abkürzung	Bewertungszahl
14	Konfektionierte Krone (im Seitenzahnbereich i.d.R. aus Metall) einschließlich Material- und Laboratoriumskosten in der pädiatrischen Zahnheilkunde		50

Hinweise, Erläuterungen, Beispiele

Nur abrechenbar bei **Milchmolaren**

Nr.	Leistung	Abkürzung	Bewertungszahl
16	Stiftverankerung einer Füllung (zusätzlich zu den Nrn. 13c, d), je Zahn, einschließlich Materialkosten	St	20

Hinweise, Erläuterungen, Beispiele

Auch in der Neufassung des BEMA zum 01.01.2004 wurde die Geb.-Nr. 13g nicht erwähnt. Trotzdem wird allgemein die Abrechenbarkeit im Zusammenhang mit der Geb.-Nr. 13g bejaht, da es sich bei der 13g zweifellos um eine F3 handelt. Die Leistungslegende bedient sich der Formulierung „dreiflächige Füllung" oder F3 allerdings nicht. Vielleicht ist der Grund darin zu suchen, dass es die Geb.-Nr. 13g bei der Einführung der Geb.-Nr. 16 noch nicht gab und eine derartig grundlegende Änderung mit der o.a. Neufassung nicht möglich war.

Nr.	Leistung	Abkürzung	Bewertungszahl
23	Entfernen einer Krone bzw. eines Brückenankers oder eines abgebrochenen Wurzelstifts bzw. das Abtrennen eines Brückengliedes oder Stegs, je Trennstelle	Ekr	17

Hinweise, Erläuterungen, Beispiele

Für das Entfernen von Kronen ist die Geb.-Nr. 23 dann nicht abrechenbar, wenn von vornherein feststeht, dass der Zahn extrahiert werden soll. Kommt der Zahnarzt jedoch erst nach der Entfernung der Krone zu dem Schluss, dass der Zahn nicht erhaltungswürdig ist, kann die Geb.-Nr. 23 abgerechnet werden.

Sind 2 Kronen miteinander verblockt und soll nur eine von diesen entfernt werden, ist die Geb.-Nr. 23 zweimal abrechenbar (1 × für die Trennstelle und 1 × für das Entfernen der Krone), sofern der Zahn, von dem die Krone abgenommen wird, erhalten werden soll. Andernfalls s.o.

Beim Entfernen einer Brücke kann die Geb.-Nr. 23 entsprechend der **Anzahl** der entfernten **Brückenanker** abgerechnet werden. Die Formulierung in der Leistungslegende „das Abtrennen eines Brückengliedes" lässt die Abrechnung der Geb.-Nr. 23 für das Durchtrennen von Brücken zum Zweck der Entfernung nicht zu. Eine Trennstelle kann nur dann berechnet werden, wenn ein Teil der Brücke im Mund verbleibt.

Die Geb.-Nr. 23 ist nur dann für die Entfernung eines Wurzelstifts abrechenbar, wenn dieser abgebrochen ist. Gleichzeitig bedeutet diese Bestimmung, dass die Entfernung eines PP-Stifts nicht abrechenbar ist. Das Entfernen eines intakten Wurzelstifts muss privat in Rechnung gestellt werden.

GOZ-Nr.	Leistung	1-facher Satz in €
2300	Entfernung eines Wurzelstiftes	15,19

Hinweise, Erläuterungen, Beispiele

Der Wurzelstift muss nicht abgebrochen sein. Eine notwendige Wurzelbehandlung ist zusätzlich unter den entsprechenden Nrn. berechenbar.

Nr.	Leistung	Abkürzung	Bewertungszahl
25	Indirekte Überkappung zur Erhaltung der gefährdeten Pulpa. ggf. einschließlich des provisorischen oder temporären Verschlusses der Kavität	Cp	6

Abrechnungsbestimmungen

1. Die Anwendung der Leistungen nach Nrn. 25 und 26 ist nur dann angebracht, wenn es durch sie allein möglich ist, die Devitalisierung der Pulpa eines Zahns zu vermeiden, der erhaltungswürdig ist.
2. Eine Leistung nach Nr. 25 kann nicht angewendet werden, wenn es sich darum handelt, aus Zeitgründen eine Kavitätenpräparation und -füllung vorzeitig abzubrechen. Desgleichen kann sie dann nicht zur Anwendung kommen, wenn es sich darum handelt, die für den Kranken mit Schmerzen verbundene Kavitätenpräparation abzubrechen und durch Teilung in 2 oder mehrere Sitzungen erträglicher zu gestalten.

Hinweise, Erläuterungen, Beispiele

Die großzügige Abrechnung der Geb.-Nr. 25, weil es ja sein könnte, dass ..., findet i.d.R. wenig Gegenliebe bei den Prüfungsausschüssen. Kommt die Cp überdurchschnittlich häufig zur Abrechnung, sollte man die Notwendigkeit durch Dokumentation, Röntgenbilder und ggf. Fotos belegen können. Es ist nicht ausgeschlossen, dass Prüfungsausschüsse bei einer nachgewiesenen Häufung von Sanierungsfällen eine gewisse Menschlichkeit zeigen, obwohl dies, wie ein Sozialrichter auf einer Weiterbildungsveranstaltung zur nachträglichen Wirtschaftlichkeitsprüfung einmal äußerte, im System nicht vorgesehen sei.

Im Gegensatz zur Geb.-Nr. 26 auch zweimal je Zahn und Sitzung abrechenbar, wenn 2 getrennte tiefe Kavitäten an einem Zahn gefüllt werden.

Nr.	Leistung	Abkürzung	Bewertungszahl
26	Direkte Überkappung, je Zahn	P	6

Abrechnungsbestimmungen

Direkte Überkappung im bleibenden Zahn bei artifizieller oder traumatischer punktförmiger Eröffnung der Pulpa, je Zahn

Hinweise, Erläuterungen, Beispiele

Die Geb.-Nr. 26 ist **nur einmal je Zahn und Sitzung** abrechenbar, unabhängig davon, wie viele Füllungen gelegt werden.

Wegen des hohen Risikos einer direkten Überkappung sollte bei dieser Leistung **streng indiziert** werden. Sie sollte nur bei jungen Menschen und auch nur dann, wenn noch keine oder fast keine Schmerzsymptomatik vorgelegen hat, angewendet werden. Die andernfalls mögliche Häufung von Leistungen der Geb.-Nr. 26, der in kurzem Abstand die Geb.-Nr. 28 folgt, drängt in Regressverfahren den Verdacht auf, dass die Erfolgsaussichten falsch eingeschätzt wurden.

Zur Abdeckung der eröffneten Pulpa eignen sich insbesondere **Calciumhydroxidpräparate**, während Nelkenöl weniger und Kortikoide überhaupt nicht geeignet sind. Das wissen auch Prüfungsausschüsse und Regressabteilungen.

Eine direkte Überkappung sollte zwar immer mit einer definitiven Füllung abgeschlossen werden, es ist aber auch durchaus möglich, zunächst eine provisorische Füllung zu legen. Diese kann im Gegensatz zum alten BEMA und zur Geb.-Nr. 25 als pV abgerechnet werden, da sie nicht mehr Leistungsbestandteil der P ist.

Nr.	Leistung	Abkürzung	Bewertungszahl
27	Pulpotomie	Pulp	29

Abrechnungsbestimmungen

Amputation und Versorgung der vitalen Pulpa am Milchzahn und am symptomlosen bleibenden Zahn mit nicht abgeschlossenem Wurzelwachstum einschließlich Abtragen des Pulpendachs, Amputation der koronalen Pulpa, Spülung und Blutstillung, Aufbringen eines Überkappungspräparats, je Zahn.

Eine Leistung nach Nr. 27 ist bei Milchzähnen nur abrechnungsfähig, wenn in derselben Sitzung eine der Nrn. 13a–g oder 14 erbracht wird.

Hinweise, Erläuterungen, Beispiele

Die Geb.-Nr. 27 kann **bei Milchzähnen nicht** mit einer **provisorischen Versorgung** abgerechnet werden. Bei bleibenden Zähnen ist dies sehr wohl möglich.

Die Behandlungsrichtlinien (III. 9.2) lassen eine Abrechnung dieser Leistung, abgesehen vielleicht vom Weisheitszahn, i.d.R. nur **bei sehr jungen Menschen** zu. Ist der Erfolg ungewiss, sollte man lieber auf eine private Berechnung ausweichen. Die Prüfungsausschüsse reagieren nämlich sehr empfindlich auf häufigere WB-Maßnahmen nach Pulpotomie.

GOZ-Nr.	Leistung	1-facher Satz in €
2350	Amputation und Versorgung der vitalen Pulpa einschl. Exkavieren	16,31

Hinweise, Erläuterungen, Beispiele

Berechnungsfähig je Zahn sowie an bleibenden und Milchzähnen

Nicht berechenbar, wenn gleichzeitig eine Wurzelkanalaufbereitung erfolgt

Zusätzlich berechnungsfähig sind u.a.:

- Anlegen von Spanngummi (Kofferdam) (2040)
- Trepanation eines Zahnes (2390)
- Temporärer speicheldichter Verschluss (2020) (Näheres s.u.)
- Definitive Füllungen (2050–110)
- Plastische Aufbauten (2180)

Gemeinsame Bestimmungen der Geb.-Nrn. 28, 32 und 35

Bei den Wurzelbehandlungsmaßnahmen der Geb.-Nrn. 28 (VitE), 32 (WK) und 35 (WF) ist zu beachten, dass seit dem 01.01.2004 die Behandlungsrichtlinien in einigen Punkten geändert wurden. Das gilt insbesondere für die Aufbereitungslänge, die Wurzelbehandlung von Molaren und die Revision alter Wurzelfüllungen.

Die neuen Behandlungsrichtlinien (III. Konservierende Behandlung) verlangen:

9. … Die Wurzelkanalbehandlung von Molaren ist i.d.R. angezeigt, wenn
   - damit eine geschlossene Zahnreihe erhalten werden kann,
   - eine einseitige Freiendsituation vermieden wird,
   - der Erhalt von funktionstüchtigem Zahnersatz möglich wird.

9.1 Für alle endodontischen Maßnahmen gilt insbesondere:

a) Eine Behandlung im Rahmen der vertragszahnärztlichen Versorgung ist nur dann angezeigt, wenn die **Aufbereitbarkeit** und Möglichkeit der Füllung des Wurzelkanals **bis bzw. bis nahe an die Wurzelspitze** gegeben sind.

b) Siehe Geb.-Nr. 34

c) Es sollen biologisch verträgliche, erprobte, dauerhafte, randständige und röntgenpositive Wurzelfüllmaterialien verwendet werden.

d) Die Wurzelkanalfüllung soll das Kanalvolumen vollständig ausfüllen.

e) Begleitende Röntgenuntersuchungen (diagnostische Aufnahmen, Messaufnahmen, Kontrollaufnahmen) sind unter Beachtung der Strahlenschutzbestimmungen abrechenbar.

9.2 Siehe Geb.-Nr. 27

9.3 Bei einer Nekrose des Pulpengewebes muss eine massive bakterielle Infektion des Wurzelkanalsystems beseitigt werden. Nach der Entfernung des infizierten Pulpagewebes sollen die Wurzelkanäle mechanisch-chemisch ausreichend aufbereitet, desinfiziert und bis zur apikalen Konstriktion gefüllt werden.

9.4 Bei pulpentoten Zähnen mit im Röntgenbild diagnostizierter pathologischer Veränderung an der Wurzelspitze ist bei der Prognose kritisch zu überprüfen, ob der Versuch der Erhaltung des Zahns durch konservierende oder konservierend-chirurgische Behandlung unternommen wird.

Für die Therapie von Zähnen mit Wurzelkanalfüllungen und apikaler Veränderung sind primär chirurgische Maßnahmen angezeigt.

Lediglich bei im Röntgenbild erkennbaren nicht randständigen oder undichten Wurzelkanalfüllungen ist die Revision i.d.R. angezeigt, wenn damit

- eine geschlossene Zahnreihe erhalten werden kann,
- eine einseitige Freiendsituation vermieden wird,
- der Erhalt von funktionstüchtigem Zahnersatz möglich wird.

9.5 Bei kombinierten parodontalen und endodontischen Läsionen ist die Erhaltung der Zähne im Hinblick auf die parodontale und endodontische Prognose kritisch zu prüfen.

10. In der Regel ist die Entfernung eines Zahns angezeigt, wenn er nach den in diesen Richtlinien beschriebenen Kriterien nicht erhaltungsfähig ist. ... Eine andere Behandlung von nicht erhaltungswürdigen Zähnen ist kein Bestandteil der vertragszahnärztlichen Versorgung.

Hinweise, Erläuterungen, Beispiele

Zu 9: Auch wenn darauf nicht ausdrücklich hingewiesen wird, bezieht sich die Einschränkung „Erhalt einer geschlossenen Zahnreihe“ ganz offensichtlich nur auf den Seitenzahnbereich. Frontzähne (3–3) können immer durch eine Wurzelbehandlung erhalten werden, solange es nicht völlig sinnlos und damit unwirtschaftlich ist, z.B. parodontal geschädigter unterer 1er als letzter Zahn im UK.

Wünscht ein Patient einer Gesetzlichen Krankenversicherung den Erhalt eines Zahns durch endodontische Maßnahmen, obwohl die Voraussetzungen nach den BEMA-Bestimmungen nicht erfüllt sind, bleibt nur eine Berechnung nach GOZ. Hierbei handelt es sich nicht um eine Mehrkostenberechnung. Vielmehr sind die gesamten Kosten für die Wurzelbehandlung vom Patienten zu tragen. Selbstverständlich ist vor Behandlungsbeginn ein Kostenvoranschlag, der von ZA und Patienten zu unterschreiben ist, zu erstellen. Die infrage kommenden GOZ-Nrn. sind jeweils hinter den „Hinweisen ...“ der entsprechenden BEMA-Nrn. 27, 28, 31, 32, 34 und 35 aufgeführt und kommentiert.

Beispiele

1. Erhalt geschlossener Zahnreihe

a) Abrechenbar

f															f
8	7	6	5	4	3	2	1	1	2	3	4	5	6	7	8
f													c		f

Eine intakte Brückenversorgung hat die gleiche Wertigkeit wie natürliche Zähne:

f															f
8	7	6	5	4	3	2	1	1	2	3	4	5	6	7	8
f										k	b	k	c		f

Auch ein Implantat hat die gleiche Wertigkeit wie ein natürlicher Zahn:

f															f
8	7	6	5	4	3	2	1	1	2	3	4	5	6	7	8
f												ik	c		f

Endständiger 37:

f															f
8	7	6	5	4	3	2	1	1	2	3	4	5	6	7	8
f														c	f

Geschlossene Zahnreihe. Der fehlende 32 steht außerhalb einer möglichen prothetischen Versorgung des Zahns 36:

f															f
8	7	6	5	4	3	2	1	1	2	3	4	5	6	7	8
f									f				c		f

b) Problematisch

f														f	f
8	7	6	5	4	3	2	1	1	2	3	4	5	6	7	8
f														c	f

Das Problem in diesem Fall ist der fehlende Zahn 27. Dadurch stellt sich ganz massiv die Frage, ob der Erhalt des Zahns 37 durch eine Wurzelbehandlung nicht gegen das Gebot wirtschaftlicher Behandlungsweise verstößt. Hier ist sicherlich eine stichhaltige Begründung (z.B. Progenie) gefragt.

c) Nicht abrechenbar

f															f
8	7	6	5	4	3	2	1	1	2	3	4	5	6	7	8
f											f		c		f

f															f
8	7	6	5	4	3	2	1	1	2	3	4	5	6	7	8
f												f	c		f

In beiden Fällen wäre durch eine Wurzelbehandlung die Forderung „Erhalt der geschlossenen Zahnreihe“ nicht zu erfüllen. Ferner haben die fehlenden 34 bzw. 35 durch ihre Nähe zu 36 Auswirkungen auf einen möglichen Ersatz von 36.

f															f
8	7	6	5	4	3	2	1	1	2	3	4	5	6	7	8
f											f	f	c		f

Dieser Fall ist eindeutig.

2. Vermeidung einseitiger Freiendsituation

a) Abrechenbar

f															f
8	7	6	5	4	3	2	1	1	2	3	4	5	6	7	8
f													f	c	f

Mit der Extraktion des Zahns 37 würde eine einseitige Freiendsituation geschaffen werden, die als Kassenleistung nur noch durch einen herausnehmbaren Zahnersatz zu versorgen wäre. Das Ergebnis der Versorgung eines einseitigen Freiendes mit einem herausnehmbaren Zahnersatz ist jedoch i.d.R. äußerst unbefriedigend, sodass dies unbedingt vermieden werden sollte.

f															f
8	7	6	5	4	3	2	1	1	2	3	4	5	6	7	8
f												(f)	c	f	f

Ein fehlender 7er gilt noch nicht als Freiendsituation. Auch bei zusätzlich fehlendem 5er ist eine Wurzelbehandlung des 6ers noch abrechenbar.

b) Nicht abrechenbar

f															f
8	7	6	5	4	3	2	1	1	2	3	4	5	6	7	8
f	f	f										(f)	c	f	f

Da im **4. Quadranten bereits ein Freiende** vorhanden ist, kann eine Wurzelbehandlung des Zahns 36 nicht mehr als Kassenleistung abgerechnet werden. Es ist dabei unerheblich, ob auch der Zahn 35 fehlt oder nicht.

3. Erhalt funktionstüchtigen Zahnersatzes

a) Abrechenbar

f															f
8	7	6	5	4	3	2	1	1	2	3	4	5	6	7	8
f												k	b	ck	

f															f
8	7	6	5	4	3	2	1	1	2	3	4	5	6	7	8
f	e	e	e	e	t					t	e	e	ct	e	f

f															f
8	7	6	5	4	3	2	1	1	2	3	4	5	6	7	8
f	e	e	h	h						h	e	e	e	ch	f

Da die Richtlinien nicht zwischen festsitzendem und herausnehmbarem Zahnersatz unterscheiden, ist auch die Erhaltung eines Molaren, der als Pfeiler für eine Klammer dient, abrechenbar. Zwar könnte man die Prothese um den Zahn 37 erweitern, die Erfahrung zeigt jedoch, dass sich der Sitz dieser Prothese dann sehr bald deutlich verschlechtert.

b) Nicht abrechenbar

f															f
8	7	6	5	4	3	2	1	1	2	3	4	5	6	7	8
f	f	f									xk	b	b	ck	f

Der Zahnersatz ist in dieser Form nicht zu erhalten. Gegen den Erhalt des Zahns 37 als Pfeiler für eine neue Brücke spricht ferner, dass im 4. Quadranten bereits eine Freiendsituation besteht.

Zu 9.1a: Kann ein Wurzelkanal sowohl bei ein- als auch mehrwurzeligen Zähnen nicht oder nicht den Bestimmungen entsprechend aufbereitet werden, gilt der gesamte Zahn als nicht erhaltungswürdig. Er muss dann entweder reseziert oder extrahiert werden. Eine Wurzelbehandlung kann in diesem Fall nur noch als Privatleistung ausgeführt werden.

Nr.	Leistung	Abkürzung	Bewertungszahl
28	Exstirpation der vitalen Pulpa, je Kanal	VitE	18

Abrechnungsbestimmungen

Eine Leistung nach Nr. 28 ist für denselben Zahn nur in Ausnahmefällen neben der Leistung nach Nr. 27 abrechnungsfähig.

Hinweise, Erläuterungen, Beispiele

Kommt es häufiger zur Abrechnung der Geb.-Nr. 28 nach einer Pulpotomie, gehen die Prüfungsinstanzen davon aus, dass die Indikation verkehrt gestellt wurde.

Das positive Ergebnis einer Sensibilitätsprüfung führt nicht automatisch zur Abrechenbarkeit der Geb.-Nr. 28, da diese diagnostische Maßnahme auf subjektiven Empfindungen des Patienten beruht und daher in höchstem Maße unzuverlässig ist.

Eine vorhandene Restvitalität rechtfertigt zwar eine Anästhesie, bedeutet aber ebenfalls nicht, dass die Geb.-Nr. 28 abgerechnet werden kann. Voraussetzung für die Abrechenbarkeit einer VitE ist eine vollständig oder nahezu vollständig erhaltene Pulpa.

Bei Vitalexstirpationen ist es i.d.R. möglich, die gesamte Wurzelbehandlung in einem Arbeitsgang durchzuführen. Die Prüfungsinstanzen sehen es daher gar nicht gern, wenn im Zusammenhang mit einer VitE medikamentöse Einlagen abgerechnet werden. Man sollte für solche Fälle eine gute Begründung parat haben (z.B. nicht zu stillende Blutung aus dem Wurzelkanal). Wenig geeignet wäre die Begründung „massive bakterielle Infektion“, weil in diesem Fall die Abgrenzung zur Trep1 nur schwer möglich ist. Die Gefahr der Leistungsumwandlung in einem Prüfverfahren wird dadurch hochakut.

Nicht ausdrücklich erwähnt wird, ob im Zusammenhang mit einer VitE eine pV abrechenbar ist. Das ist auch nicht erforderlich, da eine VitE ohne weiterführende Behandlung (i.d.R. WK, seltener Med) fachlich völlig inakzeptabel ist. Eine Kombination der Geb.-Nrn. 28 und 11 scheidet daher aus.

GOZ-Nr.	Leistung	1-facher Satz in €
2360	Exstirpation der vitalen Pulpa einschl. Exkavieren, je Kanal	6,19

Hinweise, Erläuterungen, Beispiele

Berechnungsfähig je Wurzelkanal

Zusätzlich berechnungsfähig sind u.a.:

- Temporärer speicheldichter Verschluss (2020)
- Anlegen von Spanngummi (Kofferdam) (2040)
- Trepanation eines Zahnes (2390)
- Elektrometrische Längenbestimmung des Wurzelkanals (2400) (Näheres s.u.)
- Zusätzliche Anwendung elektrophysikalisch-chemischer Methoden (2420) (Näheres s.u.)
- Zuschlag für die Anwendung eines Operationsmikroskops (0110) (Näheres s.u.)

Nr.	Leistung	Abkürzung	Bewertungszahl
29	Devitalisieren einer Pulpa einschließlich des Verschlusses der Kavität, je Zahn	Dev	11

Hinweise, Erläuterungen, Beispiele

Die Formulierung der Leistungslegende lässt eine mehrfache Abrechnung der Geb.-Nr. 29 an demselben Zahn durch denselben Behandler nicht zu. Diese Einschränkung gilt folglich nicht, wenn die 2. Dev von einem anderen Zahnarzt mit eigenem Abrechnungsstempel vorgenommen wird.

Eine **pV kann niemals (!) im Zusammenhang mit einer Dev** abgerechnet werden, da der provisorische Verschluss Leistungsbestandteil der Geb.-Nr. 29 ist.

Die GOZ kennt diese Leistung nicht mehr. Muss man, wenn eine sofortige komplette Vitalexstirpation (2360) wegen nicht ausreichender Anästhesiewirkung bei akut entzündeter Pulpa nicht möglich ist, diese Leistung in mehreren Sitzungen erledigen, wird man diese Mehrarbeit über einen erhöhten Faktor berechnen müssen. Eine Mehrfachabrechnung ist wegen der einschränkenden Formulierung „je Kanal“ vermutlich nicht möglich. Das gilt nicht für begleitende Leistungen, wie z.B. Anästhesie und das Anlegen von Spanngummi (Kofferdam) (2040).

Nr.	Leistung	Abkürzung	Bewertungszahl
31	Trepanation eines pulpatoten Zahns	Trep1	11

Abrechnungsbestimmungen

Die im Zusammenhang mit einer Devitalisierung vorgenommene Eröffnung eines Zahns kann nicht als Trepanation nach Nr. 31 abgerechnet werden.

GOZ-Nr.	Leistung	1-facher Satz in €
2390	Trepanation eines Zahnes, als selbstständige Leistung	3,66

Hinweise, Erläuterungen, Beispiele

Berechenbar:

- Bei bleibenden und Milchzähnen.
- Bei vitalen und devitalen Zähnen.
- Allein oder neben anderen endodontischen Maßnahmen. Dass diese Leistung auch neben anderen endodontischen Maßnahmen berechnet werden kann, liegt an der Formulierung „als selbstständige Leistung". Stünde dort „alleinige Leistung", wäre es nicht möglich.

Nr.	Leistung	Abkürzung	Bewertungszahl
32	Aufbereitung des Wurzelkanalsystems, je Kanal	WK	30

Hinweise, Erläuterungen, Beispiele

Die mehrfache Abrechnung der Geb.-Nr. 32 für die Aufbereitung eines Wurzelkanals durch denselben Zahnarzt, aus welchem Grund auch immer, ist nicht möglich. Diese Einschränkung gilt nicht, wenn eine 2. WK von einem anderen Zahnarzt mit eigenem Abrechnungsstempel vorgenommen wird.

Das Öffnen bzw. Durchgängigmachen eines Wurzelkanals im Zusammenhang mit einer Trep1, um den Abfluss von Eiter zu ermöglichen, ist nicht als WK abrechenbar, da der Leistungsinhalt der Geb.-Nr. 32 mit dieser Maßnahme nicht erfüllt wird. Um die Geb.-Nr. 32 abrechnen zu können, ist in jedem Fall eine vollständige und den Behandlungsrichtlinien entsprechende Kanalaufbereitung erforderlich, sodass der behandelte Kanal auch wieder mit einer Wurzelfüllung verschlossen werden könnte.

Eine pV kann nicht im Zusammenhang mit der Geb.-Nr. 32 abgerechnet werden, weil der Verschluss eines Wurzelkanals ohne medikamentöse Einlage oder Wurzelfüllung als nicht lege artis angesehen werden muss.

GOZ-Nr.	Leistung	1-facher Satz in €
2410	Aufbereitung eines Wurzelkanals auch retrograd, je Kanal gegebenenfalls in mehreren Sitzungen	22,05

Hinweise, Erläuterungen, Beispiele

Muss die Aufbereitung, aus welchem Grund auch immer, in mehreren Sitzungen erfolgen, kann dieser zusätzliche Aufwand nur durch einen erhöhten Steigerungssatz abgegolten werden. Eine erneute Berechnung der Nr. 2410 für denselben Wurzelkanal ist nur dann möglich, wenn der Kanal nach der ersten Aufbereitung definitiv versorgt (gefüllt) worden ist.

Das Spülen der Wurzelkanäle mit desinfizierenden Lösungen kann nicht extra berechnet werden.

Zusätzlich berechnungsfähig sind u.a.:

- Temporärer speicheldichter Verschluss (2020) (Näheres s.u.)
- Anlegen von Spanngummi (Kofferdam) (2040)
- Trepanation eines Zahnes (2390)
- Elektrometrische Längenbestimmung (2400) (Näheres s.u.)
- Anwendung elektrophysikalisch-chemischer Methoden (2420) (Näheres s.u.)
- Medikamentöse Einlage (2430)
- Zuschlag für die Anwendung eines Operationsmikroskops (0110) (Näheres s.u.)
- Zuschlag für die Anwendung eines Lasers (0120) (Näheres s.u.)

Neben nur einmal verwendbaren WK-Instrumenten aus Nickel-Titan sind weitere Kosten dann berechnungsfähig, wenn sie die Zumutbarkeitsgrenze überschreiten (Urteil des BGH vom 27.05.2004, Az.: III ZR 264/03). Das soll heißen, dass Kosten, die einen **wesentlichen** Teil des Honorars ausmachen, zusätzlich berechenbar sind.

Nr.	Leistung	Abkürzung	Bewertungszahl
34	Medikamentöse Einlage in Verbindung mit Maßnahmen nach den Nrn. 28, 29, 30 und 32, ggf. einschließlich eines provisorischen Verschlusses, je Zahn und Sitzung	Med	15

Abrechnungsbestimmungen

Medikamentöse Einlagen sind grundsätzlich auf 3 Sitzungen beschränkt.

Hinweise, Erläuterungen, Beispiele

Die Formulierung „grundsätzlich" in den Abrechnungsbestimmungen lässt Ausnahmen, wie z.B. längerer Krankenhausaufenthalt oder Erhalt von Zahnersatz, zu. Wer allerdings regelmäßig die Grenze von 3 Sitzungen überschreitet, wird sich in einem Prüfverfahren vorhalten lassen müssen, dass offensichtlich irgendetwas mit seiner Aufbereitungstechnik nicht stimmt. Leistungskürzungen sind dann unvermeidlich.

Die Geb.-Nr. 34 ist unabhängig von der Zahl der aufbereiteten Kanäle jeweils nur einmal pro Zahn abrechenbar.

Eine medikamentöse Einlage zwischen Devitalisation und Exstirpation der abgetöteten Pulpa ist i.d.R. nicht erforderlich und sollte deshalb auch unbedingt auf seltene Ausnahmen beschränkt werden.

Bei dem häufig dokumentierten Vorgehen „Trep1, WK, Med (offen)“ ist die Geb.-Nr. 34 nicht abrechenbar, da eine medikamentöse Einlage in einem nicht verschlossenen Zahn ihre Wirkung in kürzester Zeit verliert und so ihren Zweck (Desinfektion des Wurzelkanals, Schmerzstillung) nicht erfüllen kann. Das gilt auch für Milchzähne.

Eine **pV kann niemals** (!) im Zusammenhang **mit einer Med** abgerechnet werden, da der provisorische Verschluss Leistungsbestandteil der Geb.-Nr. 34 ist.

GOZ-Nr.	Leistung	1-facher Satz in €
2430	Medikamentöse Einlage in Verbindung mit Maßnahmen nach den Nummern 2360 bis 2380 und 2410, je Zahn und Sitzung	11,47

Hinweise, Erläuterungen, Beispiele

Abgegolten sind alle Arten von Einlagen. Sind mehrere Kanäle mit einer medikamentösen Einlage zu versorgen und/oder gestaltet sich die Leistung wegen der Lage des Zahnes und/oder Form der Kanäle sowie weiterer Probleme besonders schwierig, so kann dieser Mehraufwand nur durch einen erhöhten Steigerungssatz berechnet werden. Erfolgte nur eine Trepanation (2390) ohne weitere endodontische Maßnahmen (Kanalaufbereitung etc.), kann die Nr. 2430 nicht berechnet werden.

Zusätzlich berechnungsfähig sind u.a.:

- Temporärer speicheldichter Verschluss (2020) (Näheres s.u.)
- Anlegen von Spanngummi (Kofferdam) (2040)
- Anwendung elektrophysikalisch-chemischer Methoden (2420) (Näheres s.u.)

Nr.	Leistung	Abkürzung	Bewertungszahl
35	Wurzelfüllung einschließlich eines evtl. provisorischen Verschlusses, je Kanal	WF	17

Hinweise, Erläuterungen, Beispiele

Eine **pV kann niemals** (!) im Zusammenhang **mit einer WF** abgerechnet werden, da der provisorische Verschluss Leistungsbestandteil der Geb.-Nr. 35 ist.

GOZ-Nr.	Leistung	1-facher Satz in €
2440	Füllung eines Wurzelkanals	14,51

Hinweise, Erläuterungen, Beispiele

Eine mehrfache Berechnung der Nr. 2440 für denselben Kanal ist nur nach Revision des bereits gefüllten Kanals möglich. Die Berechnung einer retrograden WF ist ebenso möglich, wenn auch nicht extra erwähnt.

Zusätzlich berechnungsfähig sind u.a.:

- Temporärer speicheldichter Verschluss (2020) (Näheres s.u.)
- Anlegen von Spanngummi (Kofferdam) (2040)
- Anwendung elektropysikalisch-chemischer Methoden (2410) (Näheres s.u.)
- Zuschlag für die Anwendung eines Operationsmikroskops (0110) (Näheres s.u.)

Überschreiten die Kosten für sehr teures Material die Zumutbarkeitsgrenze, können diese zusätzlich berechnet werde (Urteil des BGH vom 27.05.2004, Az.: III ZR 264/03). Das soll heißen, dass Kosten, die einen **wesentlichen** Teil des Honorars ausmachen, zusätzlich berechenbar sind.

Weitere GOZ-Leistungen, die im Zusammenhang mit endodontischen Maßnahmen berechenbar sind und die der BEMA nicht enthält

GOZ-Nr.	Leistung	1-facher Satz in €
0110	Zuschlag für die Anwendung eines Operationsmikroskops bei Leistungen nach den Nummern 2195, 2330, 2340, 2360, 2410, 2440, 3020, 3030, 3040, 3045, 3060, 3110, 3120, 3190, 3200, 4090, 4100, 4130, 4133, 9100, 9110, 9120, 9130 und 9170	22,50

Hinweise, Erläuterungen, Beispiele

Da es sich bei der Nr. 0110 um eine Zuschlagsgebühr handelt, ist nur der **einfache** Satz berechenbar.

Die Nr. 0110 ist nur einmal je Behandlungstag berechnungsfähig.

GOZ-Nr.	Leistung	Honorierung
0120	Zuschlag für die Anwendung eines Lasers bei den Leistungen nach den Nummern 2410, 3070, 3080, 3210, 3240, 4080, 4090, 4100, 4130, 4133 und 9160	100% des 1-fachen Gebührensatzes der betreffenden Leistung, jedoch nicht mehr als 68 €

Hinweise, Erläuterungen, Beispiele

Die Nr. 0120 ist nur einmal je Behandlungstag berechnungsfähig.

Der Nutzen einer Laserbehandlung im Zusammenhang mit einer Wurzelbehandlung wird kontrovers diskutiert, ist also durchaus nicht gesichert. Es ist daher möglich, dass private Kostenträger die Übernahme der Kosten verweigern.

GOZ-Nr.	Leistung	1-facher Satz in €
2020	Temporärer speicheldichter Verschluss einer Kavität	5,51

Hinweise, Erläuterungen, Beispiele
Im Gegensatz zum BEMA ist diese Leistung auch im Zusammenhang mit Wurzelbehandlungsmaßnahmen berechenbar.

GOZ-Nr.	Leistung	1-facher Satz in €
2400	Elektrometrische Längenbestimmung eines Wurzelkanals	3,94

Hinweise, Erläuterungen, Beispiele
Je Wurzelkanal und Sitzung höchstens 2-mal zu berechnen. Einer Rö-Mess-Aufnahme i.d.R. deutlich unterlegen.

GOZ-Nr.	Leistung	1-facher Satz in €
2420	Zusätzliche Anwendung elektrophysikalisch-chemischer Methoden	3,94

Hinweise, Erläuterungen, Beispiele
Das Spülen mit H_2O_2 oder Natriumhypochlorid z.B. erfüllt nicht den Leistungsinhalt der Nr. 2420, da die physikalische Komponente fehlt.

Gemeinsame Hinweise, Erläuterungen, Beispiele für die Geb.-Nrn. 36, 37, 38 und 46
Die im Folgenden aufgeführten sog. N-Leistungen nach den Geb.-Nrn. 36 (Nbl1), 37 (Nbl2), 38 (N) sowie 46 (XN) können nicht nebeneinander und für denselben Bereich abgerechnet werden, weil die Geb.-Nrn. 38 und 46 selbstständige Leistungen sind.

Werden mehrere dieser Leistungen gleichzeitig und im selben Bereich erbracht, z.B. Entfernen einer Naht (Geb.-Nr. 38), Stillung einer übermäßigen Blutung mit lokalen Hämostyptika (Geb.-Nr. 36), Legen einer neuen Naht (Geb.-Nr. 46), ist die am höchsten bewertete Leistung abrechenbar, in diesem Fall also die Geb.-Nr. 46 – und nur diese.

Nr.	Leistung	Abkürzung	Bewertungszahl
36	Stillung einer übermäßigen Blutung	Nbl1	15

Abrechnungsbestimmungen
Die Leistung kann nicht abgerechnet werden, wenn die Stillung einer übermäßigen Blutung im zeitlichen Zusammenhang mit einem chirurgischen Eingriff erfolgt, es sei denn, dass hierfür ein erheblicher zusätzlicher Zeitaufwand erforderlich war.

Hinweise, Erläuterungen, Beispiele

Der **erhebliche Mehraufwand** muss für den Zahnarzt selbst entstehen, z.B. bei Patienten mit **Blutgerinnungsstörungen** oder **Antikoagulantienbehandlung**. Nicht ausreichend in diesem Zusammenhang ist das Legen von ein oder 2 Nähten. Auch eine **Behandlung mit ASS 100 ist keine ausreichende Begründung** für die Abrechnung der Geb.-Nr. 36. Es sollte sich schon um Medikamente handeln, die den Quickwert nennenswert senken.

Auch in Kombination durchgeführte chirurgische und prothetische Behandlungen rechtfertigen nicht die Abrechnung der Geb.-Nr. 36.

Eher zum Lächeln werden Prüfungsgremien angeregt, wenn versucht wird, die Notwendigkeit der Abrechnung einer Nbl1 bei konservierenden Maßnahmen zu begründen. Aus den Abrechnungsbestimmungen lässt sich leicht herauslesen, dass die Geb.-Nr. 36 im Zusammenhang mit einem chirurgischen Eingriff stehen muss, entweder in gesonderter Sitzung oder im Ausnahmefall in derselben Sitzung. Für die Stillung übermäßiger Blutungen bei konservierenden Behandlungen steht die Geb.-Nr. 12 zur Verfügung.

Nr.	Leistung	Abkürzung	Bewertungszahl
37	Stillung einer übermäßigen Blutung durch Abbinden oder Umstechen eines Gefäßes oder durch Knochenbolzung	Nbl2	29

Hinweise, Erläuterungen, Beispiele

In ihrer klassischen Form wird die Knochenbolzung mit einem speziellen Wachs vorgenommen. Das ist bei starker Blutung allerdings nicht das reine Honigschlecken. Über Erfolg oder Misserfolg dieser Maßnahme entscheidet i.d.R., wer schneller ist: der Operateur oder das Blut. Sinnvoll erscheint heute daher auch die Verwendung alternativer Materialien. Entscheidend ist, dass der Leistungsinhalt der Knochenbolzung erfüllt ist.

Nr.	Leistung	Abkürzung	Bewertungszahl
38	Nachbehandlung nach chirurgischem Eingriff oder Tamponieren oder dergleichen, je Kieferhälfte oder Frontzahnbereich, als selbstständige Leistung, je Sitzung	N	10

Abrechnungsbestimmungen

1. Nachbehandlungen sind abrechnungsfähig, wenn sie in besonderen Sitzungen, nicht jedoch in unmittelbarem zeitlichem Zusammenhang mit einer Extraktion oder Operation erforderlich sind.

2. Eine Leistung nach Nr. 38 kann nicht neben Leistungen nach den Nrn. 36, 37 oder 46 abgerechnet werden, soweit diese Maßnahmen **in derselben Sitzung an derselben Stelle erfolgen**.

Hinweise, Erläuterungen, Beispiele

Eine Nachbehandlung ist nur dann abrechnungsfähig, wenn an einer Wunde Behandlungen vorgenommen werden, die aufgrund des Heilungsverlaufs oder der Schwere des chirurgischen Eingriffs zwingend notwendig sind. Das Einpinseln mit z.B. H_2O_2 oder desinfizierenden Farbstoffen bei unauffälligem Heilungsverlauf sowie die teils sehr beliebte Nachschau am Tag nach der OP sind prophylaktische Maßnahmen, die eher dem Bereich Marketing zugeordnet werden müssen und daher nicht abgerechnet werden können – auch nicht als Ä1!

Die Formulierung „in derselben Sitzung an derselben Stelle“ bedeutet, dass eine gemeinsame Abrechnung der Geb.-Nrn. 36 und 38 z.B. dann möglich ist, wenn nach chirurgischen Eingriffen bei den Zähnen 46 und 48 die Nähte beim Zahn 46 entfernt werden und es beim Versuch, die Nähte beim Zahn 48 zu entfernen, zu einer übermäßigen Blutung kommt, die gestillt werden muss.

Um in einem Prüfverfahren nachweisen zu können, dass die Abrechnung der Geb.-Nr. 38 zu Recht erfolgte, ist es daher unerlässlich, die durchgeführte Maßnahme zu dokumentieren (z.B. Naht entfernt).

Nr.	Leistung	Abkürzung	Bewertungszahl
46	Chirurgische Wundrevision (Glätten des Knochens, Auskratzen, Naht) als selbstständige Leistung in einer besonderen Sitzung, je Kieferhälfte oder Frontzahnbereich	XN	9

Hinweise, Erläuterungen, Beispiele

Die Geb.-Nr. 46 kann, da sie nur als selbstständige Leistung abrechenbar ist, nicht im zeitlichen Zusammenhang mit einem anderen chirurgischen Eingriff abgerechnet werden. Neben dem Auskratzen z.B. einer infizierten Alveole nach Extraktion, und dem Legen einer neuen Naht sind das Glätten des Knochens in kleinerem Umfang sowie das Entfernen von Knochensplittern und -spitzen Leistungsinhalte der XN. Insofern ist hier eine sorgfältige Abgrenzung zu den Geb.-Nrn. 58 (KnR) und 62 (Alv) vorzunehmen (s. bei Geb.-Nr. 58).

Der Leistungsinhalt der Geb.-Nr. 46 wurde zwar schon vor über 30 Jahren geändert, aber es gibt immer noch Zahnärzte, die es nicht zur Kenntnis nehmen wollen, dass der Streifenwechsel nicht mehr als XN, sondern nur noch als N abrechenbar ist.

Nr.	Leistung	Abkürzung	Bewertungszahl
40	Infiltrationsanästhesie	I	8

Abrechnungsbestimmungen

1. Leistungen nach den Nrn. 40 und 41 sind auch bei der Versorgung mit Zahnersatz und Zahnkronen auf dem Erfassungsschein abzurechnen. Dies ist bei der Abrechnung zu kennzeichnen.
2. Die Abrechnung einer Leistung nach der Nr. 40 kann im Bereich von 2 nebeneinander stehenden Zähnen nur einmal je Sitzung erfolgen. Die beiden mittleren Schneidezähne gelten im Fall der Infiltrationsanästhesie nicht als ein Bereich von 2 nebeneinander stehenden Zähnen.
3. Bei lang dauernden Eingriffen ist die Nr. 40 ein zweites Mal abrechnungsfähig.
4. Die intraligamentäre Anästhesie ist nach Nr. 40 abrechnungsfähig. Werden im Ausnahmefall 2 nebeneinander stehende Zähne intraligamentär anästhesiert, kann die Nr. 40 je Zahn einmal abgerechnet werden.

Hinweise, Erläuterungen, Beispiele

Zu 1: Die Kennzeichnung erfolgt auf dem Erfassungsschein mit der Ziffer 5 im Feld „Bemerkungen“. Überraschenderweise wurde die von den KZVen geforderte und allseits praktizierte Kennzeichnung von Anästhesien bei PA-Behandlungen mit der Ziffer 4 nicht in die Abrechnungsbestimmungen aufgenommen. Ungeachtet dessen hat sie aber auch in Zukunft zu erfolgen.

Zu 3: Man beachte die kleine, aber nicht zu verachtende Änderung in diesem Punkt: Es ist nämlich die Beschränkung auf chirurgische Eingriffe entfallen. Das heißt, dass eine 2. Anästhesie nunmehr auch bei lang dauernden prothetischen Behandlungen abrechenbar ist. Man sollte allerdings beachten, dass eine Anästhesie i.d.R. 2 Stunden und länger wirksam ist. Wer also für die Präparation von ein oder 2 Kronen regelmäßig 2 Infiltrationsanästhesien abrechnet, sollte sich schon einmal ein paar gute Begründungen für die nächste Prüfungsausschusssitzung einfallen lassen.

Zu 4: Die Formulierung „... im Ausnahmefall ...“ verbietet die obligatorische Abrechnung einer I je Zahn bei ausschließlicher Anwendung der intraligamentären Anästhesie (Stichwort: Wirtschaftlichkeit). Hier greift die Abrechnungsbestimmung Nr. 2, sodass jeweils nur eine I für 2 nebeneinander stehende Zähne abgerechnet werden kann. Hält man sich nicht an diese Vorgabe, treibt das unweigerlich den Schnitt der Geb.-Nr. 40 hoch, was ebenso zwangsläufig die Prüfungsgremien aktiv werden lässt.

Weitere Kommentare zu der Abrechnung von Mehrfachanästhesien sowie der Kombination der Geb.-Nrn. 40 und 41 siehe bei Geb.-Nr. 41

Nr.	Leistung	Abkürzung	Bewertungszahl
41	Leitungsanästhesie		
	a) Intraoral	L1	12
	b) Extraoral	L2	16

Abrechnungsbestimmungen

1. Leistungen nach den Nrn. 40 und 41 sind auch bei der Versorgung mit Zahnersatz und Zahnkronen auf dem Erfassungsschein abzurechnen. Dies ist bei der Abrechnung zu kennzeichnen.
2. Die Abrechnung einer Leistung nach der Nr. 41 kann nur erfolgen, wenn die Infiltrationsanästhesie (Nr. 40) nicht ausreicht. Dies ist gegeben:
   - im Unterkiefer i.d.R.,
   - im Oberkiefer bei entzündlichen Prozessen, die die Anwendung der Infiltrationsanästhesie nicht gestatten, oder bei größeren chirurgischen Eingriffen, nicht bei Nrn. 43–46, 49 und 50.
3. Bei chirurgischen und parodontal-chirurgischen Leistungen können in begründeten Ausnahmefällen die Nr. 41 und die Nr. 40 abgerechnet werden, wenn nur so eine ausreichende Anästhesietiefe oder die Ausschaltung von Anastomosen erreicht werden kann.
4. Bei lang dauernden Eingriffen ist die Nr. 41 ein zweites Mal abrechnungsfähig.

Hinweise, Erläuterungen, Beispiele

Zu 1: siehe Geb.-Nr. 40

Zu 2:

A) Anästhesien im Unterkiefer

Die Formulierung, dass eine Infiltrationsanästhesie im Unterkiefer i.d.R. nicht ausreicht, ist sicherlich nicht richtig. Die Erfahrung zeigt vielmehr, dass für die meisten konservierenden und prothetischen sowie viele chirurgische Leistungen bis zum Zahn 5 eine I ausreicht, sofern keine akuten entzündlichen Prozesse (wie z.B. Pulpitis, Infiltrat, Abszess) vorliegen. Erst die Behandlung der Molaren (meist auch der Milchmolaren) erfordert zwingend eine Leitungsanästhesie. Bisher wird die obligatorische Abrechnung der Geb.-Nr. 41 für Leistungen im Unterkiefer allerdings noch nicht beanstandet.

B) Anästhesien im Oberkiefer

Die Abrechnungsbestimmungen lassen die Abrechnung der Geb.-Nr. 41 nur zu, wenn die Infiltrationsanästhesie nicht ausreicht. Dieses wird angenommen für:

1. Entzündliche Prozesse, die die Anwendung der Infiltrationsanästhesie nicht gestatten
2. Größere chirurgische Eingriffe (nicht Geb.-Nrn. 43–46 sowie 49 und 50)

Die Tatsache, dass der BEMA mit der Abrechnungsbestimmung Nr. 2 die Möglichkeit eröffnet, die Leitungsanästhesie bei o.a. Eingriffen im Oberkiefer abzurechnen, ist andererseits jedoch kein Freibrief für eine obligatorische Abrechnung der Geb.-Nr. 41. Der Behandler muss in jedem einzelnen Fall prüfen, welche Anästhesie für den geplanten chirurgischen Eingriff ausreichend ist.

Im Gegensatz zum Unterkiefer wird bei den aufgeführten Behandlungen im Oberkiefer nicht darauf abgestellt, dass hier die Abrechnung der Geb.-Nr. 41 den Regelfall darstellen soll. Dies wird durch die zahnärztliche Erfahrung auch bestätigt. Lediglich bei akuten entzündlichen Prozessen mit deutlicher Weichteilbeteiligung (z.B. Infiltrat, Abszess) reicht eine Infiltrationsanästhesie i.d.R. nicht aus. Ist es aber im Zuge einer Vorbehandlung bereits zu einer Entlastung durch Trepanation des betroffenen Zahns, eine Inzision und/oder antibiotische Therapie gekommen, erweist sich eine Infiltrationsanästhesie auch bei größeren chirurgischen Eingriffen meist als ausreichend.

Kommen andererseits erschwerende Umstände, wie infizierte Zysten, Verbackung mit dem Knochen oder Beteiligung der Nasennebenhöhlen hinzu, können eine Leitungsanästhesie und ggf. zusätzlich auch eine Infiltrationsanästhesie erforderlich werden.

Für die Anästhesie der palatinalen Schleimhaut am Foramen palatinus majus bzw. incisivum ist die Abrechnung der Geb.-Nr. 41a nicht möglich, auch wenn es sich aus fachlicher Sicht um eine Leitungsanästhesie handelt. Die Abrechnungsbestimmungen legen fest, dass die Anästhesie der palatinalen Schleimhaut mit der bukkalen Anästhesie abgegolten ist. Nur bei isolierten Eingriffen an der palatinalen Schleimhaut (z.B. Resektion einer palatinalen Wurzel eines oberen Molaren von palatinal) ist die Geb.-Nr. 40 jeweils für den Ausbreitungsbereich des N. palatinus majus bzw. incisivus abrechenbar.

L1 + I

Ohne weitere Prüfung anerkannt wird eine Kombination von Infiltrations- und Leitungsanästhesie bei Wurzelspitzenresektionen an oberen Molaren und chirurgischen Eingriffen mit Kieferhöhlenbeteiligung, sofern auch die Kieferhöhle chirurgisch therapiert wird (Spülen und Absaugen allein reichen nicht aus).

L1 oder **I**

a) Extraktion oberer Weisheitszähne

Eine L1 im Zusammenhang mit der Entfernung oberer Weisheitszähne wird anerkannt, wenn anhand eines Röntgenbildes eine „hohe“ Verlagerung festgestellt werden kann. Wird eine plastische Deckung erforderlich, gilt diese Voraussetzung auch ohne Röntgenbild als erfüllt. Eine I wird als ausreichend angesehen, wenn der Zahn nur geringfügig verlagert oder retiniert, die Krone nur noch von Schleimhaut bedeckt oder das Wurzelwachstum noch nicht abgeschlossen ist.

b) WSR an Frontzähnen oder Prämolaren

Für Wurzelspitzenresektionen an Frontzähnen oder Prämolaren wird eine Infiltrationsanästhesie für ausreichend erachtet, es sei denn Röntgenbilder oder Behandlungsunterlagen lassen erschwerende Umstände, wie Kieferhöhlenbeteiligung (inkl. Therapie), Zysten, deren Entfernung nach den Abrechnungsbestimmungen als Geb.-Nr. 56 abrechenbar ist, o.a. erkennen.

c) Osteotomien nach Geb.-Nr. 47a im OK
Für Osteotomien nach Geb.-Nr. 47a wird eine Infiltrationsanästhesie als ausreichend erachtet, wenn nicht o.a. erschwerende Umstände hinzukommen. Die plastische Deckung der iatrogen (vom ZA) eröffneten Kieferhöhle allein erfüllt diese Voraussetzung nicht.
d) Extraktionen nach den Geb.-Nrn. 43, 44 und 45 im OK
Für Extraktionen nach den Geb.-Nrn. 43–45 reicht eine Infiltrationsanästhesie aus, es sei denn, ein akutes entzündliches Infiltrat oder ein Abszess verhindern eine ausreichende Anästhesiewirkung. Bei entsprechender Dokumentation ist auch in diesen Fällen eine L1 abrechenbar. Die plastische Deckung der iatrogen eröffneten Kieferhöhle allein erfüllt nicht die Kriterien für die Abrechnung der Geb.-Nr. 41a.

Zu 3: Diese Abrechnungsbestimmung ist erheblich geändert worden. Die Nichtabrechenbarkeit einer I für die Ausschaltung des Nervus buccinatorius wird nicht mehr erwähnt. Andererseits wird eine zusätzliche I im Unterkiefer nur noch für chirurgische und parodontal-chirurgische Eingriffe – und das auch nur in begründeten Ausnahmefällen – zugelassen. Eine gute Dokumentation ist also überlebenswichtig.

Die unterschiedlichen Formulierungen dieser Abrechnungsbestimmung und des letzten Satzes der Behandlungsrichtlinien B IV 6 können zu Missinterpretationen führen. Die Abrechnungsbestimmung Nr. 3 stellt allerdings eindeutig klar, dass die kombinierte Abrechnung der Geb.-Nrn. 41a und 40 auch im Zusammenhang mit einer PA-Behandlung nur in Ausnahmefällen möglich ist. Die generelle Abrechnung führt mit Sicherheit zu Beanstandungen durch die Prüfgremien.

Denkbar ist die kombinierte Abrechnung von L1 und I im Unterkiefer z.B. in folgenden Fällen:

a) Zur Ausschaltung der Anastomosen im Frontzahnbereich (entfällt bei beidseitiger L1)
b) Bei Wurzelspitzenresektionen eines Molaren oder beider Prämolaren
c) Bei Entfernung verlagerter und/oder retinierter Weisheits- oder anderer Zähne (z.B. 5er), wenn bei der Extraktion aufgrund der Verlagerung die OP nahe an Nerven oder anderen wichtigen anatomischen Strukturen erfolgen muss
d) Bei umfangreichen Lappenoperationen. Im Zusammenhang mit geschlossenem Vorgehen nach den Geb.-Nrn. P200 und 201 wird es sicher nicht leicht, einen begründeten Ausnahmefall zu konstruieren.

Zu 4: siehe Geb.-Nr. 40 Abr.-Best. Nr. 3

Protokollnotiz des Bundesausschusses zur Narkose (sinngemäß):
Eine zentrale Anästhesie (Narkose) oder Analgosedierung ist dann Kassenleistung, wenn eine Schmerzausschaltung mit einer I oder L1 nicht möglich ist.

Die Indikation „Zahnarztphobie" taucht hier nicht auf. Bei der heute häufig geübten Praxis, besonders ängstlichen Patienten eine Behandlung unter Narkose anzubieten, ist also Vorsicht geboten (siehe hierzu auch Urteil des LSG Nordrhein-Westfalen v. 12.03.1997, Az. L 11 Ka 42/96). Bei Kindern wird dies großzügiger gesehen (siehe auch Kapitel 2.4 Wirtschaftlichkeitsgebot).

Nr.	Leistung	Abkürzung	Bewertungszahl
43	Entfernen eines einwurzeligen Zahns einschließlich Wundversorgung	X1	10
	Als einwurzelige Zähne gelten bei den bleibenden Zähnen:		
	– Alle Frontzähne		
	– Im Oberkiefer Zahn 5		
	– Im Unterkiefer Zahn 4 und Zahn 5		
	Bei den Milchzähnen:		
	– Alle Frontzähne		
44	Entfernen eines mehrwurzeligen Zahns einschließlich Wundversorgung	X2	15
	Als mehrwurzelige Zähne gelten bei den bleibenden Zähnen:		
	– Alle Molaren		
	– Im Oberkiefer Zahn 4		
	Bei den Milchzähnen:		
	– Alle Milchmolaren		

Abrechnungsbestimmungen

Das Entfernen eines Wurzelrests kann nach der Nummer abgerechnet werden, unter der das Entfernen des betreffenden Zahns abgerechnet werden kann.

Hinweise, Erläuterungen, Beispiele

Bei der Abrechnung des Entfernens von Wurzelresten wird obige Abr.-Best. häufig nicht beachtet und gerne statt der Geb.-Nrn. 43 oder 44 die höher bewertete Geb.-Nr. 45 angesetzt. Mit diesem Problem werden die Prüfungsgremien häufig konfrontiert. Und es ist ja wohl auch ziemlich dreist, für die Entfernung eines in Granulationsgewebe schwimmenden Wurzelrests, den man mit den Fingern heraus schnipsen könnte, eine X3 abzurechnen.

Welche X ist für die einfache Extraktion welches Zahns abrechenbar?

a) Bleibendes Gebiss:

X2	X2	X2	X1	X2	X1	X1	X1	X1	X1	X1	X2	X1	X2	X2	X2
8	7	6	5	4	3	2	1	1	2	3	4	5	6	7	8
X2	X2	X2	X1	X1	X1	X1	X1	X1	X1	X1	X1	X1	X2	X2	X2

b) Milchgebiss:

X2	X2	X1	X1	X1	X1	X1	X1	X2	X2
5	4	3	2	1	1	2	3	4	5
X2	X2	X1	X1	X1	X1	X1	X1	X2	X2

Diese Festlegung gilt ausnahmslos. Das heißt, dass z.B. für einen oberen 5er, der 2 Wurzeln hat, auch nur eine X1 abgerechnet werden kann. Umgekehrt ist für einen oberen 4er, der nur eine Wurzel hat, eine X2 abrechenbar. Das ist zwar nicht unbedingt logisch, aber nicht zu ändern. Man muss es einfach auswendig lernen.

Nr.	Leistung	Abkürzung	Bewertungszahl
45	Entfernen eines tief frakturierten Zahns einschließlich Wundversorgung	X3	40

Hinweise, Erläuterungen, Beispiele

Voraussetzung für die Abrechnung einer X3: Der Zahnteil kann aus der Tiefe nur mittels Hebel, Kralle oder Spezialzange – u.U. nach Teilabtragung von Knochen (ohne Aufklappung!) – entfernt werden.

Die Auslegung, wann eine Extraktion als X3 abrechenbar ist, variiert sehr stark. Im Einzelfall ist bei der zuständigen KZV zu klären, ob bereits ein erhöhter Aufwand, wie z.B. das Trennen der Wurzeln, ausreicht, oder ob der Zahn bis auf Höhe des Alveolarkamms abgebrochen oder eine Fraktur der Wurzel in einem bestimmten Bereich der Alveole erfolgt sein muss.

Ganz sicher ist die **X3 nicht standardmäßig für die Extraktion von 3-wurzeligen Zähnen** abrechenbar.

Wie das Entfernen von Wurzelresten abzurechnen ist, siehe auch Geb.-Nrn. 43 und 44.

Nr.	Leistung	Abkürzung	Bewertungszahl
46	Vom Zusammenhang her hinter der Geb.-Nr. 38 aufgeführt		

Nr.	Leistung	Abkürzung	Bewertungszahl
47a	Entfernen eines Zahns durch Osteotomie einschließlich Wundversorgung	Ost1	55

Abrechnungsbestimmungen
Die Abrechnung einer Leistung nach der Nr. 47a setzt die **Aufklappung des Zahnfleisches** voraus.

Hinweise, Erläuterungen, Beispiele
Es sei an dieser Stelle noch einmal darauf hingewiesen, dass für die Abrechnung der Geb.-Nr. 47a neben der Entfernung des Zahns 2 weitere Leistungen unabdingbar sind:

1. Aufklappung des Zahnfleisches
2. Entfernen von Knochensubstanz

Diese Leistungen verlangen ferner, dass i.d.R. nach ca. 1 Wo. ein Nachbehandlungstermin zum Nahtentfernen erforderlich wird. Fehlt dieser Termin in Abrechnung und Dokumentation gehen die Prüfungsinstanzen davon aus, dass der Leistungsinhalt der Geb.-Nr. 47a nicht erfüllt wurde.

Nr.	Leistung	Abkürzung	Bewertungszahl
47b	Hemisektion und Teilextraktion eines mehrwurzeligen Zahns	Hem	72

Abrechnungsbestimmungen
Eine Leistung nach 47b ist nur in begründeten Ausnahmefällen zum Erhalt einer geschlossenen Zahnreihe und/oder zum Erhalt einer bestehenden prothetischen Versorgung abrechnungsfähig.

Hinweise, Erläuterungen, Beispiele
Die Prämolarisierung (Trennen der Wurzeln bei gleichzeitigem Erhalt der Wurzeln) ist keine Kassenleistung mehr.

Beispiele zu den Einschränkungen „geschlossene Zahnreihe“ und „bestehende prothetische Versorgung“ sind unter der Geb.-Nr. 28 aufgeführt.

Die Geb.-Nr. 47b kann nur abgerechnet werden, wenn ein Teil des Zahns erhalten bleibt. Für das Trennen der Wurzeln bei kompletter Entfernung eines Zahns ist sie nicht abrechenbar.

Nr.	Leistung	Abkürzung	Bewertungszahl
48	Entfernen eines verlagerten und/oder retinierten Zahns, Zahnkeimes oder impaktierten Wurzelrestes durch Osteotomie einschließlich Wundversorgung	Ost2	78

Hinweise, Erläuterungen, Beispiele

Es dürfte sich von selbst verstehen, dass auch für die Abrechnung der Geb.-Nr. 48 eine Aufklappung zwingend erforderlich ist. Beachten sollte man auch, dass nach der Aufklappung auch noch Knochensubstanz entfernt werden muss. Ist es nämlich möglich, z.B. einen oberen 8er nach Aufklappung mit dem Hebel oder einer Zange ohne weitere Maßnahmen zu entfernen, kann diese Leistung nur als X2 und nicht als Ost2 abgerechnet werden.

Ein häufiger Streitpunkt wird sicherlich auch die Frage sein, wann es sich bei einem Wurzelrest um einen impaktierten Wurzelrest handelt. Ein gutes Röntgenbild und eine ausführliche Dokumentation werden hier ohne Frage weiterhelfen. Impaktiert bedeutet nämlich von Knochen und nicht lediglich von Granulationsgewebe umgeben.

Die **Geb.-Nrn. Ä2650 und 2651** können nicht anstatt der Geb.-Nr. 48 über die KZV abgerechnet werden.

Nr.	Leistung	Abkürzung	Bewertungszahl
49	Exzision von Mundschleimhaut oder Granulationsgewebe für das Gebiet eines Zahns	Exz1	10

Abrechnungsbestimmungen

1. Eine Leistung nach Nr. 49 ist in derselben Sitzung nicht für dasselbe Gebiet neben einer anderen chirurgischen Leistung abrechnungsfähig.
2. Wird in der Präparationssitzung eine Exzision von Mundschleimhaut oder Granulationsgewebe, wie z.B. Papillektomie, durchgeführt, ist eine Leistung nach Nr. 49 abrechnungsfähig.
3. Für das Durchtrennen von Zahnfleischfasern (auch mittels elektrochirurgischer Maßnahmen) ist eine Leistung nach Nr. 49 abrechnungsfähig.

Hinweise, Erläuterungen, Beispiele

Zu 2: Insbesondere bei Kronenpräparationen sollte differenziert werden, ob mit der vorgenommenen Exzision der Leistungsinhalt der Geb.-Nr. 49 erfüllt wurde oder lediglich die Geb.-Nr. 12 abrechenbar ist.

Denkbar ist auch eine Abrechnung der Geb.-Nrn. 12 und 49 nebeneinander. Dazu sollte man allerdings die Leistungsinhalte exakt dokumentieren, denn ein derartiges Vorgehen stößt bei den Prüfungsgremien i.d.R. auf wenig Gegenliebe.

Nr.	Leistung	Abkürzung	Bewertungszahl
50	Exzision einer Schleimhautwucherung (z.B. lappiges Fibrom, Epulis)	Exz2	37

Abrechnungsbestimmungen

1. Eine Leistung nach Nr. 50 ist in derselben Sitzung nicht für dasselbe Operationsgebiet neben einer anderen chirurgischen Leistung abrechnungsfähig.
2. Eine Leistung nach Nr. 50 ist auch mehrmals je Kiefer abrechnungsfähig, wenn es sich um getrennte Operationsgebiete handelt.

Hinweise, Erläuterungen, Beispiele

Nicht ganz konform mit der Abr.-Best. 2 geht die Regelung, dass die Geb.-Nr. 50 auch für **PA-Behandlungen** von nur wenigen Zähnen (3, vielleicht auch mal 4) bei isolierten akuten parodontalen Problemen abgerechnet werden kann. Die Abrechnung erfolgt je Zahn. Es muss der Leistungsinhalt der Geb.-Nrn. P200 bis 203 erfüllt sein. Diese Regelung gilt jedoch nicht in allen KZV-Bereichen.

Für einen Zeitraum von 3 Monaten nach Abschluss einer systematischen PA-Behandlung kann die Geb.-Nr. 50 zur Therapie von Rezidiven nicht abgerechnet werden.

Probe-Exzisionen werden nach den GOÄ.-Nrn. 2401 oder 2402 abgerechnet. Zur pathologischen Untersuchung eingesandte Gewebeteile, die im Rahmen einer Exzision gewonnen wurden, können nicht gesondert abgerechnet werden.

Bare Auslagen, die beim Versenden von Gewebeproben zur histologischen Untersuchung entstehen, können unter der Geb.-Nr. 602 abgerechnet werden.

Nr.	Leistung	Abkürzung	Bewertungszahl
51a	Plastischer Verschluss einer eröffneten Kieferhöhle durch Zahnfleischplastik als selbstständige Leistung oder in Verbindung mit einer Extraktion	Pla1	80

Hinweise, Erläuterungen, Beispiele

Die Geb.-Nr. 51a ist nur als selbstständige Leistung oder in Verbindung mit den Geb.-Nrn. 43–45 sowie chirurgischen Leistungen aus der GOÄ, die per se keine Aufklappung erfordern (z.B. Punktion der Kieferhöhle – GOÄ-Nr. 1465), abrechenbar.

Die **Geb.-Nr. Ä1628** kann nicht anstatt der Geb.-Nr. 51a über die KZV abgerechnet werden.

Nr.	Leistung	Abkürzung	Bewertungszahl
51b	Plastischer Verschluss einer eröffneten Kieferhöhle in Verbindung mit Osteotomie	PlaO	40

Hinweise, Erläuterungen, Beispiele

Die Geb.-Nr. 51 b ist neben folgenden Osteotomieleistungen abrechenbar: 47a und b, 48, 53, 58, 62 sowie Osteotomieleistungen aus der GOÄ von 1982 (z.B. 1486). Das bedeutet für die Geb.-Nr. 56, dass nur die Geb.-Nrn. 56c und d neben der Geb.-Nr. 51b abrechenbar sind, wobei die Abrechnung der Geb.-Nr. 51b im Zusammenhang mit der Geb.-Nr. 56d wohl eher selten zur Abrechnung kommen wird.

Bei der Kombination der Geb.-Nrn. 51b und 54a–c ist Folgendes zu beachten: Für die Abrechnung einer Leistung gilt, dass diese als selbstständige Leistung dann nicht abrechenbar ist, wenn sie

a) aus abrechnungstechnischer Sicht – Bestandteil einer anderen abrechnungsfähigen Leistung ist (BEMA Allgemeine Bestimmungen Abs. 2),
b) aus fachlicher Sicht – ein Teil einer anderen Leistung ist und/oder
c) im Rahmen einer anderen Leistung mit erledigt wird, wobei kein bzw. kein nennenswerter Mehraufwand entsteht.

Damit scheidet eine gemeinsame Abrechnung der Geb.-Nrn. 51b und 54 grundsätzlich aus. Eine Abrechnung wäre allenfalls denkbar, wenn die Kieferhöhle mit Kieferhöhlenschleimhaut verschlossen wird, eine wohl eher extrem seltene Maßnahme.

Das SG Kiel führt hierzu in einem rechtskräftigen Urteil v. 14.05.2004 (Az. S 13 KA 116/03) u.a. Folgendes aus: Gegen eine Abrechenbarkeit der Geb.-Nr. 51b bei WSR spricht eindeutig der Wortlaut der Leistungsbeschreibung, die eine Abrechnungsfähigkeit ausdrücklich nur in Verbindung mit Osteotomie vorsieht. Diese eindeutige Formulierung verbietet es, die Abrechenbarkeit auch auf WSR auszudehnen. Die Kammer sieht sich in ihrer Entscheidung auch dadurch bestätigt, dass die Leistungsdefinition der Geb.-Nr. 51b auch in der Neustrukturierung des BEMA (ab 01.01.2004) unverändert geblieben ist.

Für das Anlegen einer Verbandsplatte oder Pelotte ist die GOÄ-Nr. 2700 abrechenbar.

Nr.	Leistung	Abkürzung	Bewertungszahl
52	Trepanation des Kieferknochens	Trep2	24

Hinweise, Erläuterungen, Beispiele

Diese Leistung, auch Schröder'sche Lüftung genannt, macht bestimmt keinem der Beteiligten Spaß. Sie ist aber erforderlich, wenn die Entlastung einer akuten Entzündung im Bereich der Wurzelspitze eines Zahns über den Wurzelkanal nicht möglich ist.

Nr.	Leistung	Abkürzung	Bewertungszahl
53	Sequestrotomie bei Osteomyelitis der Kiefer	Ost3	72

Hinweise, Erläuterungen, Beispiele

Die Leistungslegende dieser Geb.-Nr. wurde geändert, sodass sie jetzt nur noch bei der gefürchteten und nur schwer therapierbaren Knochenmarkentzündung abgerechnet werden kann.

Es handelt sich um die Entfernung eines abgegrenzten, abgestorbenen Knochenteils (Sequester).

Müssen mehrere Sequester entfernt werden und sind die **OP-Gebiete nicht zusammenhängend**, kann die Geb.-Nr. 53 auch **mehrfach in einer Sitzung** abgerechnet werden.

Nr.	Leistung	Abkürzung	Bewertungszahl
54	Wurzelspitzenresektion		
	a) An einem Frontzahn	WR1	72
	b) An einem Seitenzahn, einschließlich der ersten resezierten Wurzelspitze	WR2	96
	c) Am selben Seitenzahn, sofern durch denselben Zugang erreichbar, je weitere Wurzelspitze	WR3	48

Abrechnungsbestimmungen

1. Eine Wurzelspitzenresektion an einer Wurzelspitze in derselben Sitzung an demselben Seitenzahn, die über einen anderen operativen Zugang erfolgt, wird nach Nr. 54b abgerechnet.
2. Eine retrograde Füllung an einer Wurzel nach Wurzelspitzenresektion wird nach den Nrn. 32 und 35 gesondert abgerechnet.

Richtlinien (Auszug):

Die Wurzelspitzenresektion von Molaren ist i.d.R. angezeigt, wenn

- damit eine geschlossene Zahnreihe erhalten werden kann,
- eine einseitige Freiendsituation vermieden wird,
- der Erhalt von funktionstüchtigem Zahnersatz möglich wird.

Näheres siehe vor Geb.-Nr. 28

Hinweise, Erläuterungen, Beispiele

Zu 1: Diese Bestimmung ist völlig überflüssig, da sie sich aus der Leistungslegende der Geb.-Nr. 54c ergibt.

- In der Regel werden die Wurzeln mehrwurzeliger Zähne durch einen Zugang reseziert. Das gilt insbesondere im UK (= WR2 + WR3). Eine Resektion durch getrennte Zugänge ist nur bei extrem gespreizten Wurzeln denkbar (= 2-mal WR2). Sicher wären chirurgisch besonders begabte Kolleginnen und Kollegen in der Lage, nahezu jeden UK-Molaren durch getrennte Zugänge zu resezieren, sie kämen dann aber sehr schnell mit dem Gebot zu wirtschaftlicher Behandlungsweise in Konflikt, womit sich dieses Vorgehen also verbietet.
- Auch im OK werden die beiden bukkalen Wurzeln i.d.R. durch einen Zugang reseziert (= WR2 + WR3). Bei der palatinalen Wurzel gibt es 2 Möglichkeiten: Resektion durch die Kieferhöhle hindurch (= WR2 + 2-mal WR3) oder Resektion von palatinal. Das wäre dann ein getrennter Zugang (= 2-mal WR2 + WR3).

Zu 2: Gemeint ist hier unverändert eine Wurzelfüllung, die mehrere Millimeter weit in den Wurzelkanal hineinreichen muss. Die Landessozialgerichte sind sich allerdings noch nicht ganz einig, wie viele Millimeter es denn sein sollen. Eine Nachfrage bei der zuständigen KZV ist deswegen unerlässlich.

Ein retrograder Verschluss, d.h. schüsselförmiges Ausbohren der resezierten Wurzelspitze mit einem Rosenbohrer o.Ä. und Füllen mit irgendeinem Füllungsmaterial, erfüllt die Bedingung der Abr.-Best. 2 nicht. Häufig wird bei diesem Vorgehen noch das für diesen Zweck nicht mehr zugelassene Amalgam verwendet. Das liegt daran, dass es kein anderes Füllungsmaterial gibt, das für dieses Vorgehen geeigneter wäre; denn nur Amalgam ist ausreichend fehlertolerant und widersteht auch noch im nicht ausgehärteten Zustand den Attacken des ständig nachfließenden Bluts sowie Spülungen der Resektionshöhle.

Zur Abrechenbarkeit der Geb.-Nr. 51b neben der Geb.-Nr. 54 siehe bei Geb.-Nr. 51b.

Die extraorale WSR ist nicht unter der Geb.-Nr. 54 abrechenbar. Das Glätten der Wurzelspitzen kann lediglich als Geb.-Nr. 106 (sK) abgerechnet werden.

Zu Richtlinien: siehe vor Geb.-Nr. 28

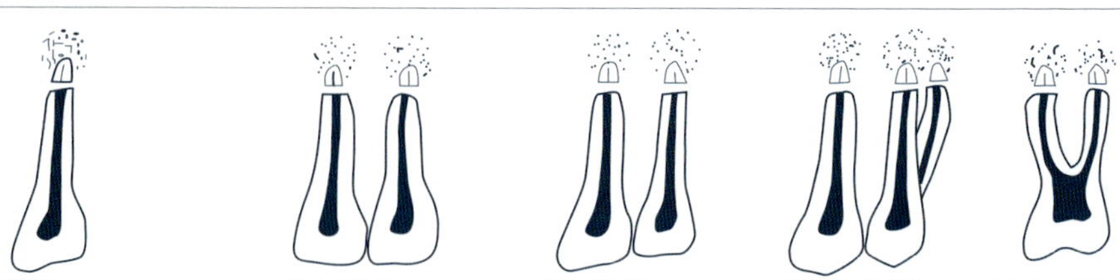

WR1 | **2 × WR1** (Zähne 11 + 21) | **2 × WR1** (Zähne 21 + 22) | **WR1 + WR2 + WR3** (Zähne 23, 24) | **WR2 + WR3**

Nr.	Leistung	Abkürzung	Bewertungszahl
55	Reimplantation eines Zahns, ggf. einschließlich einfacher Fixation an den benachbarten Zähnen	RI	72

Hinweise, Erläuterungen, Beispiele

Unter dieser Geb.-Nr. kann nur das Wiedereinpflanzen eines Zahns, der vollständig aus seiner Alveole entfernt wurde, in sein ursprüngliches Zahnfach abgerechnet werden. Hierbei ist es unerheblich, ob er z.B. durch einen Unfall herausgeschlagen oder zwecks extraoraler Wurzelspitzenresektion vom Zahnarzt extrahiert wurde.

Die **Autotransplantation** z.B. eines **8ers an die Stelle eines zerstörten 6ers** kann **nicht** unter dieser Geb.-Nr. abgerechnet werden. **Transplantationen sind keine Kassenleistung** und können somit nur als Privatleistung nach GOZ mit dem Patienten direkt abgerechnet werden. Abrechenbar sind in diesem Zusammenhang allerdings die Anästhesie- und Extraktionsleistungen sowohl für den zu entfernenden als auch den zu transplantierenden Zahn.

Nr.	Leistung	Abkürzung	Bewertungszahl
56	Operation einer Zyste		
	a) Durch Zystektomie	Zy1	120
	b) Durch orale Zystostomie	Zy2	72
	c) Durch Zystektomie in Verbindung mit einer Osteotomie oder Wurzelspitzenresektion	Zy3	48
	d) Durch orale Zystostomie in Verbindung mit einer Osteotomie oder Wurzelspitzenresektion	Zy4	48

Abrechnungsbestimmungen

Das Entfernen von Granulationsgewebe und kleinen Zysten ist nicht nach Nr. 56 abrechnungsfähig.

Hinweise, Erläuterungen, Beispiele

Nicht als GOÄ-Nrn. 2655 bis 2658 abrechenbar.

Zu 56a und b: Diese Geb.-Nrn. können nur als selbstständige Leistungen oder in Verbindung mit den Geb.-Nrn. 43, 44 und 45 abgerechnet werden.

Zu 56c und d: Diese Geb.-Nrn. können mit den Geb.-Nrn. 47a, b, 48 und 53 (Osteotomien), 54a–c (Wurzelspitzenresektionen) sowie Osteotomieleistungen aus der GOÄ von 1982 abgerechnet werden.

Die „vereinbarte Abrechnungsbestimmung" zum BEMA stellt klar, dass das Entfernen von Granulationsgewebe oder kleinen Zysten in einer Extraktions- oder Osteotomiewunde nicht nach Geb.-Nr. 56 zusätzlich abgerechnet werden kann. Dieses gilt auch in Verbindung mit einer Wurzelspitzenresektion.

Daraus ergibt sich, dass nicht jede im Röntgenbild diagnostizierbare apikale Aufhellung zur Abrechnung der Nr. 56 berechtigt. Voraussetzung zur Berechnung dieser Geb.-Nr. muss eine im Röntgenbild diagnostizierbare Zyste und ein zusätzlicher entsprechender chirurgischer Aufwand sein. Der Nachweis anhand eines Untersuchungsbefunds durch einen Pathologen ist ebenfalls möglich.

Bleibt die Frage: Wie definiere ich klein? In diesem Zusammenhang sei auf ein Urteil des LSG Schleswig vom 19.04.2002 hingewiesen. Das LSG stellt hinsichtlich der Abrechenbarkeit der Geb.-Nr. 56 Folgendes fest: Apikale Veränderungen, die größer sind als 10 mm (auf dem OPG dann 12 mm, bedingt durch den Vergrößerungsfaktor des OPG), sind immer nach Geb.-Nr. 56 abrechenbar, unter 6 mm nie, und zwischen 6–10 mm ist ein erhöhter Mehraufwand vom Zahnarzt im Einzelfall nachzuweisen. (Röntgenbilder, pathologischer Befund, Karteikarten). Das ist doch mal eine Aussage, mit der sich arbeiten lässt.

Die Entfernung des sog. Zahnsäckchens bei Extraktion z.B. eines 8ers nach Geb.-Nr. 56 ist i.d.R. nicht möglich, da kein einer Zystenoperation entsprechender Aufwand anfällt.

Unterschied von Zystektomie und Zystostomie:

a) Zystektomie = komplette Entfernung des Zystenbalgs, Verschließen der Wundhöhle mit einem Schleimhautlappen (Partsch II)
b) Zystostomie = Die Zyste wird zur Nebenhöhle der Mundhöhle gemacht (Partsch I). Eine vollständige Entfernung des Zystenbalgs ist nicht unbedingt erforderlich. Da die Wunde von innen heraus heilen soll, wird sie entweder durch Streifeneinlagen oder einen Obturator (aus Kunststoff oder Silikon) offen gehalten.

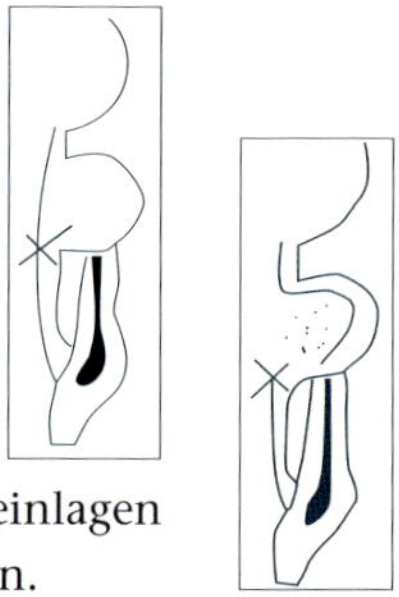

Auch die Entfernung von Weichteilzysten kann unter der Geb.-Nr. 56 abgerechnet werden. Hier kommt allerdings nur die Geb.-Nr. 56a infrage.

Die Arbeit an einer Berufsschule hat gezeigt, dass es offensichtlich sehr schwierig ist, die Leistungsinhalte jeweils richtig zuzuordnen. Darum hier eine kleine Eselsbrücke: Zyst**ek**tomie = **ek** wie weg, was sich auf den Zystenbalg bezieht.

Die **GOÄ-Nrn. 2655, 2656, 2657 und 2658** können nicht anstatt der Geb.-Nrn. 56a–c über eine KZV abgerechnet werden.

Nr.	Leistung	Abkürzung	Bewertungszahl
57	Beseitigen störender Schleimhautbänder, Muskelansätze oder eines Schlotterkamms im Frontzahnbereich oder in einer Kieferhälfte, je Sitzung	SMS	48

Feststellung Nr. 99 der Arbeitsgemeinschaft gem. § 22 EKVZ:

Leistungen nach den Nrn. 57 und 59 sind im Zusammenhang mit einer systematischen PAR-Behandlung nur dann neben Leistungen nach Nr. P200 abrechenbar, wenn sie als zusätzliche ortsgetrennte chirurgische Eingriffe (Frenektomie – Vestibulumplastik) erforderlich sind.

Freie Schleimhauttransplantate, die in diesem Zusammenhang zur Deckung freigelegter Gebiete erforderlich werden, sind nach den GOÄ-Nrn. 2386 bzw. 2382 (je nach Größe) auf dem Erfassungsschein abrechenbar.

Ein koronaler Verschiebelappen ist nach GOÄ-Nr. 2382 abzurechnen.

Es muss sich dabei um einen Eingriff handeln, der nicht im Zusammenhang mit Leistungen nach Nr. P200 durchgeführt wird.

Hinweise, Erläuterungen, Beispiele

Aufgrund der Neufassung des BEMA Teil 4 (Systematische Behandlung von Parodontopathien) wird die Feststellung Nr. 99 um die Geb.-Nrn. P201, P202 und P203 erweitert werden müssen.

Nr.	Leistung	Abkürzung	Bewertungszahl
58	Knochenresektion am Alveolarfortsatz zur Formung des Prothesenlagers im Frontzahnbereich oder in einer Kieferhälfte als selbstständige Leistung	KnR	48

Abrechnungsbestimmungen

1. Eine Leistung nach Nr. 58 kann nur abgerechnet werden, wenn sie nicht im zeitlichen Zusammenhang mit dem Entfernen von Zähnen oder einer Osteotomie erbracht wird.
2. Eine Leistung nach Nr. 58 kann nicht abgerechnet werden, wenn eine Osteotomie in derselben Sitzung in derselben Kieferhälfte oder dem Frontzahnbereich erbracht wird.

Hinweise, Erläuterungen, Beispiele

Zu 1: Aufgrund dieser Bestimmung ist die Abrechnung der Geb.-Nr. 58 auch nicht während der Ausheilungsphase nach einer Extraktion oder Osteotomie möglich. Das heißt, zwischen Extraktion oder Osteotomie einerseits und Knochenresektion andererseits müssen mehrere Wochen, wenn nicht Monate liegen.

Zu 2: Aufgrund dieser Bestimmung ist die Abrechnung einer Osteotomie zusammen mit der Geb.-Nr. 58 auch dann nicht möglich, wenn es sich um ortsgetrennte Eingriffe handelt, sofern beide OPs in derselben Kieferhälfte bzw. demselben Frontzahnbereich vorgenommen werden.

Ggf. kann die Geb.-Nr. 62 (Alv) abgerechnet werden.

Beachtet werden muss auch, dass die Geb.-Nr. 58 nur im Zusammenhang mit der Neuanfertigung einer Prothese oder zur Verbesserung des Sitzes einer vorhandenen Prothese abgerechnet werden kann.

Die **chirurgische Knochenverlängerung** im Zuge einer **Kronenpräparation** ist eine **Privatleistung** und nicht unter dieser oder einer anderen Geb.-Nr. des BEMA abrechenbar.

Wichtig ist auch die Abgrenzung der Geb.-Nrn. 46 (XN), 58 (KnR) sowie 62 (Alv) gegeneinander:

XN: **Knochenresektion kleineren Umfangs** in der **Ausheilungsphase oder später**. Meist werden nur einzelne Knochenspitzen entfernt, ohne dass hierfür ein größerer chirurgischer Aufwand erforderlich wäre. Es ist auch kein Zusammenhang mit einer prothetischen Versorgung gefordert.

KnR: Knochenresektion größeren Umfangs **mit Aufklappung** der Schleimhaut am **ausgeheilten Kiefer**. **Präprothetische Maßnahme**!

Alv: Knochenresektion, die im **direkten zeitlichen Zusammenhang mit Extraktionen** oder **Osteotomien** bzw. in der **Ausheilungsphase** abgerechnet wird. **Präprothetische Maßnahme**!

Die **GOÄ-Nr. 2730** kann nicht anstelle der Geb.-Nr. 58 über eine KZV abgerechnet werden (s. hierzu Kap. 5).

Da die Abrechnungsbestimmungen nur die parallele Abrechnung von Extraktionen und Osteotomien mit der Geb.-Nr. 58 verbietet, ist die Abrechnung der Geb.-Nrn. 57 (SMS), 59 (Pla2) und 60 (Pla3) zusammen mit der Geb.-Nr. 58 durchaus denkbar.

Nr.	Leistung	Abkürzung	Bewertungszahl
59	Mundboden- oder Vestibulumplastik im Frontzahnbereich oder in einer Kieferhälfte	Pla2	120

Feststellung Nr. 99 der Arbeitsgemeinschaft KZBV-VdAK/AEV

Siehe hierzu Geb.-Nr. 57

Hinweise, Erläuterungen, Beispiele

Operative Vergrößerung des Alveolarfortsatzes und damit der Auflage- bzw. Saugfläche der Prothesenbasis. Auch diese Leistung ist also v.a. eine präprothetische Maßnahme.

Aufgrund der Neufassung des BEMA Teil 4 (Systematische Behandlung von Parodontopathien) kann die Geb.-Nr. 59 nicht mehr im Zusammenhang mit einer PA-Behandlung abgerechnet werden, auch nicht als ortsgetrennter Eingriff.

Nr.	Leistung	Abkürzung	Bewertungszahl
60	Tuberplastik, einseitig	Pla3	80

Hinweise, Erläuterungen, Beispiele

Die Tuberplastik könnte man auch als die Vestibulumplastik des Tuberbereichs bezeichnen. Kassentechnisch (wirtschaftlich) betrachtet, macht auch diese Leistung nur Sinn als präprothetische Maßnahme.

Aufgrund der Neufassung des BEMA Teil 4 (Systematische Behandlung von Parodontopathien) kann die Geb.-Nr. 60 nicht mehr im Zusammenhang mit einer PA-Behandlung abgerechnet werden, auch nicht als ortsgetrennter Eingriff.

Die modellierende Osteotomie eines zu großen Tubers muss unter Geb.-Nr. 58 (KnR) abgerechnet werden. Ist gleichzeitig eine Schleimhautplastik erforderlich, können die Geb.-Nrn. 58 und 60 nebeneinander abgerechnet werden. Hierbei sollte allerdings beachtet werden, dass dieses Vorgehen nicht zum Regelfall wird. Alle Prüfungsgremien reagieren da sehr sensibel.

Nr.	Leistung	Abkürzung	Bewertungszahl
61	Korrektur des Lippenbändchens bei echtem Diastema	Dia	72

Abrechnungsbestimmungen

Eine Leistung nach Nr. 61 kann nur abgerechnet werden, wenn das Septum durchtrennt wird.

Hinweise, Erläuterungen, Beispiele

Das echte Diastema tritt zwischen den 1ern (häufiger oben, seltener unten) ausschließlich im vollbezahnten, ansonsten geschlossenen Gebiss auf. Hiervon unterscheidet sich das unechte Diastema, das durch das Fehlen von Zähnen (meist der 2er) verursacht wird.

Nur die **Korrektur des echten Diastemas** im Rahmen einer kieferorthopädischen Behandlung ist als **Geb.-Nr. 61** abrechenbar.

Offen ist noch die Frage, ob die Geb.-Nr. 61 bei der kieferorthopädischen Behandlung von Erwachsenen, die ja Privatleistung ist, abgerechnet werden kann.

Nr.	Leistung	Abkürzung	Bewertungszahl
62	Alveolotomie	Alv	36

Abrechnungsbestimmungen

1. Die Resektion der Alveolarfortsätze in einem Gebiet von 4 und mehr Zähnen in einem Kiefer ist nach dieser Nummer abrechnungsfähig.
2. Die Resektion der Alveolarfortsätze über das Gebiet von mehr als 8 Zähnen in einem Kiefer ist zweimal nach Nr. 62 abrechnungsfähig.
3. Die Resektion der Alveolarfortsätze in einem Gebiet bis zu 3 Zähnen in einem Kiefer ist nur dann abrechnungsfähig, wenn sie in besonderer Sitzung erbracht wurde.
4. Das Gebiet muss nicht zusammenhängend sein.

Hinweise, Erläuterungen, Beispiele

Zur Abgrenzung der Leistungsinhalte der Geb.-Nrn. 46, 58 und 62 siehe Geb.-Nr. 58

Zu 1: Diese Bestimmung spricht von einem Gebiet und nicht von der Extraktion von 4 Zähnen. Im Extremfall wäre also auch bei der Extraktion nur eines Zahns eine Alv abrechenbar, wenn die Resektion des Knochens den Bereich weiterer 3 Zähne umfasst.

Zu 2: Die Resektion muss den Bereich von mehr als 8 Zähnen, also mindestens 9, umfassen.

Zu 3: Mit dieser Bestimmung wird die Möglichkeit einer Resektion des Kieferknochens in der Ausheilungsphase eröffnet. Die Abrechnung der Geb.-Nr. 62 am ausgeheilten Kiefer wird zwar nicht ausgeschlossen, wäre aber nicht besonders intelligent, weil es dafür die höher bewertete Geb.-Nr. 58 (KnR) gibt.

Wird in der Ausheilungsphase ein Gebiet von mehr als 3 Zähnen reseziert, ist gemäß Abr.-Best. 2 eine weitere Alv erst bei einer Resektion über einen Bereich von mindestens 9 Zähnen möglich.

Zu 4: Das resezierte Gebiet muss zwar nicht zusammenhängend sein, es muss aber in einem Kiefer liegen.

Beispiel 1: Extraktion der Zähne 36, 37 und 46, Resektion der Gebiete 36, 37 sowie 46, 47. 1 × Geb.-Nr. 62 abrechenbar.

Beispiel 2: Extraktion der Zähne 25, 26, 36 und 37, Resektion der Gebiete 25, 26, 27 sowie 36, 37. Keine Geb.-Nr. 62 abrechenbar.

Beachtet werden muss ferner, dass es sich bei der Geb.-Nr. 62 um eine präprothetische Maßnahme handelt, auch wenn dies nicht ausdrücklich erwähnt ist. Damit scheidet automatisch die Abrechnung dieser Geb.-Nr. bei der Extraktion von Milchzähnen aus.

Nr.	Leistung	Abkürzung	Bewertungszahl
63	Freilegen eines retinierten oder verlagerten Zahns zur orthopädischen Einstellung	Fl	80

Hinweise, Erläuterungen, Beispiele

Durch diese Maßnahme wird die freigelegte Zahnkrone orthopädischen Maßnahmen zugänglich gemacht. Es spielt dabei keine Rolle, ob eine kieferorthopädische Behandlung gleichzeitig stattfindet, folgt oder geplant ist. Es ist möglicherweise noch gar nicht absehbar, ob es überhaupt zu einer kieferorthopädischen Behandlung kommen wird.

Die Freilegung eines retinierten 8ers bei Dentitio difficilis kann nicht unter dieser Geb.-Nr. abgerechnet werden, da eine orthopädische Einstellung dieses Zahns wohl eher nicht infrage kommt.

Nr.	Leistung	Abkürzung	Bewertungszahl
105	Lokale medikamentöse Behandlung von Schleimhauterkrankungen, Aufbringung von auf der Mundschleimhaut haftenden Medikamenten oder Behandlung von Prothesendruckstellen, je Sitzung	Mu	8

Abrechnungsbestimmungen

Die Behandlung von Prothesendruckstellen kann nur dann auf dem Erfassungsschein abgerechnet werden, wenn die Prothese länger als 3 Monate eingegliedert ist. Das Gleiche gilt sinngemäß für Druckstellen bei Wiederherstellung der Funktionstüchtigkeit einer Prothese.

Hinweise, Erläuterungen, Beispiele

Die Geb.-Nr. 105 kann **nur einmal je Sitzung** abgerechnet werden, auch wenn die Behandlung an verschiedenen Stellen durchgeführt wird und es sich um unterschiedliche Munderkrankungen handelt.

Das Beschleifen einer Prothese zur Druckstellenbeseitigung ist ausschließlich nach Geb.-Nr. 106 abrechenbar. Die zusätzliche obligatorische Abrechnung der Geb.-Nr. 105 ist weder zulässig noch nötig, da in den meisten Fällen die Schleimhautreizung auch ohne medikamentöse Behandlung umgehend abklingt, wenn der Reiz beseitigt wurde. Das Aufbringen von Medikamenten wird damit zu einer symbolischen Handlung. Prüfungsausschüsse streichen bei obligatorischer Abrechnung der Geb.-Nr. 105 im Zusammenhang mit der Geb.-Nr. 106 die Geb.-Nr. 105 gnadenlos weg.

Die dreimonatige Sperrfrist sollte unbedingt beachtet werden. Die Prüfungsgremien haben hierauf nämlich ein besonders waches Auge. Auch vom Ausweichen auf Ersatzleistungen, wie z.B. die Ä1, kann nur dringend abgeraten werden.

Um für Prüfverfahren gerüstet zu sein, sollten unbedingt nachvollziehbare Diagnosen notiert werden, wie z.B.:

- Ging. marg. (Gingivitis marginalis)
- Ging. hyp. (Gingivitis hypertrophicans)
- Stom. simp. (Stomatitis simplex)
- Stom. ulc. (Stomatitis ulcerosa)
- Stom. apht. (Stomatitis aphthosa)
- Dent. diff. (Dentitio difficilis)
- Druckstelle (Dekubitus)

Bei Dentitio difficilis kann die Geb.-Nr. 105 nicht für das Bestreichen eines Streifens mit einem Medikament zusätzlich zur Geb.-Nr. 38 abgerechnet werden, da die Geb.-Nr. 38 nur als selbstständige Leistung abrechenbar ist.

Im Gegensatz dazu ist die Geb.-Nr. 105 z.B. sehr wohl zusammen mit den Geb.-Nrn. Ä161 (Inz1) und 49 (Exc1) abrechenbar.

Mundbehandlungen während einer systematischen PAR-Behandlung können nicht als Geb.-Nr. 105 abgerechnet werden. Diese Leistungen sind mit den Geb.-Nrn. P200, 201, 202 und 203 abgegolten (s. Abrechnungsbestimmungen zu diesen Geb.-Nrn.).

Inwieweit PAR-Vorbehandlungen noch als Mu abrechenbar sind, sollte bei der zuständigen KZV erfragt werden. Die Beseitigung isolierter lokaler Probleme kann unter der Geb.-Nr. 50 (Exc2) abgerechnet werden. Motivationssitzungen fallen wohl eher in den Bereich der Prophylaxe und können damit für Erwachsene nur privat in Rechnung gestellt werden. Man sollte diese Möglichkeit einer angemessenen Honorierung ergreifen; denn die 8 Punkte, die es bei Ansatz der Geb.-Nr. 105 gibt, können wohl kaum als Honorar, sondern allenfalls als Almosen bezeichnet werden.

Nr.	Leistung	Abkürzung	Bewertungszahl
106	Beseitigung scharfer Zahnkanten oder störender Prothesenränder oder Ähnliches, je Sitzung	sK	10

Abrechnungsbestimmungen

1. Zum Artikulationsausgleich ist auch für das Beschleifen von Prothesenzähnen im Gegenkiefer die Nr. 106 einmal je Kiefer ansatzfähig. Neben einer Leistung nach Nr. 106 kann eine Leistung nach Nr. 89 für denselben Kiefer nicht abgerechnet werden.
2. Das Beseitigen störender Prothesenränder kann nur dann auf dem Erfassungsschein abgerechnet werden, wenn die Prothese länger als 3 Monate eingegliedert ist. Das Gleiche gilt sinngemäß für Druckstellen bei Wiederherstellung der Funktionstüchtigkeit einer Prothese.

Feststellung Nr. 81 der Arbeitsgemeinschaft KZBV-VdAK/AEV (sinngemäß):

Das Einschleifen des Gegenzahns (Antagonisten) bei der Eingliederung von Einzelkronen (BEMA-Nrn. 20a–c) ist nicht abrechnungsfähig. Zähne, die darüber hinaus eingeschliffen werden müssen, werden mit Nr. 106 abgerechnet.

Hinweise, Erläuterungen, Beispiele

Da auch die Geb.-Nr. 106 für eine Vielzahl von Leistungen abgerechnet werden kann, ist es äußerst wichtig, die Leistungsinhalte zu dokumentieren (Prüfverfahren!). Beispiele:

- Prothesenrand gekürzt
- Krone geglättet (nach Abtrennen von Kronen oder Brückengliedern)
- Alte Füllung rekonturiert oder poliert
- Klammer von Prothese abgetrennt

- Schmelzfraktur geglättet
- Abstehenden Kronenrand entfernt
- Einschleifen eines Zahns (Frühkontakt oder bei Wurzelbehandlung)
- Muldenförmiges Ausschleifen von Milchzähnen, die als Platzhalter erhalten werden sollen

Nr.	Leistung	Abkürzung	Bewertungszahl
107	Entfernung harter Zahnbeläge, je Sitzung	Zst	16

Abrechnungsbestimmungen

Das Entfernen harter Zahnbeläge ist einmal pro Kalenderjahr abrechnungsfähig.

Hinweise, Erläuterungen, Beispiele

Die Entfernung harter Zahnbeläge während einer systematischen PAR-Behandlung kann nicht als Geb.-Nr. 107 abgerechnet werden. Diese Leistung ist mit den Geb.-Nrn. P200, 201, 202 und 203 abgegolten (s. Abrechnungsbestimmungen zu diesen Geb.-Nrn.).

Die Neuregelung dieser Geb.-Nr. hat dazu geführt, dass Patienten, die, genetisch bedingt, unter starker Zahnsteinbildung leiden, in Zukunft ihre Zähne noch intensiver pflegen müssen oder in ihre Zahnpflege beim Zahnarzt investieren müssen.

Bei starkem Zahnsteinbefall kann es erforderlich sein, zur Entfernung der harten Zahnbeläge den zu behandelnden Bereich zu anästhesieren. Das sollte aber der absolute Ausnahmefall bleiben, sonst werden die Prüfungsgremien sehr schnell misstrauisch.

Auch hier sollte die Chance zur Privatliquidation genutzt werden. Vor dem Ausweichen auf BEMA-Ersatzleistungen, wie z.B. die Geb.-Nrn. 105, 106 oder Ä1, wird dringend gewarnt. Das ist Betrug und stimmt die Prüfungsgremien äußerst negativ. Schlimmer noch, es könnte zu einem Disziplinarverfahren durch den KZV-Vorstand oder überhaupt noch viel schlimmer kommen.

Der BEMA unterscheidet bei der Entfernung harter Zahnbeläge nicht zwischen supra- und subgingivalen Belägen. Insofern stehen die Interpretationsversuche, die Entfernung subgingivaler Beläge als Privatleistung abzurechnen, auf wackeligem Fundament. Sinnvoller sind sicher andere Begründungen, wie z.B. „Glättung der Zahnoberfläche mit Handinstrumenten“, „Politur der Zähne“, „Reinigung der Zahnzwischenräume mit Zahnseide und/oder Zahnhölzchen“ oder „Entfernung von Verfärbungen“. Zunehmend erkennen Gerichte auch an, dass die PZR ebenso wie die oben erwähnten Leistungen nicht Bestandteil des BEMA und somit als Privatleistungen nach GOZ berechenbar sind. Beachten sollte man in diesem Zusammenhang unbedingt das **Zuzahlungsverbot bei Kassenleistungen**. Das bedeutet hier: Entweder BEMA-Nr. 107 oder GOZ-Nr. 4050 und/oder 4055 oder ggf. analog gem. § 2 GOZ (bei PZR), **auf keinen Fall** die Nrn. 107 **und** 4050 und/oder 4055 in einer Sitzung abrechnen. Dieser Fehler ist in einem Regressverfahren anhand der Dokumentation jederzeit nachvollziehbar. Das führt i.d.R. zur Streichung der BEMA-Leistungen.

Grundsätzlich ist es selbstverständlich möglich, auch bei jüngeren Kindern die Entfernung von Zahnstein abzurechnen. In der Regel bilden sich bei Kindern bis zu einem Alter von ca. 10 Jahren jedoch kaum harte Zahnbeläge aus. Seltene Einzelfälle folgen, wie die Erfahrung zeigt, einer familiären Disposition. Die Abrechnung der Geb.-Nr. 107 bei Kindern unter 10 Jahren sollte also Ausnahmecharakter haben. Die generelle Abrechnung, insbesondere bei Kindern, die noch gestillt werden (alles schon gesehen), findet wenig Anklang bei den Prüfungsgremien.

4.1.1 Individualprophylaktische Leistungen

Nr.	Leistung	Abkürzung	Bewertungszahl
IP1	Mundhygienestatus		20

Abrechnungsbestimmungen

Die Erhebung des Mundhygienestatus umfasst die Beurteilung der Mundhygiene und des Gingivazustands anhand eines geeigneten Indexes (z.B. Approximalraum-Plaqueindex, Quigley-Hein-Index, Papillenblutungsindex; der einmal gewählte Index ist beizubehalten), die Feststellung und Beurteilung von Plaque-Retentionsstellen und ggf. das Anfärben der Zähne.

1. Eine Leistung nach Nr. IP1 kann je Kalenderjahr einmal abgerechnet werden.
2. Leistungen nach den Nrn. IP1–IP5 können nur für Versicherte abgerechnet werden, die das 6., aber noch nicht das 18. Lebensjahr vollendet haben. Für andere Versicherte können Leistungen nach den Nrn. IP4–IP5 nur abgerechnet werden, soweit dies in den Abrechnungsbestimmungen ausdrücklich vereinbart ist.

Hinweise, Erläuterungen, Beispiele

Aufgrund der bescheidenen Honorierung dieser Geb.-Nr. dürften als Indizes nur der API (Approximalraum-Plaqueindex) und der vereinfachte SBI (Sulkus-Blutungsindex) infrage kommen. Bei beiden Indizes wird keine Differenzierung vorgenommen, sondern lediglich festgehalten, ob ein positives oder negatives Ergebnis diagnostiziert werden kann.

Nr.	Leistung	Abkürzung	Bewertungszahl
IP2	Mundgesundheitsaufklärung bei Kindern und Jugendlichen		17

Abrechnungsbestimmungen

Aufklärung des Versicherten und ggf. dessen Erziehungsberechtigten über Krankheitsursachen sowie deren Vermeidung, Motivation und Remotivation

Die Mundgesundheitsaufklärung umfasst folgende Leistungen:

- Aufklärung über Ursachen von Karies und Gingivitis sowie deren Vermeidung
- Ggf. Ernährungshinweise und Mundhygieneberatung, auch unter Berücksichtigung der Messwerte der gewählten Mundhygiene-Indizes
- Empfehlungen zur Anwendung geeigneter Fluoridierungsmittel zur Schmelzhärtung (fluoridiertes Speisesalz, fluoridierte Zahnpasta, fluoridierte Gelees und dergleichen); ggf. Abgabe/Verordnung von Fluoridtabletten
- Praktische Übungen von Mundhygienetechniken, auch zur Reinigung der Interdentalräume

Der Zahnarzt soll Inhalt und Umfang der notwendigen Prophylaxemaßnahmen nach den individuellen Gegebenheiten des Einzelfalls festlegen. In einem Zeitraum von 3 Jahren sind alle Leistungsbestandteile mindestens einmal zu erbringen.

1. Eine Leistung nach Nr. IP2 kann je Kalenderjahr einmal abgerechnet werden.
2. Die Abrechnung der Nr. **IP2** setzt *Einzelunterweisung* voraus.

Hinweise, Erläuterungen, Beispiele

Die IP3 wurde gestrichen und in die Geb.-Nr. IP2 integriert.

Zu 2: Die häufig geübte Praxis, eine Gruppe von Kindern gemeinsam zu unterweisen, erfüllt nicht den Leistungsinhalt der Geb.-Nr. IP2.

Nr.	Leistung	Abkürzung	Bewertungszahl
IP4	Lokale Fluoridierung der Zähne		12

Abrechnungsbestimmungen

Die Nr. IP4 umfasst folgende Leistungen:

Die lokale Fluoridierung zur Zahnschmelzhärtung mit Lack, Gel o.Ä. einschließlich der Beseitigung von weichen Zahnbelägen und der Trockenlegung der Zähne.

1. Das Entfernen harter Zahnbeläge ist nach Nr. 107 abzurechnen.
2. Eine Leistung nach Nr. IP4 kann bei vorzeitigem Durchbruch der 6-Jahrmolaren auch bei Kindern bis zur Vollendung des 6. Lebensjahres abgerechnet werden.
3. Eine Leistung nach Nr. IP4 kann je Kalenderjahr einmal abgerechnet werden.
4. Bei Versicherten mit hohem Kariesrisiko kann ab dem 6. Lebensjahr bis zur Vollendung des 18. Lebensjahres die Nr. IP4 je Kalenderhalbjahr zweimal abgerechnet werden.

Hinweise, Erläuterungen, Beispiele

Zu 1: Das **Reinigen und Vorbereiten** der Zähne ist **nicht** als Geb.-Nr. 107 abrechenbar.

Gem. Punkt 7 der Richtlinien zur Früherkennung kann **bei erhöhtem Kariesrisiko** (s. Geb.-Nr. FU) **ab dem 30. Lebensmonat** (= $2\,^1/_2$ Jahre) mit der Fluoridierung begonnen werden.

Gemäß der Abrechnungsbestimmung Nr. 5 zur Geb.-Nr. FU kann die Geb.-Nr. Ä1 nicht im Zusammenhang mit einer Leistung nach Geb.-Nr. IP4 abgerechnet werden.

Nr.	Leistung	Abkürzung	Bewertungszahl
IP5	Versiegelung von kariesfreien Fissuren und Grübchen der bleibenden Molaren (Zähne 6 und 7) mit aushärtenden Kunststoffen, je Zahn		16

Abrechnungsbestimmungen

Eine Leistung nach Nr. IP5 umfasst die Versiegelung der Fissuren und der Grübchen einschließlich der gründlichen Beseitigung von weichen Zahnbelägen und der Trockenlegung der zu versiegelnden Zähne.

1. Das Entfernen harter Zahnbeläge ist nach Nr. 107 abrechnungsfähig.
2. Eine Leistung nach Nr. IP5 kann auch bei Durchbruch der 6-Jahresmolaren bei Kindern bis zur Vollendung des 6. Lebensjahres abgerechnet werden.
3. Das Versiegelungsmaterial ist mit der Bewertung abgegolten.

Hinweise, Erläuterungen, Beispiele

Zu 1: Das **Reinigen und Vorbereiten** der Zähne ist **nicht** als Geb.-Nr. 107 abrechenbar. Diese Maßnahmen sind Bestandteil der IP5.

Zu 2: Dazu muss der zu versiegelnde Zahn allerdings wenigstens so weit durchgebrochen sein, dass alle Fissuren und Grübchen in einer Sitzung versiegelt werden können.

4.1.2 Früherkennungsuntersuchungen

Nr.	Leistung	Abkürzung	Bewertungszahl
FU	Zahnärztliche Früherkennungsuntersuchung eines Kindes vom 30. bis zum 72. Lebensmonat		25

Abrechnungsbestimmungen

1. In dem Zeitraum vom 30. bis zum 72. Lebensmonat erfolgen 3 zahnärztliche Früherkennungsuntersuchungen. Der Abstand zwischen den Früherkennungsuntersuchungen beträgt mindestens 12 Monate.

2. Die Früherkennungsuntersuchungen enthalten folgende Leistungen:
   - Eingehende Untersuchung zur Feststellung von Zahn-, Mund- und Kieferkrankheiten einschließlich Beratung (Inspektion der Mundhöhle)
   - Einschätzung des Kariesrisikos anhand des DMFT-Indexes
   - Ernährungs- und Mundhygieneberatung der Erziehungsberechtigten mit dem Ziel der Keimzahlsenkung durch verringerten Konsum zuckerhaltiger Speisen und Getränke und verbesserter Mundhygiene
   - Empfehlung und ggf. Verordnung geeigneter Fluoridierungsmittel zur Schmelzhärtung (Fluorid-Tabletten, fluoridiertes Sals, fluoridierte Zahnpasta und dergleichen)
3. Neben den Früherkennungsuntersuchungen kann eine Leistung nach Nr. 01 in demselben Kalenderhalbjahr nicht abgerechnet werden. Im folgenden Kalenderhalbjahr kann die Leistung nach Nr. 01 frühestens 4 Monate nach Erbringung der Früherkennungsuntersuchung abgerechnet werden.
4. Eine Leistung nach Nr. IP4 (lokale Fluoridierung) kann bei Kindern mit hohem Kariesrisiko vom vollendeten 3. Lebensjahr an bis zum vollendeten 6. Lebensjahr zweimal je Kalenderhalbjahr abgerechnet werden.
5. Im Zusammenhang mit den Früherkennungsuntersuchungen und einer Leistung nach Nr. IP4 kann eine Leistung nach Nr. Ä1 nicht abgerechnet werden.
6. Die Abrechnung von Früherkennungsuntersuchungen setzt die Einzeluntersuchung bzw. -unterweisung voraus.

Hinweise, Erläuterungen, Beispiele

Die Einschätzung des Kariesrisikos erfolgt nach dem DMFT-Index:

- D: diseased/decayed = kariös
- M: missing = fehlend
- F: filled = gefüllt
- T: teeth = Zähne (Gesamtzahl der kariösen, fehlenden und gefüllten Zähne)

Beispiel: 54 kariös, 61 fehlt, 85 gefüllt – DMFT = 3

Für die Einschätzung des Kariesrisikos gelten altersabhängig folgende Werte:

- 3 Jahre: DMFT > 0
- 4 Jahre: DMFT > 2
- 5 Jahre: DMFT > 4
- 6 Jahre: DMFT > 5

Der DMFT aus o.a. Beispiel bedeutet also ein hohes Kariesrisiko für Kinder bis zum 3. und 4. Lebensjahr (= IP4 abrechenbar) und ein niedriges Kariesrisiko für Kinder bis zum 5. und 6. Lebensjahr (= IP4 nicht abrechenbar).

Der ermittelte DMFT-Wert ist in den Behandlungsunterlagen zu dokumentieren. Eine Eintragung in den Erfassungsschein erfolgt nicht.

4.2 BEMA Teil 2: Behandlungen von Verletzungen des Gesichtsschädels

(Kieferbruch), Kiefergelenkerkrankungen (Aufbissbehelfe)

Zahnärztliche Leistungen, die zur Behandlung von Verletzungen im Bereich des Gesichtsschädels erforderlich sind, werden nach den Abschnitten J (Hals-, Nasen-, Ohrenheilkunde) und L (Chirurgie, Orthopädie) des Gebührenverzeichnisses der Gebührenordnung für Ärzte vom 12.11.1982 in der jeweils gültigen Fassung (zurzeit 1996) abgerechnet. Zur Ermittlung der Bewertungszahl ist für 9 GOÄ-Punkte 1 BEMA-Punkt anzusetzen. Leistungen aus Teil 1 des BEMA können abgerechnet werden, wenn sie nicht Bestandteil einer anderen nach der GOÄ abrechnungsfähigen Leistung sind.

Die im Folgenden aufgeführten GOÄ-Leistungen zur Behandlung von Verletzungen des Gesichtsschädels basieren auf einer Mitteilung der KZBV vom 14.11.2003. Die Aufzählung hat keinen Ausschließlichkeitscharakter. In besonderen Fällen können daher auch weitere Leistungen nach Maßgabe von Nr. 3 der Allgemeinen Bestimmungen zum BEMA aus der geltenden GOÄ abgerechnet werden, soweit es sich um zahnärztliche Leistungen handelt.

Nr.	Leistung	Abkürzung	Bewertungszahl
2	Schriftliche Niederlegung eines Heil- und Kostenplans		20

Wichtig: **Unterschriften und Daten** nicht vergessen. Fehlende Unterschriften und Daten führen zu Rücksendung und Abrechnung erst zum nächsten Einreichungstermin. Die Geb.-Nr. 2 ist nur abrechenbar für das Aufstellen des Behandlungsplans, nicht jedoch für die Erstellung des KBR-Abrechnungsformulars. Bei papierloser Online-Abrechnung muss jede einzelne BEL-II-Position in der Eingabemaske erfasst werden. Die Laborpositionen sind hier nicht in Materialkategorien zusammengefasst.

Name der Krankenkasse

Name, Vorname des Versicherten

geb. am

Kassen-Nr. | Versicherten-Nr. | Status

Vertragszahnarzt-Nr. | VK gültig bis | Datum

Behandlungsplan für

☐ **Kiefergelenkserkrankung**

☐ **Kieferbruch**

Angaben über Ort, Zeit und Ursache des Unfalls sowie Art der Verletzung (nur bei Kieferbruch)
Anamnese/Befunde/Diagnose (nur bei Kiefergelenkserkrankungen)

Vorgesehene Behandlung

Stationäre Behandlung
Krankenhaus:

Voraussichtliche Dauer: von ______ bis ______

Kostenübernahme der Krankenkasse (Begründung ggf. auf besonderem Blatt)

Die Kosten für die Behandlung ☐ werden übernommen ☐ werden nicht übernommen

Anschriftenfeld der **Krankenkasse**

Datum, Unterschrift und Stempel der **Krankenkasse**

Datum, Unterschrift und Stempel des **Zahnarztes**

SCHÜTZDRUCK 30159 Hannover, Marktstr. 49, Tel. (0511) 32 73 44
Vordr.-Nr. **Z 142** 1.04

Behandlungsplan

Name der Krankenkasse		
Name, Vorname des Versicherten		geb. am
Kassen-Nr.	Versicherten-Nr.	Status
Vertragszahnarzt-Nr.	VK gültig bis	Datum

Abrechnungsformular für Kiefergelenkserkrankung und Kieferbruch

Datum, Unterschrift und Stempel des **Zahnarztes**

Behandlungsplan vom

Geplante Leistungen (nur eintragen bei Kiefergelenkserkrankungen)

	Leistung K 1	K 2	K 3	K 4
Anzahl				

Zahnärztliches Honorar

Datum	Zahn	Leistung	Geb.-Nr.	Anzahl	Punkte	Anzahl x Punkte

Punktwert x Gesamtsumme

= zahnärztliches Honorar €

Pauschbetrag Abformmaterial €

Versandkosten €

Material- und Laborkosten €

Kosten des Fremdlabors

Material- und Laborkosten des Zahnarztlabors	BEL-Nr.	Anzahl	Betrag

Kosten des Zahnarztlabors €

Gesamtbetrag Honorar + Material-, Laborkosten €

Abrechnungsformular

Nr.	Leistung	Abkürzung	Bewertungszahl
7	Vorbereitende Maßnahmen		
	a) Abformung, Bissnahme in habitueller Okklusion für das Erstellen von dreidimensional orientierten Modellen des Ober- und Unterkiefers zur diagnostischen Auswertung und Planung sowie schriftliche Niederlegung		19
	b) Abformung, Bissnahme für das Erstellen von Modellen des Ober- und Unterkiefers zur diagnostischen Auswertung und Planung sowie schriftliche Niederlegung		19

Abrechnungsbestimmungen

1. Eine Leistung nach Nr. 7a oder b ist bei allen nach der Planung notwendig werdenden Abformungsmaßnahmen nur dann abrechnungsfähig, wenn mit der Herstellung der Modelle eine diagnostische Auswertung und Planung verbunden ist. Für die Erstellung von Arbeitsmodellen können nur Material- und Laboratoriumskosten abgerechnet werden.
2. Die vorbereitenden Maßnahmen (Nr. 7a) sind nur im Rahmen einer kieferorthopädischen Behandlung abrechnungsfähig. Sie sind bis zu dreimal im Verlauf einer kieferorthopädischen Behandlung, bei kieferorthopädischer/kieferchirurgischer Behandlung bis zu viermal abrechnungsfähig. Dies gilt nicht bei der frühen Behandlung von Lippen-, Kiefer-, Gaumenspalte oder anderer kraniofacialer Anomalien, eines skelettal-offenen Bisses, einer Progenie oder verletzungsbedingter Kieferfehlstellungen.
3. Die vorbereitenden Maßnahmen (Nr. 7b) sind nur im Rahmen der Versorgung mit Zahnersatz und Zahnkronen sowie der Behandlung von Verletzungen und Erkrankungen des Gesichtsschädels abrechnungsfähig.
4. Im Rahmen der Versorgung mit Zahnersatz und Zahnkronen sind Leistungen nach Nr. 7b neben alleinigen Maßnahmen nach Nrn. 20 und 100 i.d.R. nicht abrechnungsfähig.
5. Leistungen nach der Nr. 7a oder b sind nach dem für die Kieferorthopädie und zahnprothetische Behandlung geltenden Punktwert abzurechnen, soweit sie im Zusammenhang mit diesen Leistungen erbracht werden.

Hinweise, Erläuterungen, Beispiele

Warum hier bei gleicher Bewertungszahl eine Differenzierung vorgenommen wurde, dürfte ein Geheimnis der Bürokraten bleiben.

Zu 4: Dies bedeutet im Umkehrschluss keineswegs, dass die Geb.-Nr. 7b standardmäßig im Zusammenhang mit den Geb.-Nrn. 20 und 100 abgerechnet werden kann. Es muss der **Ausnahmecharakter** gewahrt bleiben. Aufmerksame Sachbearbeiter von KZV und Kassen werden die Abrechnung sonst sicher beanstanden.

Zu 5: Dass es mit unserem Grundgesetz vereinbar sein soll, dass identische Leistungen unterschiedlich honoriert werden, kann und will der Autor nicht verstehen. Das ändert jedoch nichts daran, dass es so ist.

Aufbissbehelfe

Allgemeine Bestimmungen

1. Leistungen nach den Nrn. K1–K4 sind nur dann abrechnungsfähig, wenn eine Kostenübernahme-Erklärung der Krankenkasse vorliegt. Die Gesamtvertragspartner auf Landesebene können Abweichendes vereinbaren.
2. Leistungen nach den Nrn. K1 und K4 sind auch für die Parodontalbehandlung abrechnungsfähig.
3. Im zeitlichen Zusammenhang ist nur eine der Leistungen nach den Nrn. K1–K3 abrechnungsfähig.
4. Je Sitzung ist nur eine der Leistungen nach den Nrn. K6–K9 abrechnungsfähig.

Hinweise, Erläuterungen, Beispiele

Wichtig bei Schienentherapien sind sorgfältige Aufzeichnungen zu Diagnose und/oder Begründung sowie Therapiefortschritten. Da es sich bei den K-Leistungen um reine Sachleistungen handelt, der Patient also keinen Eigenanteil tragen muss, verführen sie immer mal wieder zu undifferenziertem Einsatz. Kommt es zu deutlicher Erhöhung der Abrechnungswerte, werden die Prüfungsgremien sehr schnell und konsequent aktiv.

Sog. **Schnarcher-Schienen** und Schienen als **Medikamententräger** (z.B. bei Fluoridierung) sind ausnahmslos **keine** Vertragsleistung.

K-Positionen, die im Zusammenhang mit einer ZE-Versorgung erbracht werden, werden mit dem Punktwert für Kieferbruch/Aufbissbehelfe abgerechnet. Hier ist die Regelung also anders als bei der Geb.-Nr. 7b.

Nr.	Leistung	Abkürzung	Bewertungszahl
K1	Eingliedern eines Aufbissbehelfs mit adjustierter Oberfläche		106
	a) Zur Unterbrechung der Okklusionskontakte		
	b) Als Aufbissschiene bei der Parodontalbehandlung		
	c) Als Bissführungsplatte bei der Versorgung mit Zahnersatz		

Abrechnungsbestimmungen

1. Das Eingliedern eines Aufbissbehelfs mit adjustierter Oberfläche zur Unterbrechung der Okklusionskontakte kann angezeigt sein bei Kiefergelenkstörungen, Myoarthropathien und zur Behebung von Fehlgewohnheiten. Angezeigt sind nur
   - individuell adjustierte Aufbissbehelfe,
   - Miniplastschienen mit individuell geformtem Kunststoffrelief,
   - Interzeptoren,
   - spezielle Aufbissschienen, die alle Okklusionsflächen bedecken (z.B. Michigan-Schienen).
2. Eine Leistung nach der Nr. K1 ist auch für die Versorgung mit Zahnersatz und Zahnkronen abrechnungsfähig.
3. Das Eingliedern eines Daueraufbissbehelfs ist mit der Nr. K1 abgegolten.

Nr.	Leistung	Abkürzung	Bewertungszahl
K2	Eingliedern eines Aufbissbehelfs zur Unterbrechung der Okklusionskontakte ohne adjustierte Oberfläche		45

Abrechnungsbestimmungen

Das Eingliedern eines Aufbissbehelfs ohne adjustierte Oberfläche kann bei akuten Schmerzzuständen angezeigt sein.

Nr.	Leistung	Abkürzung	Bewertungszahl
K3	Umarbeitung einer vorhandenen Prothese zum Aufbissbehelf zur Unterbrechung der Okklusionskontakte mit adjustierter Oberfläche		61

Abrechnungsbestimmungen

Die Umarbeitung einer vorhandenen Prothese zum Aufbissbehelf kann bei Kiefergelenkstörungen, Myoarthropathien und nach chirurgischen Behandlungen angezeigt sein.

Nr.	Leistung	Abkürzung	Bewertungszahl
K4	Semipermanente Schienung unter Anwendung der Ätztechnik, je Interdentalraum		11

Abrechnungsbestimmungen

Die semipermanente Schienung kann zur Stabilisierung gelockerter Zähne und bei prä- bzw. postchirurgischen Fixationsmaßnahmen angezeigt sein.

Hinweise, Erläuterungen, Beispiele

Die K4 wird je Interdentalraum abgerechnet. Das heißt, dass die K4 bei einer Schienung der Zähne 32–42 3-mal abgerechnet werden kann.

Hinweise, Erläuterungen, Beispiele für die Geb.-Nrn. K6–K9

In einem Prüfverfahren macht es sich besonders gut, wenn zu den Leistungen der Geb.-Nrn. K6–K9 der jeweilige Behandlungsfortschritt dokumentiert wurde. Andernfalls wird gerne vermutet, dass die Indikationsstellung für die Schienenbehandlung nicht richtig war.

Nr.	Leistung	Abkürzung	Bewertungszahl
K6	Wiederherstellung und/oder Unterfütterung eines Aufbissbehelfs		30

Nr.	Leistung	Abkürzung	Bewertungszahl
K7	Kontrollbehandlung ggf. mit einfachen Korrekturen des Aufbissbehelfs oder der Fixierung		6

Nr.	Leistung	Abkürzung	Bewertungszahl
K8	Kontrollbehandlung mit Einschleifen des Aufbissbehelfs oder der Schienung (subtraktive Methode)		12

Nr.	Leistung	Abkürzung	Bewertungszahl
K9	Kontrollbehandlung mit Aufbau einer neuen adjustierten Oberfläche (additive Methode)		35

Die folgenden noch aus dem alten Kbr-Katalog stammenden Geb.-Nrn. 101–104 sind nur der Vollständigkeit halber aufgeführt. Es handelt sich um die sog. Defektprothetik zum Ersatz oder Verschluss o.Ä. von Teilen des Gesichts oder Kiefers i.d.R. nach Tumoroperationen. Sie spielen weder in der normalen Zahnarztpraxis noch in der Ausbildung zum zahnmedizinischen Fachangestellten eine Rolle.

Nr.	Leistung	Abkürzung	Bewertungszahl
101	Maßnahmen zur Weichteilstützung zum Ausgleich oder zum Verschluss von Defekten im Bereich des Kiefers		
	a) Bei vorhandenem Restgebiss, zu den Bewertungszahlen nach Nr. 96, ggf. in Verbindung mit Nr. 98, zusätzlich		80
	b) Bei zahnlosem Kiefer, zu den Bewertungszahlen nach Nr. 97 zusätzlich		120

Nr.	Leistung	Abkürzung	Bewertungszahl
102	Eingliedern eines Obturators zum Verschluss von Defekten des weichen Gaumens, zu den Bewertungszahlen nach Nr. 96, ggf. in Verbindung mit Nr. 98 oder nach Nr. 97 zusätzlich		240

Nr.	Leistung	Abkürzung	Bewertungszahl
103	Resektionsprothesen		
	a) Eingliedern einer temporären Verschlussprothese nach Resektion oder bei großen Defekten des Oberkiefers, zu den Bewertungszahlen nach Nr. 96, ggf. in Verbindung mit Nr. 98 oder nach Nr. 97, zusätzlich		160
	b) Ergänzungsmaßnahmen im Anschluss an Leistungen nach Buchstabe a)		80
	c) Eingliedern einer Dauerprothese zu den Bewertungszahlen nach Nr. 96, ggf. in Verbindung mit Nr. 98 oder nach Nr. 97, zusätzlich		300

Nr.	Leistung	Abkürzung	Bewertungszahl
104	Eingliedern einer Prothese oder Epithese zum Verschluss extraoraler Weichteildefekte oder zum Ersatz fehlender Gesichtsteile		
	a) Kleineren Umfangs		300
	b) Größeren Umfangs		500
	Stütz-, Halte- und Hilfsvorrichtungen sind nach der Gebührenordnung für Ärzte nach Maßgabe der allgemeinen Bestimmungen abrechnungsfähig.		

4.3 Kieferorthopädische Indikationsgruppen

Um einen kieferorthopädischen Behandlungsbedarf zu erkennen, hat der Bundesausschuss der Zahnärzte und Krankenkassen den international gebräuchlichen und bewährten Index IOTN (Index of Orthodontic Treatment Need) als Grundlage gewählt. Die daraus entstandenen Kieferorthopädischen Indikationsgruppen (KIG) wurden den in Deutschland vorherrschenden Lehrmeinungen angepasst. Ferner hat man sich auf die objektivierbaren Befunde beschränkt. Subjektive, vom Patienten festzulegende Einteilungen blieben unberücksichtigt.

Die Wirksamkeit des KIG-Systems (Einsparung nicht notwendiger Kfo-Behandlungen) soll nach 2 Jahren überprüft werden. Inwieweit das geschehen ist, entzieht sich der Kenntnis des Verfassers.

Die Pseudoleistungspositionen werden anhand einer Tabelle (s.u.) ermittelt und in folgender Form weitergegeben (Beispiele):
Sagittale Stufe, distal, 5 mm = KIGD2
Vertikale Stufe, tief, über 3 mm mit traumatischem Gingivakontakt = KIGT3
Einseitiger Kreuzbiss = KIGK4
Hierbei stehen:

- KIG für Kieferorthopädische Indikationsgruppe
- D, T bzw. K für den Befund und
- 2, 3 bzw. 4 für den Grad

Folgend die wichtigsten Bestimmungen der **Kfo-Richtlinien**:

- Die Bewertung und Zuordnung zu den KIG erfolgt unmittelbar vor Behandlungsbeginn. Der Zahnarzt hat anhand der KIG festzustellen, ob **mindestens einmal ein Grad der Größen 3, 4 oder 5** vorliegt; denn nur dann hat der Versicherte einen Leistungsanspruch gegen seinen Kostenträger.
- Es wird immer die größte klinische Einzelzahnabweichung gemessen, d.h., die Kieferrelation ist nicht systemrelevant.
- Alle Messstrecken müssen in einer Ebene liegen. Sie dürfen also nicht dreidimensional verlaufen.
- Alle Angaben erfolgen in mm.

Kieferorthopädische Behandlungen sollen, von begründeten Ausnahmen, wie Lippen-Kiefer-Gaumenspalten, skelettale Dysgnathien, Morbus Down (alle KIG „A"), Kreuzbisse im Milch- und frühen Wechselgebiss (KIG „K"), abgesehen, **nicht vor Beginn der 2. Phase des Zahnwechsels** (spätes Wechselgebiss = Zähne 3, 4 und 5) begonnen werden.

Wird mindestens einmal der Behandlungsbedarfsgrad 3 oder höher festgestellt, gehören auch die Grade 1 und 2 zur vertragszahnärztlichen Behandlung. Auf dem Behandlungsplan werden jedoch immer nur die Grade 3, 4 oder 5 festgehalten (Der Grad „KIGD1“ z.B. hat auf dem Plan also nichts zu suchen. Er ist allerdings in den Behandlungsunterlagen zu dokumentieren).

Bei der klinischen Untersuchung zur Feststellung des Behandlungsbedarfsgrades sind i.d.R. keine weiteren diagnostischen Leistungen erforderlich. Diese Verpflichtung zu wirtschaftlichem Vorgehen betrifft insbesondere **Fotografien**, die als nicht, sowie **Fernröntgenaufnahmen**, die **nur ausnahmsweise** als notwendig erachtet werden.

Zu beachten ist ferner, dass ein Behandlungsplan nur dann bei der KZV eingereicht wird, wenn mindestens eine Einstufung den **Grad 3** hat. Werden ausschließlich die **Grade 1 und 2** festgestellt, erhält der **Patient** auf dem entsprechenden Formular (s. Abschn. 4.4) mitgeteilt, dass kein Anspruch auf eine kieferorthopädische Behandlung zu Lasten seines Kostenträgers besteht. Der Kostenträger und die KZV erhalten jeweils eine Kopie dieser Mitteilung.

Kommt es **nicht** zu einer vertragszahnärztlichen Kfo-Behandlung, können die bis zur Ermittlung der (Non-)Indikation erbrachten Leistungen zu 100% über die KZV abgerechnet werden.

Auf eine detaillierte Beschreibung und Kommentierung der einzelnen KIG wurde verzichtet, weil dies den Rahmen und die Intention dieses Buches sprengen würde. Hierzu wird empfohlen, die Veröffentlichungen der KZBV, der KZVen und des Berufsverbands der Kieferorthopäden heranzuziehen.

Grad → Indikationsgruppe (Befunde) ↓			1	2	3	4	5
Kranofaziale Anomalie		A					Lippen-Kiefer-Gaumenspalte bzw. andere kranofaziale Anatomie
Zahnunterzahl (Aplasie oder Zahnverlust)		U				Unterzahl (nur wenn präprothetische Kieferorthopädie oder kieferorthopädischer Lückenschluss indiziert)	
Durchbruchstörungen		S				Retention (außer 8'er)	Verlagerung (außer 8'er)
Sagittale Stufe	Distal	D	Bis 3 mm	> 3–6 mm		> 6–9 mm	> 9 mm
	Mesial	M				0–3 mm	> 3 mm
Vertikale Stufe	Offen (auch seitlich)	O	Bis 1 mm	> 1–2 mm	> 2–4	> 4 mm Habituell offen	> 4 mm Skelettal offen
	Tief	T	> 1–3 mm	> 3 mm Ohne/mit Gingivakontakt	> 3 mm Mit traumatischem Gingivakontakt		
Transversale Abweichung		B				Bukkal-/Lingual-Okklusion	
		K		Kopfbiss	Beidseitiger Kreuzbiss	Einseitiger Kreuzbiss	
Kontaktpunktabweichung, Engstand		E	< 1 mm	> 1–3 mm	> 3–5 mm	> 5 mm	
Platzmangel		P		> 3 mm	> 3–4 mm	> 4 mm	

4.4 BEMA Teil 3: Kieferorthopädische Leistungen

In diesem Teil nicht aufgeführte Leistungen können nach den Teilen 1 und/oder 2 abgerechnet werden.

Nr.	Leistung	Abkürzung	Bewertungszahl
5	Kieferorthopädische Behandlungsplanung		95

Abrechnungsbestimmungen

Entwicklung eines befundorientierten Therapiekonzepts sowie Aufklärung des Patienten und Dokumentation, einschließlich Erstellung eines Behandlungsplans. Die Dokumentation ist dem Patienten anzubieten und auf Wunsch auszuhändigen.

Hinweise, Erläuterungen, Beispiele

Die Geb.-Nr. 5 kann abgerechnet werden für die Erstellung eines kieferorthopädischen Behandlungsplans bei wenigstens einer KIG-Einstufung in die Behandlungsbedarfsgrade 3, 4 und/oder 5. Das Ausstellungsdatum des Behandlungsplans bzw. des Verlängerungsantrags muss immer vor dem Behandlungsbeginn liegen, an sich eine Selbstverständlichkeit, muss aber aus gutem Grund trotzdem erwähnt werden. Ausgenommen hiervon sind lediglich Inanspruchnahmen nach den Buchstaben „D“ (s.u.) oder „N“ (s.u.).

Eine Leistung nach Nr. 5 ist nicht abrechnungsfähig

- für die Erstellung eines Behandlungsplans bei KIG-Einstufung ausschließlich in die Bedarfsgrade 1 oder 2,
- bei Verlängerungsanträgen,
- bei Therapieänderungen und Ergänzungen zum Behandlungsplan,
- für die Planung von Einzelmaßnahmen nach den Geb.-Nrn. 121, 122, 123a und b sowie 124,
- oder zur Retentionsplanung.

Kieferorthopädische Abrechnung:

- Eine kieferorthopädische Behandlung ist auf 4 Jahre oder 16 Quartale ausgelegt und wird abzüglich des Versichertenanteils über die zuständige KZV abgerechnet. Das Honorar wird auf 12 Quartale verteilt. Die anschließenden 4 Quartale bis zum Ende der Behandlung sind „Leerquartale“ und abschlagszahlungsfrei. Schließt sich an die reguläre Behandlungszeit noch eine „Retentionsphase“ an, bleibt auch diese ohne Honorar.
- In der oberen Zeile des Kfo-Abrechnungsscheins unter dem Personalienfeld werden eingetragen:
  - das (Behandlungs-)Quartal
  - die Abschlag-Nr. (Abschlag-Nr. und Behandlungsquartal müssen nicht übereinstimmen, z.B. bei zwischengeschalteten Leerquartalen) und Art der Inanspruch-

nahme mit den vorgegeben Buchstaben (s.u.). Die fortlaufende Abschlag-Nr. ist nur bei einer Inanspruchnahme nach den Kennzeichen „A“, „F“ oder „V“ anzugeben.

- Leerquartal
- die Daten von Behandlungsplan, Verlängerungsantrag sowie Behandlungsbeginn und -ende. Die Felder für das Ausstellungsdatum des Behandlungsplans und den Beginn der Behandlung dürfen nur leer sein, wenn als Kennzeichen für die Art der Inanspruchnahme „D“ oder „N“ vorliegt. Als Behandlungsbeginn gilt bei herausnehmbaren Geräten das Datum der Abformung für die Herstellung der Apparatur, bei Multibandbehandlungen das Eingliedern von Brackets und Bögen. Kieferorthopädische Leistungen werden im gleichnamigen Feld eingetragen, ebenso die Laborleistungen konservierende, IP- und Rö-Leistungen werden unter Begleitleistungen eingetragen. Anzugeben sind Datum der Leistungserbringung, Zahnangabe (z.B. bei Geb.-Nr. 12 bMF) und Begründungsziffer bei Rö-Aufnahmen.
- Wird laufend behandelt, können 12 Abschlagszahlungen hintereinander abgerechnet werden.
- Finden innerhalb dieser 12 Quartale keine Behandlungen statt (z.B. wegen Krankheit), gibt es für diese Quartale keine Abschlagszahlungen (Leerquartale). Die Behandlungszeit wird dann um diese Quartale verlängert, d.h., sie werden angehängt.
- Die Krankenkasse erstattet zunächst 80 bzw. 90 vom Hundert der Kosten für kieferorthopädische Vertragsleistungen (Honorar + Laborleistungen) über die KZV. Dem Patienten sind die im betreffenden Quartal verbleibenden 20 bzw. 10 vom Hundert der Kosten in Rechnung zu stellen. Der o.a. Eigenanteil wird dem Patienten von der Krankenkasse erstattet, wenn die Behandlung in dem durch den Behandlungsplan bestimmten, medizinisch erforderlichen Umfang abgeschlossen ist.
- Bei Behandlungsabbrüchen, die der Kasse mit Angabe der Gründe mitgeteilt werden müssen, entfallen alle weiteren Abschlagszahlungen. Auch eine Erstattung der bis dahin fälligen Eigenanteile entfällt.
- Bei vorzeitigem Behandlungsabschluss, d.h. vor der 12. Abschlagszahlung, ist die weitere Berechnung vom Schwierigkeitsgrad abhängig:
  - Werden ausschließlich die Schwierigkeitsgrade 119/120c und/oder d abgerechnet und endet die Behandlung mit dem 9. Behandlungsquartal oder früher, können nur die bis zu dem entsprechenden Quartal erbrachten Leistungen, maximal also 9, abgerechnet werden. Endet die Behandlung mit dem 10. Behandlungsquartal oder später, können auch die Abschlagszahlungen der Quartale 11 und 12 abgerechnet werden.
  - Werden ausschließlich die Schwierigkeitsgrade 119/120a und/oder b abgerechnet, können nach Abschluss der Behandlung alle restlichen Abschlagszahlungen abgerechnet werden.

- Bei gemischten Fällen mit den Schwierigkeitsgraden 119/120a, b, c und/oder d wird jeder Schwierigkeitsgrad so behandelt, als ginge es um einen reinen Fall. Die Abrechnung erfolgt also für die einzelnen Schwierigkeitsgrade nach den in den beiden vorherigen Absätzen aufgezeigten Regeln.

Art der Inanspruchnahme

Im Feld „Abschlag-Nr." (Handabrechner) bzw. „Art der Inanspruchnahme" (Online, Diskette, Erfassungsmarke) ist eines der folgenden Kennzeichen einzutragen:

- **A** Regelbehandlung
- **F** Frühbehandlung
- **V** Verlängerung
- **L** Leerquartal
- **D** Diagnostik bzw. Einzelmaßnahmen außerhalb der KFO-Behandlung
- **N** Notfallvertretung

Außerplankennzeichen

Außerplanmäßige Reparaturleistungen nach den Geb.-Nrn. 125, 126c und 129 erfordern die Angabe „AP". Sollten die Kfo-Planleistungen 126a, b, 127a, 128a, b, 130 oder 131a bis c **außerplanmäßig** abgerechnet werden, sind diese Leistungen ebenfalls mit „AP" zu kennzeichnen. Die Kennzeichnung muss in **Großbuchstaben** erfolgen.

Auslagenersatz für Materialien

Für die Abrechnung per EDV wurden die abrechnungsfähigen Materialien in Kategorien zusammengefasst. Einzelne Materialien sind den Kategorien zuzuordnen:

Nr.	Art des Materials
5001	Abformmaterial
5011	Wachs/Bissregistratmaterial
5021	Unterfütterungsmaterial
5031	Weich- und Sonderkunststoffe
5081	Mundvorhofplatte konfektioniert
5091	Schrauben
5101	Positioner konfektioniert
5111	Headgearröhrchen
5121	Klemmstopps/Häkchen
5131	Federn
5141	Silikonschlauch
5151	Röhrchen
5161	Knöpfe
5171	Elastics
5181	Nackenpolster

5191 Nacken/Kopf/Kombi-Federzug
5201 Herbstscharnier
5211 Bügel und Sporne
5221 Gesichtsbogen/Headgear/Face bzw. Außenbogen
5231 Delaire-Maske
5241 Gaumennahterweiterungsapparatur
5251 Kopfkinnkappe
5261 Sonstiges Material

Portokosten sind unter der Geb.-Nr. 602 abzurechnen. Die Angabe des Betrags erfolgt im Bemerkungsfeld in Cent.

Portokosten sind für folgende Leistungen abrechenbar:

- Versendung der Kfo-Anträge (Plan, Verlängerung und Therapieänderung)
- Versendung von Unterlagen für ein Gutachterverfahren (Paket)
- Arztbrief Ä75
- Versendung von Rö-Bildern bei Wechsel der Zahnarztes/Kieferorthopäden

Eine Berechnung von Portokosten ist nicht möglich bei Versendung von

- Eigenanteilsrechnungen,
- Abschlussbescheinigungen,
- Aufforderung an den Patienten zur Fortführung der Behandlung,
- Behandlungsunterlagen auf Wunsch des Patienten.

Name der Krankenkasse

Name, Vorname des Versicherten

geb. am

Kassen-Nr. | Versicherten-Nr. | Status

Vertragszahnarzt-Nr. | VK gültig bis | Datum

☐ **KFO-Behandlungsplan**

☐ **KFO-Therapieänderung**

☐ **KFO-Verlängerungsantrag**

Behandlungsbeginn Quartal | Beginn der Verlängerung Quartal | Voraussichtliche Dauer Quartale

KIG-Einstufung

Anamnese

Diagnose

OK

UK

Bisslage

Therapie **Frühbehandlung (KFO-Richtlinie Nr. 8 a-c)** ☐ **Frühe Behandlung (KFO-Richtlinie Nr. 8 d)** ☐

OK

UK

Bisslage

Verwend. Geräte

Diagnostik- und Behandlungsmaßnahmen (Zahl eintragen, ggf. ankreuzen)

Ä 925 a	b	c	d	Ä 928	Ä 934 a	b	Ä 935 a	b	c	d	5	7 a	12	116
117	118	126 a	b	d	127 a	b	128 a	b	c	130	131 a	b	c	

voraussichtl. Dauer der Behandlung Quartale

	I	II	III	IV	V	Summe	Buchst.
OK 119							
UK 119							
120					X		

Sonstige Leistungen:

Geb.-Nr.	Anz.

Geschätzte Material u. Laborkosten **EUR**

voraussichtl. Gesamtkosten **EUR**

Anschrift des **Mitgliedes**

Datum, Unterschrift und Stempel der **Krankenkasse**

Datum, Unterschrift und Stempel des **Zahnarztes**

Entscheidung der Krankenkasse

Der Zuschuss zu den aufgeführten Leistungen (Honorar- und Mat.- und Laborkosten) beträgt: %

Anspruch besteht ab Quartal

SCHÜTZDRUCK 30159 Hannover, Marktstr. 49, Tel. (0511) 92 79 44
Vordr.-Nr. Z 144 1.04

Behandlungsplan

Anlage 8 b
Mitteilung an den Patienten nach § 29 Abs. 1 Sozialgesetzbuch V. Buch (SGB V)

Name der Krankenkasse
Name, Vorname des Versicherten geb. am
Kassen-Nr. Versicherten-Nr. Status
Vertragszahnarzt-Nr. VK gültig bis Datum

Behandlungsbedarf nach der Indikationsgruppe (KIG) ___/___

Sehr geehrte/r ,

nach § 29 Sozialgesetzbuch, V. Buch haben Versicherte Anspruch auf Übernahme von 80 bzw. 90 v. H. der Kosten der im Rahmen der vertragszahnärztlichen Versorgung durchgeführten kieferorthopädischen Behandlung in medizinisch begründeten Indikationsgruppen, bei denen eine Kiefer- oder Zahnfehlstellung vorliegt, die das Kauen, Beißen, Sprechen oder Atmen erheblich beeinträchtigt oder zu beeinträchtigen droht. Krankenkassen und Zahnärzte haben gemeinsam in den vom Gesetzgeber geforderten Richtlinien die Indikationsgruppen festgelegt, bei denen eine Behandlungsbedürftigkeit zu Lasten der Krankenkassen zu bejahen ist.

Die klinische Untersuchung hat ergeben, dass bei Ihrem Kind eine Zahn- bzw. Kieferfehlstellung vorliegt, für die Ihre Krankenkasse nicht leistungspflichtig ist. Bei Ihrem Kind habe ich den Behandlungsbedarfsgrad ....../...... gemäß der Kieferorthopädie-Richtlinien festgestellt. Ihre Krankenkasse darf Kosten erst ab Grad „3“ übernehmen. Eine Behandlung zu Lasten der Krankenkasse darf daher nicht erfolgen. Sollten Sie sich dennoch zu einer Behandlung entschließen, müssten Sie die Kosten selbst tragen.

Ihre Krankenkasse erhält eine Kopie dieser Mitteilung.

Mit freundlichen Grüßen

____
Datum, Unterschrift und Stempel des Zahnarztes

94

Mitteilung an Patienten

Anlage 8c

Mitteilung über einen unplanmäßigen Verlauf der kieferorthopädischen Behandlung

Praxisstempel

Datum:

Betr.: Name des Mitgliedes____________________ geb.:__________

Kfo-Behandlung des Patienten____________________ geb.:__________

Mitteilung gem. § 16 Abs. 4 BMV-Z bzw. § 7 Abs. 5 EKVZ

Die kieferorthopädische Behandlung des o. g. Patienten nimmt einen unplanmäßigen Verlauf, weil

- mangelnde Kooperation des Kindes bzw. der Eltern vorliegt ☐
- die Behandlungs-Apparatur nicht den Anweisungen gemäß getragen wurde ☐
- die vereinbarten Behandlungstermine wiederholt nicht eingehalten wurden ☐
- die Behandlungs-Apparatur nicht sorgfältig behandelt wurde und Reparaturen zusätzlich notwendig sind ☐
- eine längere Unterbrechung der Behandlung eingetreten ist ☐
- Sonstiges: ☐

____
Unterschrift und Stempel des Zahnarztes

95

Mitteilung über unplanmäßigen Verlauf

Name der Krankenkasse

Name, Vorname des Versicherten

geb. am

Kassen-Nr. | Versicherten-Nr. | Status

Vertragszahnarzt-Nr. | VK gültig bis | Datum

Kfo-Abrechnungsschein

Abrechnung für kieferorthopädische Behandlung

Bei Bezahlung bitte angeben!

Rechnungs-Nr.	Datum	Lfd. Nr.

Quartal	Abschlag Nr.	Leerquartal	Behandlungsplan v.	Verlängerung vom	Behandlungsbeginn	Behandlungsende

Begleitleistungen

EDV Nr.	Anzahl	Gebühren Nr.	Punkte	Anzahl x Punkte
191		IP1	20	
192		IP2	17	
194		IP4	12	
195		IP5	16	
Gesamtsumme Punkte:				
(IP-) Punktwert EUR:				
Zahnärztl. Honorar EUR: (Punkte x Punktwert)				
001		Ä1	9	
003		01k	28	
103		12	10	
050		Ä925a	12	
061		Ä928	30	
054		Ä934a	19	
060		Ä935d	36	
180		105	8	
181		106	10	
182		107	16	
7700		70 (GOÄ)	5	
Gesamtsumme Punkte:				
(Kons.-) Punktwert EUR:				
Zahnärztl. Honorar EUR: (Punkte x Punktwert)				
Sonstige EUR				
Gesamtbetrag für Begleitleistungen EUR:				
Datum Ä1:				
Datum 01k:				

Ausfertigung für die Abrechnung

Kein Versichertenanteil!

Kieferorthopädische Leistungen

EDV Nr.	Anzahl	Gebühren Nr.	Punkte	Anzahl x Punkte
310		5	95	
210		7a	19	
311		116	15	
312		117	35	
313		118	29	
321		OK119a	11	
322		OK119b	17	
323		OK119c	23	
324		OK119d	28	
331		UK119a	11	
332		UK119b	17	
333		UK119c	23	
334		UK119d	28	
341		120a	17	
342		120b	19	
343		120c	23	
344		120d	28	
350		121	17	
351		122a	21	
365		125	30	
371		126a	18	
372		126b	42	
373		126c	30	
374		126d	6	
377		127a	25	
378		127b	7	
381		128a	32	
382		128b	40	
383		128c	9	
390		130	72	
Gesamtsumme Punkte:				
(KFO-) Punktwert EUR:				

Abrechnung

Zeile		EUR	Ct.
1	**Zahnärztl. Honorar** (Punkte x Punktwert)		
2	**Mat.- u. Lab.-Kosten** Fremdlabor:		
	Zahnarztlabor:		
	BEL-Nr. Anz. EUR		
	Materialien		
3	**Summe Zahnarztlabor:**		
4	**Gesamtbetrag:** (Summe Zeilen 1+2+3)		
5	**Kassenanteil** = % v. Zeile 4:		
6	Zeile 4 abzügl. Zeile 5 = **Versichertenanteil:**		

Überweisen Sie bitte in den nächsten Tagen Ihren Versichertenanteil in Höhe von

EUR auf das Konto:

Anschrift des **Mitgliedes**

Datum, Unterschrift und Stempel des **Zahnarztes**

Vordr.-Nr. Z 141 1.04

Abrechnungsschein (Vorderseite)

Rückseite von Muster 4 der Anlage 2 zum BMV-Z:

Erläuterungen zu den Gebühren-Nummern

EDV-Nr.	**Geb. Nr.**	**Leistungsbeschreibung**	
001	Ä1	Beratung	
003	01k	Kieferorthopädische Untersuchung	
050	Ä 925 a	Röntgen	- bis 2 Aufnahmen
051	Ä 925 b	der	- bis 5 Aufnahmen
052	Ä 925 c	Zähne	- bis 8 Aufnahmen
053	Ä 925 d	Röntgenstatus - mehr als 8 Zähne	
054	Ä 934 a	Fernröntgen-	- eine Aufnahme
055	Ä 934 b	aufnahme	- zwei Aufnahmen
057	Ä 935 a	Röntgen	- eine Aufnahme
058	Ä 935 b	des	- zwei Aufnahmen
059	Ä 935 c	Schädels	- mehr als zwei Aufnahmen
060	Ä 935 d	Orthopantomogramm	
061	Ä 928	Handröntgenaufnahme	
103	12	Separieren von Zähnen	
180	105	Mundbehandlung	
181	106	Beseitigung scharfer Zahnkanten	
182	107	Zahnsteinentfernung	
191	IP 1	Mundhygienestatus	
192	IP 2	Mundgesundheitsaufklärung	
194	IP 4	Fluoridierung	
195	IP 5	Fissurenversiegelung	
210	7a	Abformung beider Kiefer	
310	5	Kfo-Behandlungsplan	
311	116	Fotografie	
312	117	Modellanalyse	
313	118	Kephalometrische Auswertung	
321	119 a	Umformung	- einfach
322	119 b	des	- mittelschwer
323	119 c	Oberkiefers	- schwierig
324	119 d		- besonders schwierig
331	119 a	Umformung	- einfach
332	119 b	des	- mittelschwer
333	119 c	Unterkiefers	- schwierig
334	119 d		- besonders schwierig

EDV-Nr.	**Geb. Nr.**	**Leistungsbeschreibung**	
341	120 a	Einstellung	- einfach
342	120 b	des	- mittelschwer
343	120 c	Unterkiefers	- schwierig
344	120 d		- besonders schwierig
350	121	Beseitigung von Habits	
351	122 a	Kontrolle des Behandlungsverlaufs	
352	122 b	Vorbereitende Maßnahmen	
353	122 c	Einfügen des Behandlungsmittels	
361	123 a	Offenhalten von Lücken	
362	123 b	Kontrolle eines Lückenhalters	
364	124	Einschleifen von Milchzähnen	
365	125	Wiederherstellung des Behandlungsmittels	
371	126 a	Eingliedern eines Brackets	
372	126 b	Eingliedern eines Bandes	
373	126 c	Wiedereingliederung eines Bandes	
374	126 d	Entfernung eines Bandes, Brackets	
377	127 a	Eingliederung eines Teilbogens	
378	127 b	Ausgliederung eines Teilbogens	
381	128 a	Konfektionierter Vollbogen	
382	128 b	Individualisierter Vollbogen	
383	128 c	Ausgliederung von Vollbögen	
389	129	Wiedereingliederung eines Voll- oder Teilbogens	
390	130	Verankerungsapparaturen u.ä.	
391	131 a	Gaumennahterweiterungsapparatur	
392	131 b	Herbstscharnier	
393	131 c	Gesichtsmaske	
7700	70 (GOÄ)	Kurze Bescheinigung	

Eintragung im Feld **Abschlag Nr.**
F = Frühbehandlung
V = Verlängerungsantrag
E = Neuanfertigung von Behandlungsgeräten

58

Abrechnungsschein (Rückseite)

Muster 5 zur Anlage 2 zum BMV-Z

„EDV-Abrechner“

(Feld 2)

Abrechnung
für kieferorthopädische Behandlung

Rechnungs-Nr. Datum Lfd. Nr.
(Bitte bei Bezahlung angeben)

(Feld 1)

(Feld 3)

Quartal Abschlag Leerquartal Behandlungsplan vom Verlängerung vom Behandlungsbeginn Behandlungsende

Begleitleistungen	Kurzbezeichnung	EDV-Nr.	Anzahl	Geb.-Nr.	Punkte	EUR

Kein Versichertenanteil IP-Punktwert EUR: x IP-Gesamtpunkte
KONS-Punktwert EUR: x KONS-Gesamtpunkte

Zahnärztliches Honorar

Kieferorthopädische Leistungen	Kurzbezeichnung	EDV-Nr.	Anzahl	Geb.-Nr.	Punkte	EUR

Zahnärztliches Honorar Kfo-Punktwert EUR: x Kfo-Gesamtpunkte

Kosten des Fremdlabors EUR:

Material- und Laborkosten des Zahnarztlabors	Anzahl	Bel.-Nr.	EUR

Kosten des Zahnarztlabors: EUR

Gesamtbetrag:		EUR
Kassenanteil:	%	EUR
Versichertenanteil:	%	EUR

Überweisen Sie bitte in den nächsten Tagen Ihren Versichertenanteil in Höhe von EUR .... auf das oben genannte Konto.

59

Muster für EDV-Abrechner

Nr.	Leistung	Abkürzung	Bewertungszahl
116	Fotografie		15

Abrechnungsbestimmungen

Profil- oder Enface-Fotografie mit diagnostischer Auswertung, je Aufnahme

Eine Leistung nach Nr. 116 ist im Verlauf einer kieferorthopädischen Behandlung bis zu viermal abrechnungsfähig.

Nr.	Leistung	Abkürzung	Bewertungszahl
117	Modellanalyse		35

Abrechnungsbestimmungen

Zusätzliche Anwendung von Methoden zur Analyse von Kiefermodellen (dreidimensionale Analyse, grafische oder metrische Analyse, Diagramme), je Nr. 7a

Eine Leistung nach Nr. 117 ist bis zu dreimal im Verlauf einer kieferorthopädischen Behandlung, bei einer kombiniert kieferorthopädischen/kieferchirurgischen Behandlung bis zu viermal abrechnungsfähig.

Dies gilt nicht bei der frühen Behandlung einer Lippen-, Kiefer-, Gaumenspalte oder anderer kraniofacialer Anomalien, eines skelettal-offenen Bisses, einer Progenie oder verletzungsbedingter Kieferfehlstellungen.

Nr.	Leistung	Abkürzung	Bewertungszahl
18	Kephalometrische Auswertung		29

Abrechnungsbestimmungen

Untersuchung des Gesichtsschädels, einmal je Fernröntgenseitenbild einschließlich Dokumentation

1. Eine Leistung nach Nr. 118 kann im Verlauf einer kieferorthopädischen Behandlung höchstens zweimal, in begründeten Ausnahmefällen dreimal abgerechnet werden.
2. Eine Leistung nach Nr. 118 ist bei Frühbehandlung mit verkürzter Behandlungsdauer nur bei skelettalen Dysgnathien im Verlauf einer kieferorthopädischen Behandlung einmal abrechnungsfähig.

Nr.	Leistung				Bewertungszahl
119	Maßnahmen zur Umformung eines Kiefers einschließlich Retention				
	a) Einfach durchführbarer Art				132
	b) Mittelschwer durchführbarer Art				204
	c) Schwierig durchführbarer Art				276
	d) Besonders schwierig durchführbarer Art				336
	Die Zuordnung zu den Buchstaben a–d erfolgt nach folgendem Bewertungssystem:				
	I. Zahl der bewegten Zähne bzw. Zahngruppen	1–2	1–2 Zahngruppen	Alle Zahngruppen	
		1	2	3	
	II. Größe der Bewegung	1–2 mm	3–5 mm	Mehr als 5 mm	
		1	3	5	
	III. Art und Richtung der Bewegung	Kippend*			
		Günstig	Ungünstig	Körperlich	
		1	3	5	
	IV. Verankerung	Einfach	Mittelschwer	Schwierig	
		1	2	5	
	V. Reaktionsweise (Alter, Konstitution, Früh- und Spätbehandlung)	Sehr günstig	Gut	Ungünstig	
		1	3	5	
	Die Summe der einzelnen Punkte ergibt die Bewertung für Schwierigkeit und Umfang der vorgesehenen Kieferumformung nach folgendem Schema:				
	5–7 Punkte = a)	11–15 Punkte = c)			
	8–10 Punkte = b)	16 und mehr Punkte = d)			

* Als günstige „kippende" Bewegung gelten: Bukkalbewegung der Seitenzähne bei der Dehnung, Protrusionsbewegung der Frontzähne und Retrusionsbewegung der Frontzähne, Mesialbewegung der Seitenzähne.

Als ungünstige „kippende" Bewegung gelten: Palatinalbewegung und Distalbewegung der Seitenzähne, Lateralbewegung von Frontzähnen, Drehung, Verlängerung und Verkürzung von Zähnen (auf direktem Weg).

Nr.	Leistung	Bewertungszahl
120	Maßnahmen zur Einstellung des Unterkiefers in den Regelbiss in sagittaler oder lateraler Richtung einschließlich Retention	
	a) Einfach durchführbarer Art	204
	b) Mittelschwer durchführbarer Art	228
	c) Schwierig durchführbarer Art	276
	d) Besonders schwierig durchführbarer Art	336

Die Zuordnung zu den Buchstaben a–d erfolgt nach folgendem Bewertungssystem:

I. Größe der Bissverlagerung	1–2	$^1/_2$ Prämolarenbreite	Über $^1/_2$ bis 1 Prämolarenbreite
	1	3	5
II. Lokalisation	Einseitig		Beiderseitig
	1		3
III. Richtung der durchzuführenden Bissverschiebung	Mesial	Lateral	Distal
	1	2	3
IV. Reaktionsweise (Alter, Konstitution, Früh- und Spätbehandlung)	Sehr günstig	Gut	Ungünstig
	1	2	5
V. Reaktionsweise (Alter, Konstitution, Früh- und Spätbehandlung)	Sehr günstig	Gut	Ungünstig
	1	3	10

Die Summe der einzelnen Punkte ergibt die Bewertung für Schwierigkeit und Umfang der vorgesehenen Bissverlagerung:

4–8 Punkte = a)	11–12 Punkte = c)
9–10 Punkte = b)	13 und mehr Punkte = d)

Abrechnungsbestimmungen

1. Im Zusammenhang mit einer Leistung nach den Nrn. 119/120 ist eine Leistung nach Nr. 01 nur abrechnungsfähig, wenn sie anderen als kieferorthopädischen Zwecken dient.

2. Im Verlauf einer kieferorthopädischen Behandlung ist die Abrechnung von Leistungen der Nrn. 121–124 neben einer Leistung der Nrn. 119/120 nicht möglich.
3. Der Zahnarzt hat quartalsweise Abschlagszahlungen abzurechnen

Bei Nr. 119	Bei Nr. 120
a) 11 Punkte	a) 17 Punkte
b) 17 Punkte	b) 19 Punkte
c) 23 Punkte	c) 23 Punkte
d) 28 Punkte	d) 28 Punkte

Für Kalenderquartale, in denen keine kieferorthopädischen Leistungen erbracht wurden, entfällt die Abrechnung der Abschlagszahlung. In diesen Fällen verlängert sich die Behandlungszeit entsprechend. Insgesamt können nicht mehr als 12 Abschlagszahlungen abgerechnet werden.

4. Mit den Gebühren nach Nrn. 119/120 ist eine Behandlungszeit bis zu 16 Quartalen abgegolten. Bei vorzeitigem Behandlungsabschluss können in den Fällen nach den Nrn. 119a und b sowie 120a und b die restlichen Abschlagszahlungen bei Ende der Behandlung abgerechnet werden. Soweit nach den Nrn. 119c und d sowie 120c und d eingestufte Behandlungen vor 10 Behandlungsquartalen beendet werden, erhält der Zahnarzt die bis zu diesem Zeitpunkt fällig gewordene Vergütung (siehe auch unter Geb.-Nr. 5 Hinweise, ...).
5. Bei der Frühbehandlung eines Distalbisses, eines lateralen Kreuz- oder Zwangsbisses, sofern dieser durch präventive Maßnahmen (Einschleifen) nicht zu korrigieren ist, einer Bukkalokklusion (Nonokklusion) permanenter Zähne, eines progenen Zwangsbisses/frontalen Kreuzbisses oder der Behandlung zum Öffnen von Lücken kann der Zahnarzt quartalsweise Abschlagszahlungen nach den Nrn. 119 und/oder 120, für längstens 6 Kalenderquartale abrechnen. Diese Abrechnung ist besonders zu kennzeichnen. Bei vorzeitigem Behandlungsabschluss können die restlichen Abschlagszahlungen nach Satz 1 bei Ende der Behandlung abgerechnet werden.
   Die Frühbehandlung soll nicht vor dem 4. Lebensjahr begonnen werden.
6. Die frühe Behandlung einer Lippen-, Kiefer-, Gaumenspalte oder anderer kraniofacialer Anomalien, eines skelettal-offenen Bisses, einer Progenie oder verletzungsbedingter Kieferfehlstellungen ist nach den Nrn. 119 und/oder 120 abrechnungsfähig.
7. Über das 4. Behandlungsjahr hinausgehende noch erforderliche Leistungen sind mit Begründung und Angabe der voraussichtlichen weiteren Behandlungszeit und der Neuzuordnung aufgrund des Befunds am Ende des 4. Behandlungsjahres zu den Buchstaben a–d der Nrn. 119 und 120 schriftlich zu beantragen.

Für die nach Ablauf von 16 Behandlungsquartalen notwendigen Behandlungsmaßnahmen (mit Ausnahme der Retentionsüberwachung) werden bei Leistungen nach Nrn. 119 und 120 die Abschlagszahlungen wie unter Nr. 3 quartalsweise fällig.

8. Wird die Behandlung abgebrochen, so erhält der Zahnarzt die bis zu diesem Zeitpunkt fällig gewordene Vergütung.
9. Belehrende und ermahnende Informationen in einem Brief an die Patienten oder Erziehungsberechtigte sind mit den Gebühren nach den Nrn. 119 und/oder 120 abgegolten.
10. Maßnahmen zur Retention können bis zu 2 Jahren nach dem Ende des Kalenderquartals, für das die letzte Abschlagszahlung nach den Nrn. 119/120 geleistet worden ist, abgerechnet werden, längstens bis zum Abschluss der Behandlung. Der Zahnarzt hat den Abschluss der Behandlung einschließlich der Retention schriftlich zu bestätigen.
11. Die Abrechnung von Leistungen nach den Nrn. 119/120 beginnt mit der therapeutischen Phase. Das ist i.d.R. die erste Maßnahme zur Herstellung eines Behandlungsgeräts oder das Extrahieren, Separieren und Einschleifen von Zähnen im engen zeitlichen Zusammenhang mit der Eingliederung des Behandlungsgeräts.
12. Übernimmt ein Zweitbehandler die Fortführung der Behandlung nach dem ursprünglichen Behandlungsplan, so kann der Zweitbehandler die restlichen Abschlagszahlungen abrechnen.
    Hat der Erstbehandler 7 oder mehr Abschlagszahlungen abgerechnet, ist der Zweitbehandler berechtigt, nach Ablauf von 12 Behandlungsquartalen sofort einen Verlängerungsantrag zu stellen.
13. Mit den Nrn. 119/120 ist die Ausstellung der Abschlussbescheinigung abgegolten.
    (Siehe auch Feststellung Nr. 78 der Arbeitsgemeinschaft gem. § 22 EKV-Z vom 15.11.1978 und Beschluss Nr. 110 vom 03.05.1989 – gilt nur für Ersatzkassen)

Nr.	Leistung	Abkürzung	Bewertungszahl
121	Beseitigung von Habits bei einem habituellen Distalbiss oder einem habituell offenen Biss, je Sitzung		17

Abrechnungsbestimmungen

1. Eine Leistung nach Nr. 121 kann pro Patient bis zu sechsmal während eines Zeitraums von 6 Monaten abgerechnet werden. Nach einem Zeitraum von 6 Monaten ist die Abrechnung einer Leistung nach Nr. 121 ausgeschlossen. Neben Leistungen nach den Nrn. 119/120 ist eine Leistung nach der Nr. 121 nicht abrechnungsfähig.
2. Zur Befundung und/oder Behandlung nach Nr. 121 sind Röntgenaufnahmen nicht abrechnungsfähig.
3. Für eine Leistung nach Nr. 121 ist kein Behandlungsplan nach Nr. 5 abrechnungsfähig.

Hinweise, Erläuterungen, Beispiele

Unverändert gilt die Feststellung Nr. 92 vom 31.07.1980: Die myofunktionelle Therapie ist keine Vertragsleistung. Das gilt auch für einzelne Maßnahmen nach Nr. 121.

Nr.	Leistung	Abkürzung	Bewertungszahl
122	Kieferorthopädische Verrichtungen als alleinige Leistungen		
	a) Kontrolle des Behandlungsverlaufs einschließlich kleiner Änderungen für Behandlungsmittel, für jede Sitzung		21
	b) Vorbereitende Maßnahmen zur Herstellung von kieferorthopädischen Behandlungsmitteln, je Kiefer		43
	c) Einfügen von kieferorthopädischen Behandlungsmitteln, je Kiefer		27

Abrechnungsbestimmungen

1. Die Eingliederung einer Mundvorhofplatte kann nicht nach den Nrn. 119/120 abgerechnet werden. Nach den Nrn. 122a–c kann sie nur abgerechnet werden, wenn sie individuell gefertigt wurde.
2. Neben Leistungen nach den Nrn. 119/120 sind Leistungen nach den Nrn. 122a–c nicht abrechnungsfähig.

Nr.	Leistung	Abkürzung	Bewertungszahl
123a	Kieferorthopädische Maßnahmen mit herausnehmbaren Geräten zum Offenhalten von Lücken infolge vorzeitigen Milchzahnverlusts, je Kiefer		40
123b	Kontrolle eines Lückenhalters, je Behandlungsquartal		14

Abrechnungsbestimmungen

1. Neben Leistungen nach den Nrn. 119/120 sind Leistungen nach den Nrn. 123a oder 123b nicht abrechnungsfähig.
2. Neben einer Leistung nach Nr. 123a sind Material- und Laboratoriumskosten abrechnungsfähig.
3. Für eine Leistung nach Nr. 123a ist kein Behandlungsplan nach Nr. 5 abrechnungsfähig.
4. Neben einer Leistung nach Nr. 123a kann ein Orthopantomogramm abgerechnet werden, wenn es nicht bereits erbracht wurde. Andere Röntgenaufnahmen sind daneben nicht abrechnungsfähig.

Nr.	Leistung	Abkürzung	Bewertungszahl
124	Einschleifen von Milchzähnen bei Kreuz- oder Zwangsbiss, je Sitzung		16

Abrechnungsbestimmungen

1. Neben Leistungen nach den Nrn. 119/120 ist eine Leistung nach Nr. 124 nicht abrechnungsfähig.
2. Eine Leistung nach Nr. 124 ist bis zu zweimal abrechnungsfähig.

Hinweise, Erläuterungen, Beispiele

Die Nr. 124 kann auch von einem nicht kieferorthopädisch tätigen Zahnarzt im Notdienst oder als Vertretungsleistung abgerechnet werden.

Nr.	Leistung	Abkürzung	Bewertungszahl
125	Maßnahmen zur Wiederherstellung von Behandlungsmitteln einschließlich Wiedereinfügen, je Kiefer		30

Abrechnungsbestimmungen

1. Eine Leistung nach Nr. 125 kann neben den Leistungen nach den Nrn. 119/120 abgerechnet werden, wenn ein Behandlungsmittel wiederhergestellt wird.
2. Die Wiederherstellung nach Nr. 125 bezieht sich nur auf Draht- oder Basisteile je Behandlungsgerät. Die Änderung von Behandlungsmitteln ist mit den Gebühren nach den Nrn. 119 und 120 abgegolten. Die Aktivierung von Behandlungsmitteln, z.B. Nachstellen von Schrauben und Federelementen, kann nicht nach Nr. 125 abgerechnet werden.

Hinweise, Erläuterungen, Beispiele

Die Nr. 125 kann auch von einem nicht kieferorthopädisch tätigen Zahnarzt im Notdienst oder als Vertretungsleistung abgerechnet werden.

Nr.	Leistung	Abkürzung	Bewertungszahl
126a	Eingliedern eines Brackets oder eines Attachments einschließlich Material- und Laboratoriumskosten		18

Abrechnungsbestimmungen

Die Leistung beinhaltet die Klebeflächenreinigung, das Konditionieren, die Trockenlegung, das Positionieren, das Kleben und die Überschussentfernung.

Für die Eingliederung eines festsitzenden Unterkiefer-Frontzahnretainers sind einmalig bis zu sechsmal die Nr. 126a und einmal die Nr. 127a abrechnungsfähig. Wiedereingliederung und/oder Ersatz sowie die Nr. 127b sind nicht abrechnungsfähig. Eine Leistung nach Nr. 126d ist bez. eines Retainers nur abrechnungsfähig, wenn sie innerhalb der vertraglich festgelegten Retentionszeit anfällt.

Nr.	Leistung	Abkürzung	Bewertungszahl
126b	Eingliedern eines Bandes einschließlich Material- und Laboratoriumskosten		42

Abrechnungsbestimmungen

Die Leistung beinhaltet die Vorauswahl am Modell, die Klebeflächenreinigung, das Vorbeschleifen, die Einprobe, das Adaptieren, das Finishing, das Konturieren, die Trockenlegung, das Zementieren und die Überschussentfernung.

In der Regel soll an einem Zahn im Laufe einer Behandlung nur einmal ein Band oder ein Bracket befestigt werden.

Nr.	Leistung	Abkürzung	Bewertungszahl
126c	Wiedereingliederung eines Bandes		30

Hinweise, Erläuterungen, Beispiele

Die Nr. 126c kann auch von einem nicht kieferorthopädisch tätigen Zahnarzt im Notdienst oder als Vertretungsleistung abgerechnet werden.

Nr.	Leistung	Abkürzung	Bewertungszahl
126d	Entfernung eines Bandes, eines Brackets oder eines Attachments		6

Abrechnungsbestimmungen

Die Leistung beinhaltet das Abnehmen, das Entfernen von Kleberesten und das Polieren.

Leistungen nach den Nrn. 126–131 können neben Leistungen nach den Nrn. 119 und/oder 120 abgerechnet werden.

Nr.	Leistung	Abkürzung	Bewertungszahl
127a	Eingliederung eines Teilbogens einschließlich Material- und Laboratoriumskosten		25

Abrechnungsbestimmungen

Die Leistung beinhaltet das Anpassen, die Einprobe, das Einsetzen und das Einligieren.

Nr.	Leistung	Abkürzung	Bewertungszahl
127b	Ausgliederung eines Teilbogens		7

Nr.	Leistung	Abkürzung	Bewertungszahl
128a	Eingliederung eines konfektionierten Vollbogens einschließlich Material- und Laboratoriumskosten		32

Abrechnungsbestimmungen

Die Leistung beinhaltet das Anpassen, die Einprobe, das Einsetzen und das Einligieren.

Nr.	Leistung	Abkürzung	Bewertungszahl
128b	Eingliederung eines individualisierten Vollbogens einschließlich Material- und Laboratoriumskosten		40

Abrechnungsbestimmungen

Die Leistung beinhaltet das Anpassen, das Biegen, die Einprobe, das Einsetzen und das Einligieren. Zum Leistungsinhalt eines individualisierten Bogens gehören mindestens 3 Biegungen 2. Ordnung oder eine Biegung 3. Ordnung.

Nr.	Leistung	Abkürzung	Bewertungszahl
128c	Ausgliederung von Vollbögen, je Bogen		9

Abrechnungsbestimmungen

Nach Nr. 128c ist auch die Ausgliederung von Apparaturen nach Nr. 130 zweimal abrechnungsfähig.

Nr.	Leistung	Abkürzung	Bewertungszahl
129	Wiedereingliederung eines Voll- oder Teilbogens		24

Nr.	Leistung	Abkürzung	Bewertungszahl
130	Eingliederung ergänzender festsitzender Apparaturen (Palatinal- oder Transversalbogen, Quadhelix, Lingualbogen, Lipbumper, Headgear über je 2 Ankerbändern) einschließlich Material- und Laboratoriumskosten		72

Abrechnungsbestimmungen

Die Ankerbänder gehören nicht zum Leistungsinhalt der Nr. 130, sie sind nach Nr. 126b zweimal abrechnungsfähig. Material- und Laboratoriumskosten zur extraoralen Fixierung und Aktivierung können gesondert abgerechnet werden.

Nr.	Leistung	Abkürzung	Bewertungszahl
131a	Eingliederung und Ausgliederung einer Gaumennahterweiterungsappartur		30

Abrechnungsbestimmungen

Neben einer Leistung nach der Nr. 131a ist eine Leistung nach der Nr. 126b bis zu viermal abrechnungsfähig.

Nr.	Leistung	Abkürzung	Bewertungszahl
131b	Eingliederung und Ausgliederung einer festsitzenden Apparatur zur Bisslagekorrektur (Herbstscharnier) bei spätem Behandlungsbeginn, wenn der Wachstumshöhepunkt überschritten ist und die Bisslagekorrektur mit konventionalen Maßnahmen nicht erreicht werden kann		50

Abrechnungsbestimmungen

Neben einer Leistung nach der Nr. 131b ist eine Leistung nach der Nr. 126b bis zu viermal abrechnungsfähig.

Hinweise, Erläuterungen, Beispiele

Grundsätzlich sollte die Anwendung des Herbstscharniers doppelseitig erfolgen. In diesen Fällen kann die Geb.-Nr. 131b 2-mal, die 126b 8-mal abgerechnet werden.

Der Einsatz eines einseitigen Herbstscharniers wird als wenig sinnvoll, in Einzelfällen (Beispiel: Klasse-II-Fall) aber als effektiv und effizient beschrieben. Über den Einsatz des einseitigen Herbstscharniers entscheidet der Behandler unter besonderer Berücksichtigung des § 12 SGB V (Wirtschaftlichkeitsgebot). Der Einsatz des Herbstscharniers soll nur nach strenger Indikationsstellung erfolgen. Es muss sich um einen echten Spätfall (Patient mindestens 15 Jahre alt und kieferorthopädisch nicht vorbehandelt) bei skelettaler Rücklage (Klasse-II-Fall) handeln und das Wachstum muss abgeschlossen sein.

Nr.	Leistung	Abkürzung	Bewertungszahl
131c	Eingliederung einer Gesichtsmaske		50

Abrechnungsbestimmungen

Neben den Leistungen nach Nrn. 131a–c können Material- und Laboratoriumskosten gesondert abgerechnet werden.

4.5 BEMA Teil 4: Systematische Behandlung von Parodontopathien

Die Leistungen nach BEMA Teil 4 sind nur abrechnungsfähig, wenn ein PSI-Code von 3 oder 4 oder eine Sondiertiefe von 3,5 mm und mehr festgestellt worden ist. In diesem Teil nicht aufgeführte Leistungen können nach anderen Teilen abgerechnet werden.

Systematik der PA-Behandlung:

- Vorbehandlung – Entfernung von Zahnstein, subgingivalen Konkrementen, Reizfaktoren (z.B. abstehenden Kronenrändern) sowie Aufklärung, Motivation und Erklärung von Putztechniken
- Nach ca. 2–3 Wochen Mitarbeit prüfen – Behandlungsentscheidung
- Modelle beider Kiefer, Röntgen (Einzelzahnaufnahmen in Rechtwinkeltechnik oder OPG), Diagnose, Antragstellung
- Therapie

Nr.	Leistung	Abkürzung	Bewertungszahl
4	Befundaufnahme und Erstellen eines Heil- und Kostenplans bei Erkrankungen der Mundschleimhaut und des Parodontiums		39

Hinweise, Erläuterungen, Beispiele

Die BEMA-Nr. 4 kann bei einem komplett ausgefüllten Plan immer für die Erstellung des Behandlungsplans abgerechnet werden, und zwar unabhängig davon, ob eine Behandlung erfolgt oder nicht. Für eine „**Therapieergänzung**“ ist die Nr. 4 jedoch **nicht** ansetzbar.

Das Blatt 1 des Parodontalstatus ist weitgehend selbsterklärend. Die Rubrik „Therapieergänzung“ wird nur ausgefüllt, wenn die Therapie eines bereits genehmigten PA-Plans ergänzt werden muss.

Auf Blatt 2 des PA-Plans sind im Zahnschema folgende Eintragungen vorzunehmen:

- Die Sondiertiefen der Zahnfleischtaschen in mm mesial-distal oder fazial-oral.
- Der Grad der Zahnlockerung in das zentrale Feld des Zahnbildes je nach Schwere mit den **römischen** Ziffern I, II und III.
- Der Grad des Furkationsbefalls bei mehrwurzeligen Zähnen je nach Schwere mit den arabischen (normalen) Ziffern 1, 2 und 3.

- Fehlende Zähne, indem sie durchgekreuzt werden (Diese Forderung ist in den Richtlinien nicht enthalten. Es deswegen nicht zu tun, macht nach Ansicht des Verfassers allerdings keinen Sinn.).
- Rezessionen in der dafür vorgesehenen Zeile in mm.
- In den dafür vorgesehenen Zeilen die geplante Vorgehensweise: offen oder geschlossen.

Für die Abrechnung per EDV wurden die abrechnungsfähigen Materialien in Kategorien zusammengefasst. Einzelne Materialien sind den Kategorien zuzuordnen:

Nr.	**Art des Materials**
5001	Abformmaterial
5011	Wachs/Bissregistratmaterial
5021	Unterfütterungsmaterial
5031	Weich- und Sonderkunststoffe
5041	Zahn/Zähne
5071	Kunststoff/Kompositmaterial Schiene
5261	Sonstiges Material

Diese Auflistung entbindet selbstverständlich nicht von der Pflicht zu dokumentieren, welche Materialien im Einzelnen verwendet wurden. Das ist wichtig für Regressverfahren.

Name der Krankenkasse

Name, Vorname des Versicherten

geb. am

Kassen-Nr. | Versicherten-Nr. | Status

Vertragszahnarzt-Nr. | VK gültig bis | Datum

PARODONTALSTATUS Blatt 1

☐ **Behandlungsplan**

☐ **Therapieergänzung**

Zutreffendes ankreuzen bzw. eintragen

Allgemeine Vorgeschichte

Diabetes mellitus ☐
Bluterkrankungen (z. B. Leukämie) ☐
HIV-Infektion ☐
Genetische Erkrankung (z. B. Down-Syndrom) ☐
Osteoporose ☐
Tabakkonsum ☐

Sonstiges

Familienvorgeschichte

Eltern hatten Zahnfleischerkrankungen und ggf. dadurch Zähne verloren ☐

Spezielle Vorgeschichte

Zahnfleischbluten ☐
Entzündungen mit Anschwellen des Zahnfleischs ☐
Zahnwanderungen ☐
Zahnverlust durch Zahnlockerung ☐
Frühere Zahnfleischbehandlung ☐
Angabe des Jahres ca.

Befund

Marginales Parodontium

Bluten auf Sondieren generell ☐ lokalisiert ☐
Subgingivaler Zahnstein ☐
Taschensekretion ☐

Folgen von Parafunktionen

Abrasionen / Schliff-Flächen ☐

Zahnersatz

Festsitzend Angabe des Jahres ca.
Herausnehmbar Angabe des Jahres ca.

Diagnose

Chronische Parodontitis ☐
Aggressive Parodontitis ☐
Parodontitis als Manifestation von Systemerkrankungen ☐
Nekrotisierende Parodontalerkrankung ☐
Parodontalabszess ☐
Parodontitis im Zusammenhang mit endodontalen Läsionen ☐
Gingivale Vergrößerungen ☐
Gingiva- und Weichgewebswucherung ☐

ergänzende Angaben zur Diagnose

Therapieergänzung (ggf. eintragen):

Behandlungsplan vom

Geb.-Nr.	Anz.	Zahnangabe
P202		
P203		
111		

Datum, Unterschrift und Stempel des **Zahnarztes**

Anschrift Krankenkasse

Entscheidung der Krankenkasse

Die Kosten der vorgesehenen systematischen Par-Behandlung werden übernommen ☐ nicht übernommen. ☐

Datum, Unterschrift und Stempel der **Krankenkasse**

SCHÜTZDRUCK 30159 Hannover, Marktstr. 49, Tel. (0511) 30 73 44
Vordr.-Nr. Z 501 1.04

Parodontalstatus Blatt 1

Name der Krankenkasse		
Name, Vorname des Versicherten		geb. am
Kassen-Nr.	Versicherten-Nr.	Status
Vertragszahnarzt-Nr.	VK gültig bis	Datum

PARODONTALSTATUS Blatt 2

Hinweise zum Ausfüllen

1. Die Sondiertiefen der Zahnfleischtaschen sind in mm mesial-distal oder fazial-oral einzutragen: 4 5 / 4 5
2. Der Grad (I,II,III) der Zahnlockerung ist in das zentrale Feld des Zahnbildes einzutragen: I
3. Der Grad (1,2,3) des Furkationsbefalls ist wie folgt einzutragen: 2
4. Fehlende Zähne sind durchzukreuzen.
5. Rezessionen sind in mm einzutragen.
6. Einzutragen ist, ob ein geschlossenes oder offenes Vorgehen geplant ist.
7. Wird dieser Vordruck für die Abrechnung einer Therapieergänzung verwendet, sind nur die Nummern P202, P203 oder 111 abrechnungsfähig.

Rezessionen																	Rezessionen
Geschl. Vorgehen																	Geschl. Vorgehen
Offenes Vorgehen																	Offenes Vorgehen

Oberkiefer

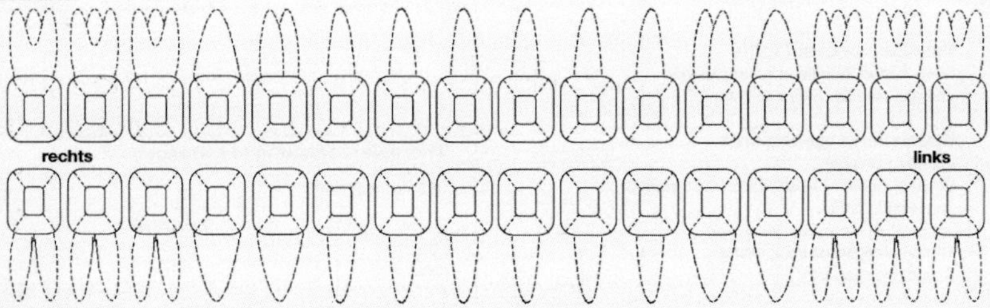

Unterkiefer

Offenes Vorgehen																	Offenes Vorgehen
Geschl. Vorgehen																	Geschl. Vorgehen
Rezessionen																	Rezessionen

Geplante Leistungen

Geb.-Nr.	Anzahl
4	
P200	
P201	
P202	
P203	
108	
111	

Datum, Unterschrift und Stempel des **Zahnarztes**

Gutachten

☐ Gutachterlich befürwortet

☐ Gutachterlich nicht befürwortet
(Begründung auf besonderem Blatt)

Datum, Unterschrift und Stempel des **Gutachters**

Abrechnung

Geb.-Nr.	Anzahl	Punkte	Anz. x Pkt.
4			
P200			
P201			
P202			
P203			
108			
111			

Summe
x Punktwert
= Honorar €
sonstige Kosten €
Abschluss der Behandlung, Datum

Datum, Unterschrift des **Zahnarztes**

Parodontalstatus Blatt 2

Nr.	Leistung	Abkürzung	Bewertungszahl
P200	Systematische Behandlung von Parodontopathien (supra- und subgingivales Debridement), geschlossenes Vorgehen je behandeltem einwurzeligen Zahn		14

Nr.	Leistung	Abkürzung	Bewertungszahl
P201	Systematische Behandlung von Parodontopathien (supra- und subgingivales Debridement), geschlossenes Vorgehen je behandeltem mehrwurzeligen Zahn		26

Abrechnungsbestimmungen

Die Leistungen nach den Nrn. P200 und P201 umfassen Maßnahmen der systematischen Behandlung der Parodontopathien. Mit Leistungen nach den Nrn. P200 und P201 sind während und unmittelbar nach der systematischen Behandlung erbrachte Leistungen nach den Nrn. 105 und 107 abgegolten.

Die Gingivektomie oder Gingivoplastik ist nach Nr. P200 oder P201 abrechnungsfähig.

Mit der Bewertungszahl sind alle Sitzungen abgegolten. Die Anästhesie ist zusätzlich abrechnungsfähig.

Hinweise, Erläuterungen, Beispiele

Das geschlossene Vorgehen wird üblicherweise bei Taschentiefen zwischen 3,5 und 5,5 mm angewendet. Die komplette Behandlung soll innerhalb von 4 Wochen abgeschlossen sein.

Unter Debridement versteht man abgestorbenes Gewebe, das sich z.B. im Zuge einer Taschenentzündung gebildet hat.

Zur Abrechnung der Anästhesieleistungen im Rahmen einer PA-Behandlung siehe Geb.-Nrn. 40 und 41a

Zur ersatzweisen Abrechnung der Geb.-Nr. 50 im Rahmen einer systematischen PA-Behandlung siehe dort

Nr.	Leistung	Abkürzung	Bewertungszahl
P202	Systematische Behandlung von Parodontopathien (chirurgische Therapie), offenes Vorgehen je behandeltem einwurzeligen Zahn		22

Nr.	Leistung	Abkürzung	Bewertungszahl
P203	Systematische Behandlung von Parodontopathien (chirurgische Therapie), offenes Vorgehen je behandeltem mehrwurzeligen Zahn		34

Abrechnungsbestimmungen

Die Leistungen nach den Nrn. P202 und P203 setzen chirurgische Maßnahmen der systematischen Behandlung der Parodontopathien voraus. Diese umfassen die Lappenoperation (einschließlich Naht und/oder Schleimhautverbände) sowie das supra- und subgingivale Debridement. Mit Leistungen nach den Nrn. P202 oder P203 sind während und unmittelbar nach der systematischen Behandlung erbrachte Leistungen nach den Nrn. 105 und 107 abgegolten.

Mit der Bewertungszahl sind alle Sitzungen abgegolten. Die Anästhesie ist zusätzlich abrechnungsfähig.

Hinweise, Erläuterungen, Beispiele

Bei Taschentiefen von mehr als 5,5 mm kann das geschlossene Vorgehen vor dem offenen Vorgehen durchgeführt werden. Nach dem geschlossenen Vorgehen ist zu prüfen, ob an einzelnen Parodontien ein offenes Vorgehen zusätzlich durchzuführen ist. Bei diesem Vorgehen sollte zunächst ein geschlossenes Vorgehen und dann ggf. das offene Vorgehen als Therapie-Ergänzung nach Überprüfung des Behandlungserfolgs beantragt werden.

Die komplette Behandlung soll innerhalb von 4 Wochen abgeschlossen sein.

Bei besonders schweren Fällen der Parodontitis können systemisch wirkende Antibiotika zusammen mit der Parodontitistherapie verordnet werden. Die wichtigsten Indikationen sind:

- Aggressive und schwere Formen einer Parodontitis, die nicht auf konventionelle Behandlung ansprechen
- Nekrotisierende Parodontopathien (NUP)
- Misserfolge wegen mangelnder körpereigener Abwehr eines Patienten aufgrund von Erkrankungen, wie Diabetes mellitus oder HIV-Infektion, sowie anderer Risikofaktoren

Das Einbringen lokaler Antibiotika ist wegen der hohen Kosten für die Medikamente keine Vertragsleistung und daher entsprechend den Bestimmungen der GOZ mit dem Patienten privat zu vereinbaren.

Gemeinsame Bestimmung für die Geb.-Nrn. 108 und 111

Bei den Geb.-Nrn. 108 und 111 handelt es sich um genehmigungspflichtige Leistungen. Wird die Anzahl der beantragten Leistungen überschritten, muss der Plan um diese Positionen nachgenehmigt werden.

Nr.	Leistung	Abkürzung	Bewertungszahl
108	Einschleifen des natürlichen Gebisses zum Kauebenenausgleich und zur Entlastung, je Sitzung		6

Abrechnungsbestimmungen

Eine Leistung nach Nr. 108 kann nicht im Zusammenhang mit konservierenden, prothetischen und chirurgischen Leistungen abgerechnet werden.

Nr.	Leistung	Abkürzung	Bewertungszahl
111	Nachbehandlung im Rahmen der systematischen Behandlung von Parodontopathien, je Sitzung		10

Abrechnungsbestimmungen

Für diese Leistung kann die Nr. 38 daneben nicht abgerechnet werden.

4.6 BEMA Teil 5: Versorgung mit Zahnersatz und Zahnkronen

In diesem Teil nicht aufgeführte Leistungen können nach den anderen Teilen abgerechnet werden.

Mit der Neufassung des BEMA wurde insbesondere die Versorgung mit Zahnersatz und Zahnkronen umgestellt. Der Zuschuss der Krankenkasse an den Versicherten wird sich zukünftig nicht mehr primär an der gewählten Therapie, sondern am Befund orientieren. Der Versicherte erhält als Geldleistung einen befundbezogenen Festzuschuss anstelle der reinen Sachleistung. Festzuschüsse werden über die KZV abgerechnet. Seinen Eigenanteil hat der Versicherte direkt an den Zahnarzt zu zahlen. Das gilt auch für Härtefälle; denn auch dieser Personenkreis kann Versorgungen wählen, die über die Regelversorgung hinausgehen.

Unverändert müssen alle konservierenden, chirurgischen und PA-Behandlungen vor Beginn einer Versorgung mit Zahnersatz abgeschlossen sein:

- Es sind grundsätzlich Röntgenbilder anzufertigen, um zu prüfen, ob der zu versorgende Zahn/die zu versorgenden Zähne frei von Karies ist/sind, keine apikalen Veränderungen aufweist/aufweisen, evtl. vorhandene Wurzelfüllungen den Behandlungsrichtlinien entsprechen und das Parodont unauffällig ist.
- Karies ist zu entfernen. Ist eine Cp-Behandlung erforderlich, muss nach angemessener Zeit die Vitalität überprüft werden.
- Zu überkronende Zähne sind grundsätzlich auf ihre Vitalität zu überprüfen.
- Wurzelbehandlungen müssen abgeschlossen und die Kanäle mit einer die Behandlungsrichtlinien erfüllenden, röntgenologisch nachweisbaren Wurzelfüllung versorgt sein.
- Nach Cp-, Wurzel- und PA-Behandlungen sowie chirurgischen Eingriffen in unmittelbarer Nähe zu überkronender Zähne ist zunächst der Erfolg der Maßnahmen bzw. die vollständige Wundheilung abzuwarten, bevor endgültiger Zahnersatz angefertigt wird.

- Die Überkronung eines Zahns unmittelbar nach einer direkten Überkappung scheidet wegen des unkalkulierbaren Risikos als Kassenleistung aus.
- Notwendige PA-Behandlungen müssen abgeschlossen sein.
- Wurzelreste, nicht erhaltungswürdige sowie retinierte Zähne, die sich im Bereich des geplanten Zahnersatzes befinden, müssen vor Beginn der Behandlung entfernt werden.
- Implantate müssen vor der Versorgung mit Suprakonstruktionen vollständig eingeheilt sein.

Es werden folgende Arten von Zahnersatz unterschieden:

1. **Regelversorgung**
2. **Gleichartiger Zahnersatz (§ 55 Abs. 4 SGB V)**
3. **Andersartiger Zahnersatz (§ 55 Abs. 5 SGB V)**

Die Unterschiede bestehen in

- der Art der zahnmedizinischen Ausführung (Therapie),
- den Honorarregelungen und
- dem Abrechnungsverfahren.

Zu beachten ist, dass alle Versorgungsformen nur dann über einen Kassen-HuK-Plan abrechenbar sind, wenn es sich um eine vom GB-A „anerkannte" Versorgung handelt. Nicht anerkannte Versorgungsformen sind reine GOZ-Leistungen und nach den dortigen Regeln zu berechnen. Eine solche Versorgung ist z.B. eine Inlaybrücke.

Zu 1: Regelversorgung

Die Regelversorgung entspricht weitgehend den Vertragsleistungen bis zum 31.12.2004. Sie bildet die Berechnungsgrundlage für die Festzuschüsse der Krankenkassen.

Das heißt für Neuanfertigungen im Wesentlichen:

- Totalprothesen mit Kunststoffbasis.
- Teilprothesen mit Modellgussbasis.
- Kronen und Brücken aus NEM-Legierungen.
- Verblendgrenzen bei Zahn 5 im OK und bei Zahn 4 im UK. Entscheidend für die Frage, Verblendung „ja oder nein", ist die topografische Lage des Zahns. Das heißt, ist ein oberer 5er nach hinten auf die Position des 6ers gewandert, wird er auch als solcher behandelt. Die entsprechende Kassenleistung bei Überkronung ist dann die Geb.-Nr. 20a. Andersherum gilt für einen unteren 5er, der aufgewandert ist und an der Stelle des 4ers steht, dass für ihn bei Überkronung die Geb.-Nr. 20b abgerechnet werden kann.
- Verblendmaterial ausschließlich Kunststoff. Damit scheidet eine Vollverblendung für Kronen und Brücken im Seitenzahnbereich als Kassenleistung aus. Zu Kompositvollverblendungen bei Teleskop-/Konuskronen siehe bei Befund 3.2a.

- Brücken sind auf den Ersatz von max. 4 fehlenden Zähnen im Frontzahnbereich und max. 3 Zähnen im Seitenzahnbereich beschränkt.
- Als Verbindungselemente für kombiniert festsitzend und herausnehmbaren Zahnersatz sind nur noch Teleskop- oder Konuskronen Kassenleistung. Werden andere Verbindungselemente wie z.B. Stege verwendet, wird die Versorgung zu gleichartigem Zahnersatz.
- Je Kiefer können 2, bei einem Restzahnbestand von 3 Zähnen auch 3, Teleskop- oder Konuskronen berechnet werden.
- Suprakonstruktionen (implantatgetragener Zahnersatz) sind gem. einer Ausnahmeregelung in der Nr. 36 der ZE-Richtlinien Regelversorgung bei
  - zahnbegrenzten Einzelzahnlücken, wenn keine parodontale Behandlungsbedürftigkeit besteht, die Nachbarzähne kariesfrei und nicht überkronungsbedürftig bzw. überkront sind, und
  - bei atrophiertem zahnlosem Kiefer.

Der Festzuschuss deckt 50% der statistischen Durchschnittskosten für die Regelversorgung ab. Durch regelmäßige Führung des Bonushefts erhöht sich der Zuschuss:

- Um 20% nach 5 Jahren (= 60% Zuschuss)
- Um 30% nach 10 Jahren (= 65% Zuschuss)

Es gilt ein verwaltungsfreundlicher **bundeseinheitlicher Punktwert**.

Zu 2: gleichartiger Zahnersatz
Eine gleichartige Versorgung liegt vor, wenn diese die Regelleistung beinhaltet und zusätzliche Leistungen hinzukommen.

Beispiel: keramisch vollverblendete Kronen

Die zahnärztlichen Mehrkosten werden nach der GOZ, die Mehrkosten für die Laborleistungen nach BEB oder BEL II berechnet und in voller Höhe dem Patienten in Rechnung gestellt. Festzuschüsse werden auch bei dieser Versorgung über die KZV abgerechnet.

Die Verwendung von Edelmetalllegierungen oder Reinmetall (z.B. Titan) statt einer NEM-Legierung macht eine Regelversorgung nicht zu gleichartigem Zahnersatz. Der Patient hat lediglich die Mehrkosten zu tragen.

Zu 3: andersartiger Zahnersatz
Eine andersartige Versorgung liegt vor, wenn diese die für den jeweiligen Befund festgelegte Regelversorgung nicht beinhaltet.

Beispiel: Brücke(n) statt Modellgussprothese

Fälle, die sowohl eine gleich- wie eine andersartige Versorgung beinhalten, werden als Ganzes wie andersartige Versorgungen behandelt.

Beispiele: Brücke(n) statt Modellgussprothese + keramisch vollverblendete Krone. Implantatgestützter Zahnersatz, abgesehen von den unter „Zu 1“ aufgeführten Ausnahmen

Die Abrechnung erfolgt nach der GOZ und BEB in voller Höhe direkt mit dem Patienten. Den Zuschuss für mögliche Leistungen nach der Regelversorgung erstattet die Krankenkasse nach Einreichen des genehmigten HuK-Plans und der Rechnung an den Patienten. Eine Abrechnung über die KZV erfolgt nicht.

Begleitleistungen (z.B. Anästhesien, bMF):

- Begleitleistungen im Zusammenhang mit der Regelversorgung sind Sachleistung und werden über die KVK abgerechnet.
- Begleitleistungen, die nur aufgrund des gleichartigen oder andersartigen Zahnersatzes notwendig werden, sind nach der GOZ direkt mit dem Patienten abzurechnen.

Hinweise, Erläuterungen, Beispiele

Insbesondere bei den Begleitleistungen sollte unbedingt darauf geachtet werden, dass streng differenziert wird zwischen Leistungen, die als Sachleistung über die KZV bzw. als Privatleistung direkt mit dem Patienten abzurechnen sind. Es ist für die Prüfungsgremien relativ einfach, die Richtigkeit der Abrechnung zu überprüfen.

Behandlungsplanung

Vor Beginn einer prothetischen Behandlung ist der Patient über Folgendes aufzuklären:

- Vorliegender Befund und Indikation für eine Behandlung
- Mögliche Behandlungsalternativen
- Die voraussichtlichen Kosten der Behandlung

Daran anschließend kann ein Heil- und Kostenplan (HuK) erstellt werden. Es sind der Befund (in Spalte B), die Regelversorgung (in Spalte R) und die tatsächlich geplante Versorgung (in Spalte TP) einzutragen. Fälle, in denen die Festzuschüsse direkt von der Krankenkasse an den Versicherten auszuzahlen sind, werden in Abschnitt V (Rechnungsbeträge) Zeile 8 im leeren Feld hinter EUR/Ct mit einem D gekennzeichnet.

Der HuK-Plan ist kostenfrei zu erstellen. Es ist dabei ohne Bedeutung, ob lediglich eine Regelversorgung und/oder ein gleich- und/oder andersartiger Zahnersatz geplant ist. Für diese Regelung, die wir übrigens dem „Ritter wider den tierischen Ernst“ Norbert Blüm verdanken, gibt es zwar keine logische Begründung, das hat den Gesetzgeber aber nicht daran gehindert, sie zu übernehmen. Vielleicht fand ja wenigstens Herr Blüm diese „allerdurchlauchtigste Eingebung“ lustig.

Heil- und Kostenplan, Teil 1

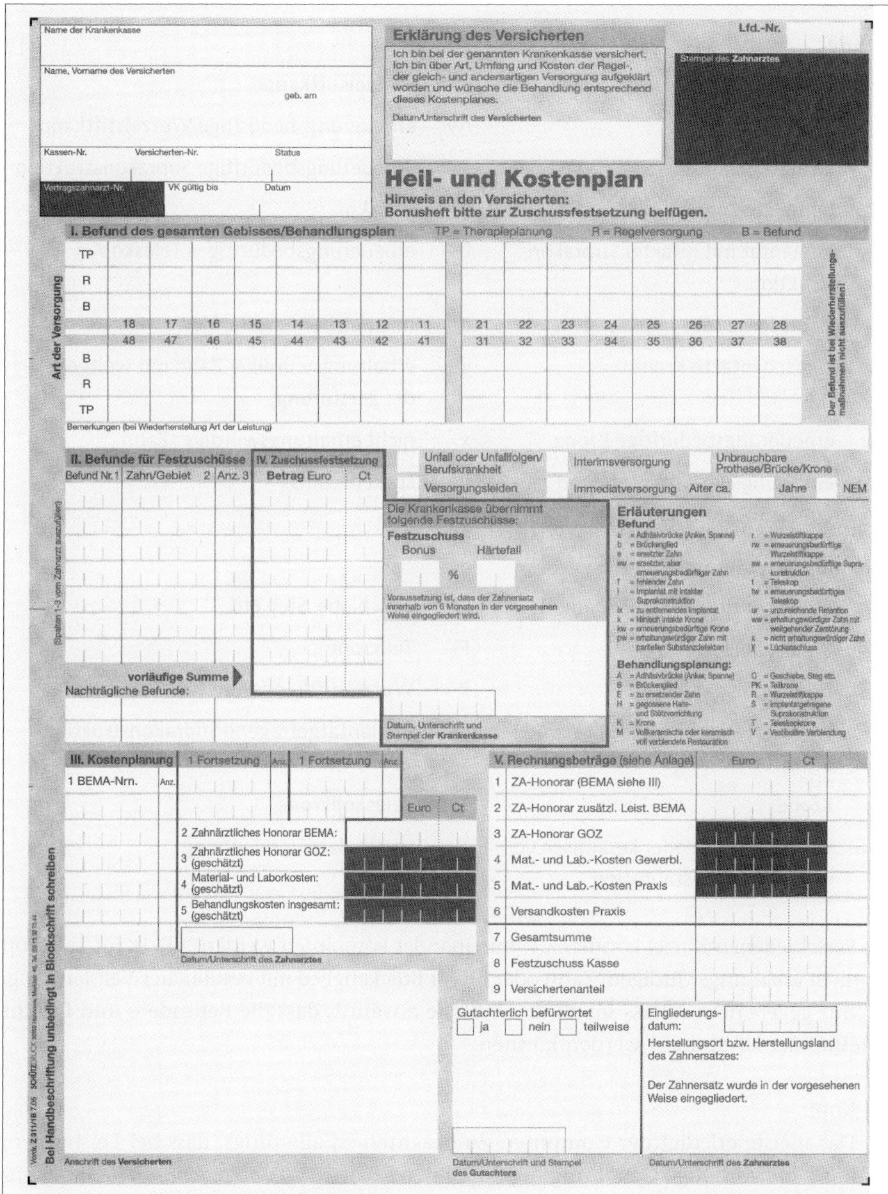

Name der Krankenkasse

Name, Vorname des Versicherten geb. am

Kassen-Nr. Versicherten-Nr. Status

Vertragszahnarzt-Nr. VK gültig bis Datum

Erklärung des Versicherten

Ich bin bei der genannten Krankenkasse versichert. Ich bin über Art, Umfang und Kosten der Regel-, der gleich- und andersartigen Versorgung aufgeklärt worden und wünsche die Behandlung entsprechend dieses Kostenplanes.

Datum/Unterschrift des Versicherten

Lfd.-Nr.

Stempel des Zahnarztes

Heil- und Kostenplan

Hinweis an den Versicherten: Bonusheft bitte zur Zuschussfestsetzung beifügen.

I. Befund des gesamten Gebisses/Behandlungsplan TP = Therapieplanung R = Regelversorgung B = Befund

Art der Versorgung

TP																
R																
B																
	18	17	16	15	14	13	12	11	21	22	23	24	25	26	27	28
	48	47	46	45	44	43	42	41	31	32	33	34	35	36	37	38
B																
R																
TP																

Der Befund ist bei Wiederherstellungsmaßnahmen nicht auszufüllen!

Bemerkungen (bei Wiederherstellung Art der Leistung)

II. Befunde für Festzuschüsse Befund Nr. 1 Zahn/Gebiet 2 Anz. 3

IV. Zuschussfestsetzung Betrag Euro Ct

(Spalten 1–3 vom Zahnarzt auszufüllen)

vorläufige Summe

Nachträgliche Befunde:

Unfall oder Unfallfolgen/ Berufskrankheit — Interimsversorgung — Unbrauchbare Prothese/Brücke/Krone

Versorgungsleiden — Immediatversorgung — Alter ca. Jahre — NEM

Die Krankenkasse übernimmt folgende Festzuschüsse:

Festzuschuss Bonus Härtefall %

Voraussetzung ist, dass der Zahnersatz innerhalb von 6 Monaten in der vorgesehenen Weise eingegliedert wird.

Datum, Unterschrift und Stempel der **Krankenkasse**

Erläuterungen

Befund

a = Adhäsivbrücke (Anker, Spanne)
b = Brückenglied
e = ersetzter Zahn
ew = ersetzter, aber erneuerungsbedürftiger Zahn
f = fehlender Zahn
i = Implantat mit intakter Suprakonstruktion
ix = zu entfernendes Implantat
k = klinisch intakte Krone
kw = erneuerungsbedürftige Krone
pw = erhaltungswürdiger Zahn mit partiellen Substanzdefekten
r = Wurzelstiftkappe
rw = erneuerungsbedürftige Wurzelstiftkappe
sw = erneuerungsbedürftige Suprakonstruktion
t = Teleskop
tw = erneuerungsbedürftiges Teleskop
ur = unzureichende Retention
ww = erhaltungswürdiger Zahn mit weitgehender Zerstörung
x = nicht erhaltungswürdiger Zahn
)(= Lückenschluss

Behandlungsplanung:

A = Adhäsivbrücke (Anker, Spanne)
B = Brückenglied
E = zu ersetzender Zahn
H = gegossene Halte- und Stützvorrichtung
K = Krone
M = Vollkeramische oder keramisch voll verblendete Restauration
O = Geschiebe, Steg etc.
PK = Teilkrone
R = Wurzelstiftkappe
S = implantatgetragene Suprakonstruktion
T = Teleskopkrone
V = Vestibuläre Verblendung

III. Kostenplanung 1 Fortsetzung Anz. 1 Fortsetzung Anz.

1 BEMA-Nrn. Anz.

	Euro	Ct
2 Zahnärztliches Honorar BEMA:		
3 Zahnärztliches Honorar GOZ: (geschätzt)		
4 Material- und Laborkosten: (geschätzt)		
5 Behandlungskosten insgesamt: (geschätzt)		

Datum/Unterschrift des **Zahnarztes**

V. Rechnungsbeträge (siehe Anlage)	Euro	Ct
1 ZA-Honorar (BEMA siehe III)		
2 ZA-Honorar zusätzl. Leist. BEMA		
3 ZA-Honorar GOZ		
4 Mat.- und Lab.-Kosten Gewerbl.		
5 Mat.- und Lab.-Kosten Praxis		
6 Versandkosten Praxis		
7 Gesamtsumme		
8 Festzuschuss Kasse		
9 Versichertenanteil		

Gutachterlich befürwortet ja nein teilweise

Eingliederungsdatum:

Herstellungsort bzw. Herstellungsland des Zahnersatzes:

Der Zahnersatz wurde in der vorgesehenen Weise eingegliedert.

Bei Handbeschriftung unbedingt in Blockschrift schreiben

Anschrift des **Versicherten**

Datum/Unterschrift und Stempel des **Gutachters**

Datum/Unterschrift des **Zahnarztes**

Formular des Heil- und Kostenplans für Zahnersatz Teil 1

Für Befund (kleine Buchstaben) und Behandlungsplanung (große Buchstaben) sind folgende Kürzel zu verwenden.

Befund

a	Adhäsivbrücke (Anker, Spanne)	r	Wurzelstiftkappe
b	Brückenglied	rw	erneuerungsbedürftige Wurzelstiftkappe
e	ersetzter Zahn	sw	erneuerungsbedürftige Suprakonstruktion
f	fehlender Zahn	t	Teleskop
i	Implantat mit intakter Suprakonstruktion	tw	erneuerungsbedürftiges Teleskop
ix	zu entfernendes Implantat	ur	unzureichende Retention
k	klinisch intakte Krone	ww	erhaltungswürdiger Zahn mit weitgehender Zerstörung
kw	erneuerungsbedürftige Krone	x	nicht erhaltungswürdiger Zahn
pw	erhaltungswürdiger Zahn mit partiellen Substanzdefekten	)(	Lückenschluss

Behandlungsplanung

A	Adhäsivbrücke (Anker, Spanne)	O	Geschiebe, Steg etc.
B	Brückenglied	PK	Teilkrone
E	zu ersetzender Zahn	R	Wurzelstiftkappe
H	komplette gegossene Halte- und Stützvorrichtung	S	implantatgetragene Suprakonstruktion
K	Krone	T	Teleskopkrone
M	vollkeramische oder keramisch vollverblendete Restauration	V	vestibuläre Verblendung

Die verschiedenen Kürzel können z.T. miteinander kombiniert werden, z.B. tx für Teleskop auf nicht erhaltungswürdigem Zahn oder BV für Brückenglied mit vestibulärer Verblendung.

Aus gegebenem Anlass sei an dieser Stelle erwähnt, dass die Befunde **e** und **f** nicht miteinander kombiniert werden können.

1) Kopf:
   Das meiste erledigt der Computer. Zu beachten ist allerdings, dass bei Leistungen, die ohne vorherige Genehmigung durch den Kostenträger abgerechnet werden können (z.B. Instandsetzungen), die Unterschrift des Patienten im Feld „Erklärung des Versicherten“ unbedingt erforderlich ist.

2) I. Befund des **gesamten** Gebisses/Behandlungsplan:
Für alle Eintragungen in den Zeilen B, R und TP sind die aufgeführten Kürzel (s.o.) zu verwenden. Für die Zeile B (Befund) sind die kleinen, für die Zeilen R (Regelversorgung = bezuschussungsfähige Kassenversorgung) und TP (Therapieplanung = tatsächlich geplante Versorgung) die großen Buchstaben zu verwenden.
   a) B – Befund: In Zeile B sind **alle Befunde** aufzuführen, auch solche, die außerhalb des Therapiebereichs liegen. Lediglich bei einer Interimsversorgung kann auf ein komplettes Ausfüllen verzichtet werden.
   Bei Wiederherstellungsmaßnahmen muss der Befund nicht ausgefüllt werden.
   In der Spalte „Bemerkungen" sollten bei Wiederherstellungen unbedingt **alle Maßnahmen** eingetragen werden. Das erspart Nachfragen und Regresse.
   b) R – Regelversorgung: Die Regelversorgung ergibt sich aus dem Befund unter Anwendung der Zahnersatz- und Festzuschuss-Richtlinien. Die Regelversorgung ist unabhängig von der tatsächlich geplanten Versorgung immer auszufüllen, weil sie die Grundlage für die Bezuschussung durch den Kostenträger bildet.
   Bei den Befunden 7.2 (erneuerungsbedürftige Suprakonstruktion, die über Nr. 7.1 hinausgeht) und 7.5 (erneuerungsbedürftige implantatgetragene Prothesenkonstruktion) wird die Zeile R nicht ausgefüllt, da es keine tatsächliche Regelversorgung gibt. Ausnahme: Erneuerung einer implantatgetragenen Totalprothese bei zahnlosem atrophiertem Kiefer nach Befund 7.5. Hier ist die Regelversorgung mit SE anzugeben.
   c) TP – Therapieplanung: Wird lediglich eine Regelversorgung geplant, bleibt die Zeile TP unausgefüllt. Werden eine gleich- oder andersartige Versorgung geplant, muss die Zeile TP ausgefüllt werden.
   d) Ankreuzfelder – sprechen für sich. Man sollte aber nicht vergessen, sie ggf. anzukreuzen. Probleme ergeben sich meist nur bei der Frage Interims- oder Immediatversorgung?
   Interimsversorgung = Wegwerfversorgung, nur für den Übergang bis zur endgültigen Versorgung. Sollte jedoch z.B. eine Interimsprothese so gelungen sein, dass sie nicht ersetzt werden muss, kann sie – ggf. mit kleinen Nachbesserungen – auch als endgültige Versorgung beim Patienten verbleiben.
   Immediatversorgung = Sofortversorgung (z.B. nach chirurgischer Sanierung)
   Es handelt sich bereits um die endgültige Versorgung, die nach der Ausheilungsphase nachgebessert wird. Dummerweise gelten auch für eine Immediatversorgung die Gewährleistungsfristen. Sollte sich in dieser Zeit herausstellen, dass z.B. durch Veränderung des Kiefers eine neue Versorgung erforderlich wird, ist diese kostenfrei herzustellen. Wenn man dieses Problem umgehen will, sollte man den Begriff Immediatversorgung aus seinem Gedächtnis streichen. Ist man sich also nicht ganz sicher, ob eine Immediatversorgung wirklich die Gewährleistungsfrist übersteht, sollte man lieber ein Kreuz bei Interimsprothese machen.

II. Befunde für Festzuschüsse:

a) Spalte 1: Befund-Nr.

Hier sind die ermittelten Befund-Nrn. einzutragen. Liegen mehr als 7 Befunde vor, sind die weiteren Befunde auf einem 2. HuK (Heil- und Kostenplan) aufzulisten. Auch auf dem 2. HuK sollten die Patientendaten sicherheitshalber eingetragen werden. Das Feld „Art der Versorgung" muss nicht ausgefüllt werden, und auch eine Zwischensumme kann entfallen.

b) Spalte 2: Zahn/Gebiet

Bei Brücken ist das zu versorgende Gebiet, bei Prothesen der Kiefer anzugeben.

c) Spalte 3: Anzahl

Anzahl der jeweiligen den Festzuschuss auslösenden Befunde

d) Nachträgliche Befunde

Nachträglich können Befunde nach den Nrn. 1.4 oder 1.5 für konfektionierte Stifte oder gegossene Stiftaufbauten anfallen. Sie müssen nicht gesondert bewilligt werden. Der Festzuschuss wird vom Zahnarzt eingetragen.

Werden im Laufe der Behandlung andere Befunde festgestellt, die über die bewilligten Festzuschüsse hinausgehen, ist der HuK dem Kostenträger erneut zur Bewilligung vorzulegen.

III. Kostenplanung

a) Nr. 1: BEMA-Nrn. und Anzahl

Beispiel: 19 × 3, 91b × 2, 92

b) Nr. 2: zahnärztliches Honorar BEMA

Das zahnärztliche Honorar für die BEMA-Leistungen errechnet sich aus der Summe der Bewertungszahlen, multipliziert mit dem Punktwert. Da es im neuen HuK keine Spalte, die der Spalte II (Gebührenvorausberechnung) des alten HuK entspricht, mehr gibt, müssen Handabrechner die Ermittlung der zahnärztlichen Honorare auf einem „Schmierzettel" vornehmen, der für eventuelle Rückfragen aufbewahrt werden sollte.

c) Nr. 3: zahnärztliches Honorar GOZ (geschätzt)

Der Hinweis „geschätzt" bezieht sich auf die Steigerungssätze und nicht auf die Leistungen. Es empfiehlt sich, realitätsnah zu schätzen.

d) Nr. 4: Material- und Laborkosten (geschätzt)

Hier sind **alle Laborkosten**, sowohl aus dem BEL für die BEMA-Leistungen als auch der BEB für gleich- und/oder andersartige Leistungen sowie dem zahnärztlichen als auch dem gewerblichen Labor, für die Gesamtversorgung einzutragen. Es empfiehlt sich, **großzügig** zu **schätzen**; denn die Kosten einiger Leistungen, wie z.B. für 24 c und 95 b, können sonst nirgendwo in die Kostenplanung einbezogen werden. Auch die Kosten für Edelmetalle sind häufig recht unwägbar. Das kann zu einer deutlichen Überschreitung des vorherberechneten Patientenanteils führen. Einen wesentlichen besseren Eindruck macht es aber, wenn der Patient am Ende ein paar Euro weniger, als geplant, zu bezahlen hat. Trotzdem sollte man „Mondschätzungen“ vermeiden.

e) Nr. 5: Behandlungskosten insgesamt (geschätzt)
Dieser Wert ergibt sich aus der Summe der Nrn. 2–4. Keinesfalls kann man sich das Zusammenzählen schenken und einen Fantasiewert eintragen.
Am Ende des Feldes III muss der Zahnarzt unbedingt unterschreiben, sonst kann der HuK nicht genehmigt werden.
Wichtig: Unbedingt die „Erklärung des Patienten“ (rechts neben dem Feld IV. Zuschussfestsetzung) vor Behandlungsbeginn unterschreiben lassen. Damit bestätigt der Patient, dass er seinen Eigenanteil auch bezahlen will. Bei gerichtlichen Auseinandersetzungen kann das ein entscheidendes Argument sein.

IV. Zuschussfestsetzung
Dieses Feld wird vom Kostenträger ausgefüllt. Neben der Festlegung der Festzuschüsse trägt der Kostenträger den Bonusanspruch mit 00, 20 oder 30 ein und kennzeichnet Härtefälle in dem dafür vorgesehenen Feld durch ein Kreuz oder mit HF. Für die Zuschussfestsetzung muss selbstverständlich das Bonusheft vorliegen.

V. Rechnungsbeträge

a) Nr. 1: Zahnarzthonorar (BEMA s. III)
Hier wird die Summe der unter Nr. III/1 genannten BEMA-Nrn. für die Regelleistungen eingetragen. Wurden nur Teilleistungen erbracht, werden die betroffenen Leistungen durch ein T gekennzeichnet. In einem neuen HuK-Plan sind dann die tatsächlich erbrachten Leistungen und Festzuschüsse einzutragen und abzurechnen. Dieser Plan muss nicht genehmigt werden. Der genehmigte ursprüngliche HuK-Plan ist beizufügen.

b) Nr. 2: Zahnarzthonorar zusätzliche Leistungen BEMA
Hier wird das Honorar für zusätzliche BEMA-Leistungen, die im Laufe der Behandlung zusätzlich angefallen sind (z.B. das Wiederbefestigen oder die Neuanfertigung von Provisorien), eingetragen. Das umfasst auch das Honorar aus der Spalte für „nachträgliche Befunde“, soweit diese der Regelversorgung zuzuordnen sind.

c) Nr. 3: Zahnarzthonorar GOZ
Die tatsächlich angefallenen GOZ-Gebühren bei gleich- oder andersartigen Versorgungen sind hier einzutragen.

d) Nr. 4: Material- und Laborkosten gewerblich
Es werden die im gewerblichen Labor angefallenen tatsächlichen Material- und Laborkosten nach **BEL und BEB gemeinsam** in einer Gesamtsumme eingetragen.

e) Nr. 5: Material- und Laborkosten Praxis
Es werden die im Praxislabor angefallenen tatsächlichen Material- und Laborkosten nach **BEL und BEB gemeinsam** in einer Gesamtsumme eingetragen.

f) Nr. 6: Versandkosten Praxis
Hier werden die Versandkosten – **je Versandgang** (d.h. für Hin- und Rücktransport je einmal) – abgerechnet, wenn der Transport vom Zahnarzt, Praxispersonal oder per Post etc. vorgenommen wird. Der Transport ins praxiseigene Labor ist niemals berechenbar, mag der Flur auch noch so lang sein. Versandkosten sind auch dann nicht abrechenbar, wenn diese vom Fremdlabor in Rechnung gestellt werden.

g) Nr. 7: Gesamtsumme
Addition der Zeilen Nrn. 1–6

h) Nr. 8: Festzuschuss Kasse
Den „Festzuschuss Kasse" erhält man, wenn man die Beträge in Feld IV (Zuschussfestsetzung durch die Krankenkasse) sowie ggf. die Beträge für die Festzuschüsse für nachträgliche Befunde zusammenzählt. Höchstens können Kosten in Höhe der Gesamtsumme abgerechnet werden, auch wenn dadurch der genehmigte Festzuschuss nicht ausgeschöpft wird. Es kann also nicht sein, dass der Patient zusätzlich zu seinem ZE auch gleich noch ein paar Kassen-Euro für den ersten Test des Zahnersatzes beim Italiener um die Ecke mitbekommt.
Bei Teilleistungen sind die Beträge gemäß Befundklasse 8 einzutragen, siehe auch oben unter V. Rechnungsbeträge, a) Zahnarzthonorar.

i) Nr. 9: Versichertenanteil
Ergebnis Zeile Nr. 7 minus Zeile Nr. 8

VI. Abschließend sind in dem dafür vorgesehenen Feld das Eingliederungsdatum einzutragen, Herstellungsart und -land anzugeben sowie mit Datum und Unterschrift der Zahnärztin/des Zahnarztes zu bestätigen, dass der Zahnersatz in der vorgesehenen Weise eingegliedert wurde.
Unbedingt zu beachten ist an dieser Stelle, dass in den dafür vorgesehenen Feldern auch das **tatsächliche Eingliederungsdatum** eingetragen wird. Das ist an sich selbstverständlich, häufig wird aber hier das Abrechnungsdatum eingetragen (weil von der EDV so vorgegeben).
Für die Abrechnung per EDV wurden die abrechnungsfähigen Materialien in Kategorien zusammengefasst. Einzelne Materialien sind den Kategorien zuzuordnen:

Nr.	Art des Materials
5001	Abformmaterial
5011	Wachs/Bissregistratmaterial
5021	Unterfütterungsmaterial
5031	Weich- und Sonderkunststoffe

5041 Zahn/Zähne
5051 ZE-Fertigteile (z.B. Stifte/Schrauben)
5061 prov. Kronen/Brückenglieder
5261 Sonstiges Material

Diese Auflistung entbindet selbstverständlich nicht davon zu dokumentieren, welche Materialien im Einzelnen verwendet wurden. Das ist wichtig für Regressverfahren.

Übermittlung außervertraglicher Laborleistungen

Teilweise wird vom Fremdlabor bei außervertraglichen Leistungen anstelle von BEB-Positionen (Nicht-BEL-Positionen = NBL) nur eine einzige Laborposition mit der Bezeichnung „Aufwandsbezogene/auftragsbezogene Mehrleistungen" übermittelt. Bei der papierlosen Online-Abrechnung sind diese Leistungen, die aufgrund der Anfertigung eines gleich- oder andersartigen Zahnersatzes anfallen, mit dem Kürzel „NBL" zu kennzeichnen. Bei papiergebundener Abrechnung können auch weiterhin die BEB-Nrn. übermittelt werden.

Zahnarzt (Briefkopf)

Patient (Adresse)

Heil- und Kostenplan Teil 2

Anlage zum Heil- und Kostenplan vom ____________

Für Ihre prothetische Behandlung werden entsprechend nachfolgender Aufstellung voraussichtlich folgende Kosten/Eigenanteile anfallen:

Zahn/Gebiet	GOZ	Leistungsbeschreibung	Anzahl	Betrag EUR

Zahnärztliches Honorar GOZ (entsprechend Zeile III/3 HKP): .... EUR ____________

Zahnärztliches Honorar BEMA (entsprechend Zeile III/1 und 2 HKP): .... EUR ____________

Material und Laborkosten (entsprechend Zeile III/4 HKP): .... EUR ____________

Gesamtkosten (entsprechend Zeile III/5 HKP): .... EUR ____________

abzüglich Festzuschüsse: .... EUR ____________

Ihr voraussichtlicher Eigenanteil wird hiernach betragen .... EUR ____________

Kosten für allgemeine und konservierend-chirurgische Leistungen nach der GOZ sind in den Beträgen nicht enthalten. Unvorhersehbare Leistungen, die sich im Rahmen der Behandlung ergeben, werden gesondert berechnet. Unvorhersehbare Veränderungen der Schwierigkeit sowie des Zeitaufwandes der einzelnen Leistungen, der Umstände bei der Ausführung oder der Methode können zu Kostenveränderungen führen.

Ich wünsche eine Versorgung entsprechend des Heil- und Kostenplans nebst dieser Anlage

____________ Datum / Unterschrift des **Zahnarztes**

____________ Datum / Unterschrift des **Versicherten**

Informationen über die Kosten der Regelversorgung

Die Kosten für eine dem Befund entsprechende Regelversorgung liegen voraussichtlich in Höhe des doppelten Festzuschusses.

doppelter Festzuschuss .... EUR ____________

abzüglich von der Kasse festgesetzter Festzuschüsse .... EUR ____________

Ihr Eigenanteil würde im Falle der Regelversorgung daher voraussichtlich zzgl. der möglicherweise anfallenden Edelmetallkosten betragen. .... EUR ____________

Art.-Nr. Z 312/2 SH SCHÜTZDRUCK 30159 Hannover, Marktstr. 49, Tel. (0511) 32 73 44

Formular des Heil- und Kostenplans für Zahnersatz Teil 2

Der Teil 2 des Heil- und Kostenplans muss bei der Versorgung mit gleich- oder andersartigen Versorgungen zwingend ausgefüllt werden. Es sind der Zahn/die Zähne/das Gebiet, die GOZ-Positionen nebst Leistungsbeschreibung, die Anzahl und ggf. Material- und Laborkosten sowie die geschätzten Gesamtkosten einzutragen. Nicht fehlen dürfen die Unterschriften von Behandler und Patient, wobei die Unterschrift des Patienten unbedingt vor Behandlungsbeginn auf der Vereinbarung geleistet sein sollte.

Der Kasten „Information über die Regelversorgung" dient der Information des Versicherten. Er soll ihm einen Vergleich seines Eigenanteils für die reine Regelversorgung und die tatsächlich geplante Versorgung ermöglichen.

Der Teil 2 ist nicht maschinenlesbar. Er kann per EDV erstellt werden, darf aber in Inhalt, Aufbau und Struktur nicht verändert werden.

Rechnungslegung

a) Regelversorgung und gleichartige Versorgungen
Die Festzuschüsse werden über die KZV abgerechnet, über den Eigenanteil erhält der Patient eine Rechnung.

b) Andersartiger Zahnersatz
Bei ausschließlich andersartigem ZE erhält der Patient eine Rechnung über die Gesamtkosten. Alle genehmigten Festzuschüsse sind mit einem D zu kennzeichnen und werden nach Vorlage der Rechnungsunterlagen bei der Krankenkasse von dieser direkt an den Patienten ausgezahlt.

c) Mischfälle
Als Mischfälle gelten Fälle, bei denen Regel- und/oder gleichartige Leistungen in Verbindung mit andersartigen Leistungen erbracht werden. Diese Fälle werden über die KZV abgerechnet, wenn mehr als 50% des **zahnärztlichen Honorars** auf die Regel- und/oder gleichartige Versorgung entfallen, entfallen mehr als 50% des **zahnärztlichen Honorars** auf die andersartige Versorgung, werden die Kosten für die gesamte Versorgung direkt mit dem Patienten abgerechnet.
Die 50%-Grenze ist kein Tabu und kann von den Vertragspartnern geändert werden. Das regelmäßige Studium der KZV-Mitteilungen schützt hier vor unliebsamen Überraschungen.
Will man sich vor einem Verlust der Festzuschüsse schützen, kann man sich diese Beträge vom Patienten **abtreten** lassen. Anders als vor der letzten Gesundheitsreform lehnen die Krankenkassen Abtretungen nicht mehr grundsätzlich ab. Der Zahlungsfluss hängt dann von der Vertragslage zwischen der zuständigen KZV und den einzelnen Kostenträgern ab:

- Besteht zwischen der KZV und der betroffenen Krankenkasse ein entsprechender Vertrag, können die Festzuschüsse, auch wenn mehr als 50% des zahnärztlichen Honorars auf die andersartige Versorgung fallen, über die KZV abgerechnet werden.

- Bestehen keine Verträge, zahlt die Krankenkasse direkt an den Behandler. Man sollte dies aber unbedingt vorher mit der Kasse abklären bzw. sich die Abtretung schriftlich bestätigen lassen. Andernfalls könnte es passieren, dass, wenn die Kasse auf „stur“ macht, sie die Abtretung ignoriert und Festzuschüsse trotzdem an den Patienten auszahlt.

d) Härtefälle

Härtefälle nach § 55 Abs. 2 SGB V

Versicherte, die unter den § 55 Abs. 2 SGB V fallen, erhalten grundsätzlich den doppelten Festzuschuss, wenn sie ansonsten unzumutbar belastet würden. Reicht der doppelte Festzuschuss nicht aus, sind die Krankenkassen verpflichtet, auch den darüber hinaus gehenden Betrag zu übernehmen. Mehrkosten für die Verwendung von Edelmetallen anstelle von NEM-Legierungen sind vom Versicherten jedoch selbst zu tragen. Der Anspruch des Versicherten ist in jedem Fall auf die Höhe der tatsächlichen Kosten begrenzt, auch wenn diese unterhalb des doppelten Festzuschusses liegen. Das heißt: Bleiben die Gesamtkosten durch z.B. besonders günstigen Einkauf von Zahntechnikleistungen unter dem doppelten Festzuschuss, darf der Überschuss nicht an den Patienten ausgezahlt werden. Der Preisvorteil kommt vielmehr der Krankenkasse zugute. Das ist zwar an sich eine Selbstverständlichkeit, muss aber aus gegebenem Anlass trotzdem erwähnt werden.

Wählen o.a. Versicherte einen über die Regelversorgung hinausgehenden gleich- oder andersartigen Zahnersatz, leisten die Krankenkassen maximal den doppelten Festzuschuss, auch wenn die reinen Kosten für den Regelanteil den doppelten Festzuschuss überschreiten sollten.

Eine unzumutbare Belastung liegt unter folgenden Voraussetzungen vor:

- Einkommensgrenzen (Stand 2013)

Alleinstehende	1078,00 €
+ 1 Angehöriger zusätzlich	404,40 €
für jeden weiteren Angehörigen zusätzlich	269,50 €

Als Einnahmen zum Lebensunterhalt gelten auch die Einnahmen anderer im gemeinsamen Haushalt lebender Angehöriger und Angehöriger des Lebenspartners.

- Bei Personen, die
  - Hilfe zum Lebensunterhalt nach dem SGB XII,
  - ergänzende Hilfe zum Lebensunterhalt im Rahmen der Kriegsopferfürsorge nach dem Bundesversorgungsgesetz,
  - Leistungen nach dem Recht der bedarfsorientierten Grundsicherung,
  - Leistungen zur Sicherung des Lebensunterhalts nach dem SGB II sowie
  - Ausbildungsförderung nach dem Bundesausbildungsförderungsgesetz oder nach dem SGB III

erhalten oder die

- in einem (Senioren-, Pflege-)Heim oder einer ähnlichen Einrichtung zu Lasten der Sozialhilfe oder Kriegsopferfürsorge versorgt werden,

wird von Gesetzes wegen unterstellt, dass eine unzumutbare Belastung vorliegt.

Härtefälle nach § 55 Abs. 3 SGB V = teilweise Befreiung

Liegen o.a. Voraussetzungen zur vollständigen Befreiung nicht vor, erstattet die Krankenkasse einem Versicherten den Betrag, um den die Festzuschüsse das Dreifache der Differenz zwischen den monatlichen Bruttoeinnahmen und der zur vollständigen Befreiung maßgebenden Einnahmegrenze übersteigt. Zum besseren Verständnis hier 2 Beispiele:

Beispiel 1 (Alleinstehender Versicherter)

1	Monatliches Bruttoeinkommen	1328,00 €
2	Einkommensgrenze	1078,00 €
3	Differenz (1 – 2)	250,00 €
4	Differenzbetrag × 3	750,00 €
5	Einfacher Festzuschuss (z.B.)	1250,00 €
6	Härtefallzuschuss (5 – 4)	500,00 €

Beispiel 2 (Versicherter wie oben)

1–4	Wie oben	
5	Einfacher Festzuschuss	750,00 €
6	Härtefallzuschuss (5 – 4)	Nichts

Wer bekommt bei der Abrechnung des HuK-Plans welche Unterlagen?

a) KZV: Original des HuK-Plans, **Kopie** der Fremdlaborrechnung für die Vertragsleistungen, Eigenlaborbeleg

b) Patient: Kopie des HuK-Plans, ggf. HuK-Plan Teil 2, Kopien der Fremdlaborrechnungen über Vertrags- und außervertragliche Leistungen, dazu Konformitätserklärung (nach Anhang VIII der Richtlinie 93/42/EWG des Rates vom 14.06.1993), Eigenlaborbeleg(e)

c) Zahnarzt: Kopie des HuK-Plans, ggf. HuK-Plan Teil 2, **Originale** der Fremdlaborrechnungen für Vertrags- und außervertragliche Leistungen, Eigenlaborbeleg(e)

Die KZVen erhalten grundsätzlich kein Exemplar des Teils 2 des HuK-Plans. Es kann aber auf Landesebene andere Regelungen geben.

Farbige Durchschreibexemplare sind länderspezifisch vereinbart und können daher unterschiedlich ausfallen.

4.6.1 ZE-Gebührennummern

Für die **Berechnung des zahnärztlichen Honorars** werden unverändert die bekannten **ZE-Gebührennummern** herangezogen. Bei der **Berechnung des Kassenzuschusses** kommen hingegen die neu eingeführten **symptombezogenen Festzuschüsse** (s.u.) zur Anwendung.

Die Geb.-Nr. 7 ist zwar nicht im Leistungskatalog für Zahnersatz aufgeführt, sie wird aber trotzdem noch einmal an der Stelle eingefügt, damit man sie beim Erstellen eines HuK-Plans nicht erst lange suchen muss.

Nr.	Leistung	Bewertungszahl
7	Vorbereitende Maßnahmen	
	a) Abformung, Bissnahme in habitueller Okklusion für das Erstellen von dreidimensional orientierten Modellen des Ober- und Unterkiefers zur diagnostischen Auswertung und Planung sowie schriftliche Niederlegung	19
	b) Abformung, Bissnahme für das Erstellen von Modellen des Ober- und Unterkiefers zur diagnostischen Auswertung und Planung sowie schriftliche Niederlegung	19

Abrechnungsbestimmungen

1. Eine Leistung nach den Nrn. 7a oder b ist bei allen nach der Planung notwendig werdenden Abformungsmaßnahmen nur dann abrechnungsfähig, wenn mit der Herstellung der Modelle eine diagnostische Auswertung und Planung verbunden ist. Für die Erstellung von Arbeitsmodellen können nur Material- und Laboratoriumskosten abgerechnet werden.
2. Die vorbereitenden Maßnahmen (Nr. 7a) sind nur im Rahmen einer kieferorthopädischen Behandlung abrechnungsfähig. Sie sind bis zu dreimal im Verlauf einer kieferorthopädischen Behandlung, bei kombiniert kieferorthopädischer/kieferchirurgischer Behandlung bis zu viermal abrechnungsfähig. Dies gilt nicht bei der frühen Behandlung einer Lippen-, Kiefer-, Gaumenspalte oder anderer kraniofacialer Anomalien, eines skelettal-offenen Bisses, einer Progenie oder verletzungsbedingter Kieferfehlstellungen.
3. Die vorbereitenden Maßnahmen (Nr. 7b) sind nur im Rahmen der Versorgung mit Zahnersatz und Zahnkronen sowie der Behandlung von Verletzungen und Erkrankungen des Gesichtsschädels abrechnungsfähig.
4. Im Rahmen der Versorgung mit Zahnersatz und Zahnkronen sind Leistungen nach der Nr. 7b neben alleinigen Maßnahmen nach Nrn. 20 und 100 in der Regel nicht abrechnungsfähig.

5. Leistungen nach der Nr. 7a oder b sind nach dem für die Kieferorthopädie und zahnprothetische Behandlung geltenden Punktwert abzurechnen, soweit sie im Zusammenhang mit diesen Leistungen erbracht werden.

Hinweise, Erläuterungen, Beispiele

Zu 1: Auch für die Anfertigung von Situationsmodellen, etwa um dem Techniker einen Eindruck von der Zahnform vor dem Beschleifen zu geben, können lediglich die Material- und Laboratoriumskosten abgerechnet werden.

Zu 4: Die Formulierung „in der Regel" bedeutet, dass in Ausnahmefällen auch im Zusammenhang mit den Nrn. 20 und 100 die Nr. 7b abrechenbar ist. Dann muss allerdings eine Begründung angeben werden.

Werden Planungsmodelle im Zusammenhang mit funktionsanalytischen Maßnahmen angefertigt, handelt es sich nicht um eine Kassenleistung. Die Kosten sind dann dem Patienten vollständig in Rechnung zu stellen.

Nr.	Leistung	Bewertungszahl
18	Vorbereiten eines endodontisch behandelten Zahns zur Aufnahme einer Krone mit Verankerung im Wurzelkanal	
	a) Durch einen konfektionierten Stift- oder Schraubenaufbau, einzeitig	50
	b) Durch einen gegossenen Stiftaufbau, zweizeitig	80

Abrechnungsbestimmungen

1. Eine Leistung nach Nr. 18 kann nur einmal je Zahn abgerechnet werden.
2. Neben einer Leistung nach Nr. 18a können Leistungen nach den Nrn. 13a oder b und 13e oder f für das Vorbereiten eines zerstörten Zahns zur Aufnahme einer Krone abgerechnet werden.
3. Eine Leistung nach Nr. 18 kann nur in Verbindung mit den Nrn. 20 und 91 abgerechnet werde. Ausnahmen sind zu begründen.
4. Eine Leistung nach Nr. 18 kann, wenn die Voraussetzungen erfüllt sind, abgerechnet werden, auch wenn sie im Heil- und Kostenplan in der Gebührenvorausberechnung nicht angegeben war.

Hinweise, Erläuterungen, Beispiele

Zu 1: Sind für einen Aufbau nach Nr. 18a mehrere Stifte erforderlich, kann die tatsächlich verwendete Anzahl abgerechnet werden.

Zu 2: Diese Bestimmung deckt sich nicht mit der Abr.-Best. 3 zur Geb.-Nr. 13. Dort werden lediglich die Geb.-Nrn. 13a und b als Aufbaufüllungen erwähnt. Warum hier auch die Geb.-Nrn. 13e und f als Aufbaufüllungen zugelassen werden, obwohl die Verwendung von Amalgam für eine Aufbaufüllung ohnehin nicht mehr zugelassen ist, wird wohl ein Geheimnis des Verordnungsgebers bleiben. Siehe auch Geb.-Nr. 13.

Zu 3: Entgegen dem Wortlaut der Ziffer 3 kann die Nr. 18 auch als alleinige Leistung abgerechnet werden, wenn zum Zeitpunkt des Aufbaus noch nicht sicher ist, wann die endgültige Versorgung erfolgen wird (z.B., wenn der Erfolg einer vorangegangenen Wurzelbehandlung abgewartet werden muss, oder bei umfangreichen Versorgungen, die weitere vorbereitende Maßnahmen erfordern).

Die Nr. 18 kann auch im Zusammenhang mit den Wiederherstellungspositionen 24a sowie 95a und b abgerechnet werden.

Die Nr. 18 kann nicht im Zusammenhang mit einer Stiftverankerung bei einem vitalen Zahn abgerechnet werden. Hierfür ist die Geb.-Nr. 16 heranzuziehen.

Nr.	Leistung	Bewertungszahl
19	Schutz eines beschliffenen Zahns und Sicherung der Kaufunktion durch eine provisorische Krone oder provisorischer Ersatz eines fehlenden Zahns durch ein Brückenglied	19

Abrechnungsbestimmungen

1. Leistungen nach den Nrn. 19 und 21 können höchstens zweimal je Zahn abgerechnet werden. Im Heil- und Kostenplan können sie in der Gebührenvorausberechnung je Zahn nur einmal angesetzt werden.
2. Neben Leistungen nach den Nrn. 19 und 21 ist eine Leistung nach Nr. 23 für das Entfernen des provisorischen Schutzes nicht berechnungsfähig. Dies gilt nicht für das Entfernen eines provisorischen Schutzes, der wie bei einer definitiven Versorgung fest einzementiert werden musste.
3. Für die provisorische Versorgung nach den Nrn. 19 und 21 ist grundsätzlich ein im direkten Verfahren hergestelltes Provisorium ausreichend.
4. Provisorische Versorgungen in den vom Bundesausschuss der Zahnärzte und Krankenkassen festgelegten Ausnahmefällen gem. § 30 Abs. 1 Satz 5 SGB V (seit 01.01.2005: § 55 Abs. 1 SGB V) sind nach Nr. 19 abrechenbar und bei der Abrechnung als Nr. 19i zu kennzeichnen.

Hinweise, Erläuterungen, Beispiele

Zu 1: Werden mehr als 2 Provisorien je Zahn erforderlich, müssen sie dem Patienten privat in Rechnung gestellt werden.

Auch wenn bereits vor Behandlungsbeginn klar ist, dass ein 2. Provisorium angefertigt werden muss, kann die Nr. 19 nur einmal je Zahn in der Gebührenvorausberechnung angesetzt werden.

Zu 2: Festes Einzementieren von provisorischen Kronen und/oder Brücken kann z.B. bei ungünstigen Bissverhältnissen oder bei Langzeitprovisorien infrage kommen. Für

Langzeitprovisorien gibt es allerdings weder eine eigene BEMA-Nr. noch einen Befund/Festzuschuss. Wer diesen Mehraufwand und das höhere Risiko für Wiederbefestigung und Neuanfertigung honoriert haben möchte, muss auf die GOZ ausweichen.

Zu 3: Laborgefertigte provisorische Kronen und Brücken können bei Verwendung von Langzeitprovisorien notwendig werden. Langzeitprovisorien sind indiziert, wenn vor der definitiven Versorgung eine Reihe vorbereitender Maßnahmen, wie z.B. Extraktionen sowie Wurzel- und PA-Behandlungen, durchgeführt werden müssen.

Zu 4: siehe hierzu **IV. Ausnahmeindikationen für Implantatverorgungen** (s. Abschn. 4.6.2)

Die Verwendung von Tiefziehfolie oder konfektionierten Kronen aus Kunststoff bei der Herstellung von provisorischen Kronen und Brücken berechtigt nicht zur Abrechnung laborgefertigter Provisorien.

Für die Berechnung der provisorischen Brückenglieder ist die Zahl der fehlenden und zu ersetzenden Zähne maßgebend. Das heißt, dass durch Aufwanderung **geschlossene Lücken nicht als provisorische Brückenglieder** mitgezählt werden können.

Zinnhülsen sind nicht mehr Bestandteil des BEMA. Sie können daher auch nicht mehr zu Lasten einer gesetzlichen Krankenkasse berechnet werden. Wenn sie trotzdem verwendet werden, sind sie Privatleistung.

Nr.	Leistung	Bewertungszahl
20	Versorgung eines Einzelzahns durch	
	a) Eine metallische Vollkrone	148
	b) Eine vestibulär verblendete Verblendkrone	158
	c) Eine metallische Teilkrone	187

Abrechnungsbestimmungen

Mit einer Leistung nach Nr. 20 sind folgende Leistungen abgegolten: Präparation, ggf. Farbbestimmung, Bissnahme, Abformung, Einprobe, Einzementieren, Kontrolle und Adjustierung der statischen und dynamischen Okklusion.

1. Einzelkronen als Schutz- und Stützkronen sind nach Nr. 20 abzurechnen.
2. Einzelkronen auf Implantaten sind in den vom Bundesausschuss der Zahnärzte und Krankenkassen festgelegten Ausnahmefällen gem. § 30 Abs. 1 SGB V (seit 01.01.2005: § 55 Abs. 1 SGB V) analog nach Nr. 20a/20b abrechnungsfähig und bei der Abrechnung mit i zu kennzeichnen.
3. Die Präparation einer Teilkrone erfordert die Überkuppelung aller Höcker eines Zahns. Die Präparation einer Teilkrone ist überwiegend supragingival und bedeckt die gesamte Kaufläche und somit sämtliche Höcker.

Hinweise, Erläuterungen, Beispiele

Zu 3: Bleibt auch nur ein Höcker oder ein noch so kleiner Teil der Kaufläche stehen, handelt es sich nicht mehr um eine Teilkrone nach Nr. 20c und wird damit zur Privatleistung.

Bei der Nr. 20b sind die Verblendgrenzen zu beachten (OK bis einschließlich Zahn 5, UK bis einschließlich Zahn 4). Metallkeramische Verblendungen sind keine Kassenleistung.

Konfektionierte Kronen können nicht unter der Nr. 20 abgerechnet werden (s. hierzu Geb.-Nr. 14 im Kons.-Teil).

Verblendete Teilkronen werden durch den Wortlaut der Nr. 20c als Kassenleistung ausgeschlossen. Sie sind Privatleistung.

Kronen, die ausschließlich kosmetischen Zwecken dienen, sind keine Kassenleistung. Sie können dem Patienten nur privat in Rechnung gestellt werden.

Kronen aus Reintitan und Keramik, keramische Teilkronen, Veneers sowie in speziellen Verfahren, wie CAD/CAM/CIM, hergestellte Kronen sind keine Kassenleistung.

Eine Abrechnung der Geb.-Nr. 20c im Frontzahnbereich zu Lasten einer gesetzlichen Krankenkasse scheidet schon aus ästhetischen Gründen aus.

Nr.	Leistung	Bewertungszahl
21	Schutz eines beschliffenen Zahns und Sicherung der Kaufunktion durch eine provisorische Krone mit Stiftverankerung	28

Abrechnungsbestimmungen

Siehe Geb.-Nr. 19

Hinweise, Erläuterungen, Beispiele

Siehe Geb.-Nr. 19

Wird es erforderlich, einen Zahn mit Provisorien nach Nr. 19 und Nr. 21 zu versorgen, können diese Geb.-Nrn. auch nebeneinander abgerechnet werden, allerdings jeweils nur eine, da nur 2 Provisorien je Zahn zu Lasten einer gesetzlichen Krankenkasse abrechenbar sind. Es kann auch nur eine Geb.-Nr. in der Gebührenvorausberechnung angesetzt werden (Nr. 1 der Abrechnungsbestimmungen).

Nr.	Leistung	Bewertungszahl
22	Teilleistungen bei nicht vollendeten Leistungen nach den Nrn. 18 und 20 Präparation eines Zahns	Halbe Bew.-Zahl nach Nr. 20 oder Nr. 18
	Weitere Maßnahmen	3 Viertel der Bew.-Zahl nach Nr. 20
	Gegebenenfalls	Bew.-Zahl nach Nr. 18

Abrechnungsbestimmungen

Genehmigte Heil- und Kostenpläne, auf denen Teilleistungen (Nrn. 22, 94a, 94b, 99) und Leistungen nach der 7b ohne das Hinzutreten weiterer Leistungen abgerechnet werden, macht der Zahnarzt bei seiner Abrechnung besonders kenntlich. Soweit der Zahnarzt erklären kann, warum es nicht zur Vollendung der vorgesehenen Leistungen gekommen ist, vermerkt er dies auf dem Heil- und Kostenplan. Die KZV rechnet diese Heil- und Kostenpläne gesondert ab.

Hinweise, Erläuterungen, Beispiele

Die Nummern für Teilleistungen sind rein **fiktive Geb.-Nrn.** Das heißt, sie werden, abgesehen von der Geb.-Nr. 99a (anatomischer Abdruck zur prothetischen Versorgung eines Kiefers), als solche niemals auf einem HuK-Plan erscheinen. Sie beschreiben lediglich, welche Geb.-Nrn. (ganz oder anteilig) bei einem bestimmten Stand der Behandlung abgerechnet werden können, wenn die Behandlung noch nicht zu einem Abschluss gekommen ist. Näheres siehe Befundklasse 8 – Teilleistungen.

Folgende Gründe können zum Abbruch einer Behandlung führen:

- Tod des Patienten.
- Patient erscheint auch nach Aufforderung nicht zur Weiterbehandlung.
- Wenn sich nach einer längeren Unterbrechung der Behandlung aufgrund von z.B. Krankheit die Bissverhältnisse so verändert haben, dass bereits fertig gestellte Arbeiten nicht mehr verwendbar sind.
- **Halbe Bewertungszahl nach Nr. 20**
  Zahn wurde präpariert, Abdruck usw. noch nicht erfolgt.
- **Halbe Bewertungszahl nach Nr. 18**
  Zahn zur Aufnahme eines Aufbaus präpariert, aber noch nicht eingegliedert. Wurde der Aufbau bereits angefertigt, sind die Laborkosten auch dafür in voller Höhe abrechenbar.

- **3 Viertel der Bewertungszahl nach Nr. 20**
  Zahn präpariert, Präzisionsabdruck genommen und Arbeitsmodell hergestellt, Krone aber noch nicht eingegliedert. Wurde die Krone bereits angefertigt, sind die Laborkosten auch dafür in voller Höhe abrechenbar.
- **Ggf. volle Bewertungszahl nach Nr. 18**
  Die volle Bewertungszahl nach Nr. 18 ist abrechenbar, sobald der Aufbau eingegliedert wurde, unabhängig davon, ob weitere Präparationsmaßnahmen erfolgt sind oder nicht.

Sämtliche bis zum Abbruch der Behandlung **angefallenen Material- und Laborkosten** können in **voller Höhe** abgerechnet werden.

Nr.	Leistung	Bewertungszahl
24	Maßnahmen zur Wiederherstellung der Funktion von Kronen	
	a) Wiedereinsetzen einer Krone oder dergleichen	25
	b) Erneuerung oder Wiedereinsetzen einer Facette, einer Verblendschale oder dergleichen	43
	c) Abnahme und Wiederbefestigung einer provisorischen Krone nach der Nr. 19 oder 21	7

Abrechnungsbestimmungen

1. Eine Leistung nach 24c kann höchstens dreimal je Krone abgerechnet werden. Im Heil- und Kostenplan kann sie in der Gebührenvorausberechnung nicht angesetzt werden.
2. Maßnahmen zur Wiederherstellung der Funktion von Einzelkronen auf Implantaten sind in den vom Bundesausschuss der Zahnärzte und Krankenkassen festgelegten Ausnahmefällen gem. § 30 Abs. 1 Satz 5 SGB V (seit 01.01.2005: § 55 Abs. 1 SGB V) nach Nrn. 24a, 24b und 24c abrechnungsfähig und bei der Abrechnung als Nr. 24ai, 24bi und Nr. 24ci zu kennzeichnen.

Hinweise, Erläuterungen, Beispiele

Zu 1: Die Geb.-Nr. 24c kann **ausschließlich** als nachträgliche Leistung abgerechnet werden.

Für die Abrechnung der Geb.-Nr. 24c ist es erforderlich, eine provisorische Krone abzunehmen **und** wiederzubefestigen. Das ausschließliche Wiederbefestigen einer provisorischen Krone kann nur von einem Zahnarzt abgerechnet werden, der diese nicht selbst hergestellt hat. Das Gleiche gilt für das Wiederbefestigen einer provisorisch eingegliederten endgültigen Krone. Das Abnehmen provisorischer Kronen kann niemals nach Geb.-Nr. 24c abgerechnet werden. Das Abnehmen und anschließende Zementieren einer provisorisch befestigten endgültigen Krone ist ebenfalls **nicht** abrechenbar.

Maßnahmen zur Wiederherstellung der Funktion von Brücken sind unter der Geb.-Nr. 95 abzurechnen.

Für die Abrechenbarkeit der Geb.-Nr. 24b ist es gleich, ob die Erneuerung einer Facette oder Verblendschale im Munde des Patienten oder außerhalb erfolgt.

Es ist auch möglich, eine neue Facette oder Verblendschale im zahntechnischen Labor anfertigen und an einer Krone oder Teleskop-/Konuskrone befestigen zu lassen. Das anschließend erforderliche Wiedereinsetzen der Krone ist als 24a abrechenbar. Das bedeutet, dass in einem solchen Fall die Geb.-Nrn. 24a und b zusammen angesetzt werden können. Die zusätzliche Berechnung einer Leistung nach der Geb.-Nr. 100 nach Neuverblendung einer Teleskop-/Konuskrone ist nicht möglich.

Bei der Erneuerung von Facetten und Verblendschalen sind die Verblendgrenzen zu beachten.

Die Wiederherstellung der Funktion oder Erneuerung von Veneers können nicht zu Lasten einer gesetzlichen Krankenkasse abgerechnet werden, weil es sich bei Veneers um Privatleistungen handelt.

Nr.	Leistung	Bewertungszahl
89	Beseitigung grober Artikulations- und Okklusionsstörungen vor Eingliederung von Prothesen und Brücken	16

Abrechnungsbestimmungen

Eine Leistung nach Nr. 89 kann nur einmal je Heil- und Kostenplan abgerechnet werden. Sie kann nicht für das Einschleifen zur Aufnahme von Halte- und Stützvorrichtungen abgerechnet werden. Sie kann auch neben Leistungen nach den Nrn. 91 und 92 abgerechnet werden.

Hinweise, Erläuterungen, Beispiele

Bei den Leistungen nach Nr. 89 handelt es sich, auch wenn dies nicht ausdrücklich erwähnt ist, um **präprothetische Maßnahmen**, deren Umfang zwischen den Leistungen nach Geb.-Nr. 106 und funktionstherapeutischen Maßnahmen liegt. Sie kann im Zusammenhang mit der Neuanfertigung von Prothesen und Brücken sowie Instandsetzungen nach der Geb.-Nr. 100 angesetzt werden.

Die Nr. 89 kann nicht nur für das Einschleifen des natürlichen Gebisses, sondern auch für das Einschleifen von Kronen, Brücken und Prothesen abgerechnet werden.

Die Nr. 89 kann nicht **für Einschleifmaßnahmen nach der Anfertigung von Zahnersatz** abgerechnet werden. Hierfür ist ggf. die Geb.-Nr. 106 abrechenbar, wenn die Einschleifmaßnahmen über den Antagonisten hinausgehen.

Einschleifmaßnahmen, die aufgrund von Ungenauigkeiten bei der Abdruck-/Bissnahme oder Herstellung des Zahnersatzes vor der Eingliederung von Zahnersatz erforderlich werden, sind weder unter den Geb.-Nrn. 89 oder 106 noch irgendeiner anderen Geb.-Nr. abrechenbar.

Die Geb.-Nr. 89 und 106 können nicht in direktem zeitlichem Zusammenhang abgerechnet werden.

Aus dem Wortlaut der Leistungsbeschreibung zur Nr. 89 ergibt sich, dass die Nr. 89 niemals neben der Geb.-Nr. 20 abgerechnet werden kann. Ebenso nicht möglich ist die Abrechnung der Nr. 89 im Rahmen einer PA- und/oder Schienenbehandlung.

Nr.	Leistung	Bewertungszahl
90	Versorgung eines Zahns durch eine Wurzelstiftkappe mit Verankerung im Wurzelkanal mit Kugelknopfanker	154

Abrechnungsbestimmungen
Mit einer Leistung nach Nr. 90 sind folgende Leistungen abgegolten: Präparation der Kavität, Abformung, Einprobe, Einzementieren.

Eine Leistung nach der Nr. 90 ist nur im Zusammenhang mit der Eingliederung einer Cover-Denture-Prothese bei einem Restzahnbestand von bis zu 3 Zähnen je Kiefer abrechnungsfähig.

Hinweise, Erläuterungen, Beispiele
Andere Verbindungselemente als Kugelknopfanker, wie z.B. Stege, Magnete usw., sind keine Vertragsleistungen mehr und können daher nur privat mit dem Patienten abgerechnet werden.

Eine Cover-Denture-Prothese gleicht einer totalen Prothese und wird auch so abgerechnet.

Nr.	Leistung	Bewertungszahl
91	Versorgung eines Lückengebisses durch eine Brücke, bei Verwendung von Teleskopkronen im Zusammenhang mit einer herausnehmbaren Prothese, – je Pfeilerzahn	
	a) Metallische Vollkrone	118
	b) Vestibulär verblendete Verblendkrone	128
	c) Metallische Teilkrone	136
	d) Teleskop-/Konuskrone	190
	e) Verwendung eines Geschiebes bei geteilten Brücken mit disparallelen Pfeilern zusätzlich zu den Nrn. 91a–c	43

Abrechnungsbestimmungen

1. Mit den Leistungen nach den Nrn. 91 und 92 sind folgende Leistungen abgegolten: Präparation, ggf. Farbbestimmung, Bissnahme, Abformung, Einprobe, Einzementieren, Kontrolle und Adjustierung der statischen und dynamischen Okklusion.
2. Gegossene Einlagefüllungen als Brückenanker sind nicht abrechnungsfähig.
3. Für die Erneuerung des Primär- oder Sekundärteils einer Teleskop- oder Konuskrone ist bei Neuanfertigung oder Wiederherstellung einer Prothese oder abnehmbaren Brücke die halbe Gebühr für die 91d abzurechnen.

Richtlinien:

22. Brücken sind angezeigt, wenn dadurch in einem Kiefer die geschlossene Zahnreihe wiederhergestellt wird. In der Regel sind Endpfeilerbrücken angezeigt. Freiendbrücken sind nur bis zur Prämolarenbreite und unter Einbeziehung von mindestens 2 Pfeilerzähnen angezeigt; in Schaltlücken ist der Ersatz von Molaren und von Eckzähnen durch Freiendbrücken ausgeschlossen.

Hinweise, Erläuterungen, Beispiele

Brücken sind auf den Ersatz von maximal 4 Zähnen je Kiefer und 3 Zähnen im Seitenzahnbereich begrenzt. **Abnehmbare Brücken** sind **keine Kassenleistung** mehr (s. auch Abs. 7).

Kronen in einem Brückenverband, die nicht an eine Lücke angrenzen, werden nach Geb.-Nrn. 20a–c abgerechnet.

Zu Lasten einer gesetzlichen Krankenkasse können 2, bei einem Restzahnbestand von 3 Zähnen je Kiefer bis zu 3 Teleskop-/Konuskronen abgerechnet werden. Sind mehr als 3 Teleskop-/Konuskronen vorgesehen, sind nur 2 Kassenleistung.

Zu beachten sind bei den Nrn. 91b und d die Verblendgrenzen (OK bis einschließlich Zahn 5, UK bis einschließlich Zahn 4). Metallkeramische Verblendungen sind keine Kassenleistung.

Die Verblendung einer Teleskop-/Konuskrone löst keine zusätzliche Geb.-Nr. aus. Auch sie ist nach Nr. 91d abzurechnen.

Im Gegensatz zu Kronen und Brücken gelten Kompositvollverblendungen bei Teleskop-/Konuskronen als anerkannte Methode. Sie sind aber trotzdem keine Kassenleistung, weil nur Teilverblendungen zu den Kassenleistungen gehören (s. auch bei Befund 3.2a).

Werden Teleskop-/Konuskronen mit zusätzlichen Verbindungselementen versehen, sind diese privat in Rechnung zu stellen.

Die Wortlaute der Nr. 91 und der Abrechnungsbestimmung 3 dazu widersprechen sich bez. der alleinigen Erneuerung eines Außen- oder Innenteleskops bei abnehmbaren Brücken. Im Text zur Nr. 91 heißt es: „... bei Verwendung von Teleskopkronen im Zusammenhang mit einer herausnehmbaren Prothese, ...“. Herausnehmbare Brücken werden in diesem Zusammenhang nicht erwähnt. Sie sind also bei Verwendung von Teleskop-/Konuskronen Privatleistung. Es können daher also auch Instandsetzungsmaßnahmen nicht zu Lasten einer gesetzlichen Krankenkasse abgerechnet werden.

Bezüglich der Herstellung von Brückenpfeilern aus besonderen Materialien bzw. in besonderen Verfahren siehe Geb.-Nr. 20

Nr.	Leistung	Bewertungszahl
92	Versorgung eines Lückengebisses durch eine Brücke je Spanne	62

Abrechnungsbestimmungen

Mit den Leistungen nach den Nrn. 91 und 92 sind folgende Leistungen abgegolten: Präparation, ggf. Farbbestimmung, Bissnahme, Abformung, Einprobe, Einzementieren, Kontrolle und Adjustierung der statischen und dynamischen Okklusion.

Hinweise, Erläuterungen, Beispiele

Bei der Ermittlung der Anzahl abrechenbarer Leistungen nach Nr. 92 werden nur noch die Spannen berücksichtigt. Die Anzahl der Brückenglieder ist ohne Bedeutung.

Nach Ansicht des GB-A stellen **Inlaybrücken** keine anerkannte Methode dar. Sie sind daher reine Privatleistung. Das heißt, es gibt für diese Versorgung keine Festzuschüsse. Sie kann deswegen auch nicht als andersartige Versorgung abgerechnet werden.

Siehe auch unter Geb.-Nr. 91

Nr.	Leistung	Bewertungszahl
93	Adhäsivbrücke mit Metallgerüst im Frontzahnbereich einschließlich der Präparation von Retentionen an den Pfeilerzähnen, Abformung, Farbbestimmung, Bissnahme, Einprobe und Befestigung in Säure-Ätz-Technik, Kontrolle und ggf. Korrekturen der Okklusion und Artikulation	335

Abrechnungsbestimmungen

Adhäsivbrücken mit Metallgerüst können nur abgerechnet werden bei Versicherten im Alter zwischen 14 und 20 Jahren.

Hinweise, Erläuterungen, Beispiele

Die **Pfeilerzähne** sollen **karies- und füllungsfrei** sein. Die zu überbrückende **Spanne** soll grundsätzlich nicht mehr als **einen Zahn** umfassen. Größere Spannen müssen begründet werden. Die Kostenübernahme sollte mit einem deutlichen Hinweis auf die besondere Situation beantragt werden.

Weitere Voraussetzungen sind, dass die Pfeilerzähne keine Lockerung aufweisen und der Patient seine Zähne ausreichend pflegt.

Instandsetzungsmaßnahmen werden nach den Geb.-Nrn. 95a und/oder c abgerechnet.

Nr.	Leistung	Bewertungszahl
94a	Teilleistungen bei nicht vollendeten Leistungen nach den Nrn. 90–92	
	Präparation eines Ankerzahns nach den Nrn. 90 und 91 (Brückenpfeiler)	Halbe Bew.-Zahl nach den Nrn. 90 und 91
	Präparation eines Ankerzahns (Brückenpfeilers): mit darüber hinausgehenden Maßnahmen	3 Viertel der Bew.-Zahl nach den Nrn. 90 und 91
	Sind nach der Funktionsprüfung der Brückenanker weitere Maßnahmen erfolgt	3 Viertel der Bew.-Zahl nach Nr. 92

Nr.	Leistung	Bewertungszahl
94b	Teilleistungen bei nicht vollendeten Leistungen nach der Nr. 93	
	Präparation der Brückenpfeiler	Halbe Bew.-Zahl nach der Nr. 93
	Präparation der Brückenpfeiler mit darüber hinausgehenden Maßnahmen	3 Viertel der Bew.-Zahl nach der Nr. 93

Abrechnungsbestimmungen

Genehmigte Heil- und Kostenpläne, auf denen Teilleistungen (Nrn. 22, 94a, 94b, 99) und Leistungen nach der Nr. 7b ohne das Hinzutreten weiterer Leistungen abgerechnet werden, macht der Zahnarzt bei seiner Abrechnung besonders kenntlich. Soweit der Zahnarzt erklären kann, warum es nicht zur Vollendung der vorgesehenen Leistungen gekommen ist, vermerkt er dies auf dem Heil- und Kostenplan. Die KZV rechnet diese Heil- und Kostenpläne gesondert ab.

Hinweise, Erläuterungen, Beispiele

Die Nummern für Teilleistungen sind rein **fiktive Geb.-Nrn.** Das heißt, sie werden, abgesehen von der Geb.-Nr. 99a (anatomischer Abdruck zur prothetischen Versorgung eines Kiefers), als solche niemals auf einem HuK-Plan erscheinen. Sie beschreiben lediglich, welche Geb.-Nrn. (ganz oder anteilig) bei einem bestimmten Stand der Behandlung abgerechnet werden können, wenn die Behandlung noch nicht zu einem Abschluss gekommen ist. Näheres siehe Befundklasse 8 – Teilleistungen.

Folgende Gründe können zum Abbruch einer Behandlung führen:

- Tod des Patienten.
- Patient erscheint auch nach Aufforderung nicht zur Weiterbehandlung.
- Wenn sich nach einer längeren Unterbrechung der Behandlung aufgrund von z.B. Krankheit die Bissverhältnisse so verändert haben, dass bereits fertig gestellte Arbeiten nicht mehr verwendbar sind.
- **Halbe Bewertungszahl nach den Nrn. 90 bzw. 91**
  Zahn wurde präpariert, Abdruck usw. noch nicht erfolgt.
- **3 Viertel der Bewertungszahl nach den Nrn. 90 bzw. 91**
  Zahn präpariert, Präzisionsabdruck genommen und Arbeitsmodell hergestellt, Wurzelstiftkappe und/oder Krone (Brückenglied) aber noch nicht eingegliedert. Wurden die Wurzelstiftkappe und/oder Krone bereits angefertigt, sind die Laborkosten auch dafür in voller Höhe abrechenbar.
- **Halbe Bewertungszahl nach Nr. 92**
  Nach dem Wortlaut der Nr. 94a nicht vorgesehen.
- **3 Viertel der Bewertungszahl nach Nr. 92**
  Wenn nach Gerüsteinprobe weitere Maßnahmen bis hin zur Fertigstellung erfolgt sind, aber die Brücke noch nicht eingegliedert wurde.
- **Halbe Bewertungszahl nach Nr. 93**
  Retentionen präpariert, Abdruck usw. noch nicht erfolgt.
- **3 Viertel der Bewertungszahl nach Nr. 93**
  Retentionen präpariert, Präzisionsabdruck genommen und Arbeitsmodell hergestellt, Adhäsivbrücke aber noch nicht eingegliedert. Wurde die Adhäsivbrücke bereits angefertigt, sind die Laborkosten auch dafür in voller Höhe abrechenbar.

Sämtliche bis zum Abbruch der Behandlung angefallenen Material- und Laborkosten können in voller Höhe abgerechnet werden.

Nr.	Leistung	Bewertungszahl
95	Maßnahmen zur Wiederherstellung der Funktion von Brücken und provisorischen Brücken	
	a) Wiedereinsetzen einer Brücke mit 2 Ankern	34
	b) Wiedereinsetzen einer Brücke mit mehr als 2 Ankern	50
	c) Erneuerung oder Wiedereinsetzen einer Facette, einer Verblendschale oder dergleichen	36
	d) Abnahme und Wiedereinsetzen einer provisorischen Brücke	18

Abrechnungsbestimmungen

Eine Leistung nach Nr. 95d kann höchstens dreimal je Brücke abgerechnet werden. Im Heil- und Kostenplan kann sie in der Gebührenvorausberechnung nicht angesetzt werden.

Hinweise, Erläuterungen, Beispiele

Bei der Nr. 95c ist Folgendes zu beachten:

- Die Verblendgrenzen (OK bis Zahn 5, UK bis Zahn 4) und
- müssen Facetten oder Verblendschalen an Brückenpfeilern, die nicht an eine Lücke angrenzen, erneuert werden, ist hierfür die **Geb.-Nr. 24b** abzurechnen.

Für die Abrechenbarkeit der Geb.-Nr. 95c ist es gleich, ob die Erneuerung einer Facette oder Verblendschale im Munde des Patienten oder außerhalb erfolgt.

Es ist auch möglich, eine neue Facette oder Verblendschale im zahntechnischen Labor anfertigen und an einem Brückenpfeiler befestigen zu lassen. Das anschließend erforderliche Wiedereinsetzen der Brücke ist als Geb.-Nr. 95a oder b abrechenbar. Das bedeutet, dass in einem solchen Fall die Geb.-Nrn. 95a oder b und 95c zusammen angesetzt werden können.

Die Vorschrift, dass die Nr. 95d in der Gebührenvorausberechnung nur einmal angesetzt werden kann, gilt auch für den Fall, dass schon zum Zeitpunkt der Planung ein mehrfaches Abnehmen und Wiederbefestigen zu erwarten ist. Sie kann **ausschließlich** als nachträgliche Leistung abgerechnet werden.

Für die Abrechnung der Geb.-Nr. 95d ist es erforderlich, eine provisorische Brücke abzunehmen **und** wiederzubefestigen. Das ausschließliche Wiederbefestigen einer provisorischen Brücke kann nur von einem Zahnarzt abgerechnet werden, der diese nicht selbst hergestellt hat. Das Gleiche gilt für das Wiederbefestigen einer provisorisch eingegliederten endgültigen Brücke. Das alleinige Abnehmen provisorischer Brücken kann niemals nach Geb.-Nr. 95d abgerechnet werden. Das Abnehmen und anschließende Zementieren einer provisorisch befestigten endgültigen Brücke sind ebenfalls **nicht** abrechenbar.

Gemeinsame Abrechnungsbestimmungen der Geb.-Nrn. 96–97b

Mit einer Leistung nach Nr. 96 sind folgende Leistungen abgegolten: anatomische Abformung (auch des Gegenkiefers), Bissnahme, Farbbestimmung, Einprobe, Eingliedern, Nachbehandlung.

Die zusätzliche Abrechnung von zahnärztlichem Honorar bei Anwendung besonderer Abdruckverfahren ist nicht zulässig.

Nr.	Leistung	Bewertungszahl
96	Versorgung eines Lückengebisses durch eine partielle Prothese einschließlich einfacher Haltevorrichtungen	
	a) Zum Ersatz von 1–4 fehlenden Zähnen	57
	b) Zum Ersatz von 5–8 fehlenden Zähnen	83
	c) Zum Ersatz von mehr als 8 fehlenden Zähnen	115

Abrechnungsbestimmungen

1. Ein fehlender Weisheitszahn ist als zu ersetzender, fehlender Zahn nur dann mitzuzählen, wenn sein Gebiet in die prothetische Versorgung einbezogen wird. Ist der Zahn 7 vorhanden, dann ist der Weisheitszahn nicht mitzuzählen.
2. Die definitive Versorgung mit einer rein schleimhautgetragenen Prothese bedarf einer besonderen Begründung.

Hinweise, Erläuterungen, Beispiele

Zu 1: Die Formulierung lässt ein grundsätzliches Mitzählen eines fehlenden 8ers auch bei fehlendem 7er nicht zu. Der 8er kann nur dann mitgezählt werden, wenn der Prothesensattel in den 8er-Bereich hineinreicht.

Zu 2: Rein schleimhautgetragene Teilprothesen sind i.d.R. nur als Interimsprothesen zulässig. Als definitive Versorgung können sie nur in Ausnahmefällen, z.B. bei mangelhafter Mundhygiene und damit zu erwartendem baldigem Verlust des Restgebisses, angefertigt werden. Als Halte- und/oder Stützelemente sind in diesem Fall ausschließlich solche nach der Geb.-Nr. 98f abrechenbar. Einfache Halte- oder Stützelemente nach BEL 3801 sowie 3805 und 3806 sind Bestandteil der Geb.-Nr. 96.

An dieser Stelle sei noch einmal auf die **Unterschiede zwischen Interims- und Immediatprothese** hingewiesen:

- Eine Interimsprothese wird i.d.R. nach Extraktion oder einem anderen chirurgischen Eingriff angefertigt und nach endgültiger Versorgung weggeworfen.
- Eine Immediatprothese ist eine definitive Versorgung und wird ebenfalls nach Extraktion oder anderen chirurgischen Eingriffen eingegliedert. Sie wird nach Abheilen der Wunden zur endgültigen Prothese umgearbeitet. Das Problem ist, dass für eine Immediatprothese dieselben Garantievorschriften gelten wie für alle anderen definitiven prothetischen Versorgungen. Das ist von unangenehmer Bedeutung, wenn sich innerhalb dieser Zeit der Kiefer so weit verändert, dass eine Neuanfertigung nötig wird. Die Kosten dafür gehen dann leider zu Lasten des Zahnarztes. Daher sollte man die Immediatprothese vergessen und die Arbeit besser als Interimsprothese anfertigen. Das vermeidet Komplikationen.

Goldfacetten und -inlays sowie Sunflex-Prothesen sind keine Kassenleistung.

Nr.	Leistung	Bewertungszahl
97a	Totale Prothese/Cover-Denture-Prothese im Oberkiefer	250

Nr.	Leistung	Bewertungszahl
97b	Totale Prothese/Cover-Denture-Prothese im Unterkiefer	290

Abrechnungsbestimmungen

Bei der Versorgung eines zahnlosen Kiefers durch eine implantatgetragene Prothese in den vom Bundesausschuss der Zahnärzte und Krankenkassen festgelegten Ausnahmefällen gem. § 30 Abs. 1 Satz 1 SGB V (seit 01.01.2005: § 55 Abs. 1 SGB V) sind die Nrn. 97a und 97b abrechnungsfähig und bei der Abrechnung als Nrn. 97ai und 97bi zu kennzeichnen.

Hinweis, Erläuterungen, Beispiele

Einschleifmaßnahmen, Kürzen von Prothesenrändern und die medikamentöse Behandlung der Mundschleimhaut sind während der ersten 3 Monate nach Eingliederung einer Prothese nach den Nrn. 96–97b nicht abrechenbar.

Siehe hierzu auch Geb.-Nrn. 105 und 106

Wegen der Verwendung von Metallbasen bei totalen Prothesen siehe Geb.-Nr. 98e

Cover-Denture-Prothesen werden im Zusammenhang mit Teleskop-/Konuskronen, Wurzelstiftkappen oder Implantatversorgungen angefertigt. In diesen Fällen sind auch die Geb.-Nrn. 98a für die Herstellung der Primärteile sowie 98b oder c nebeneinander abrechenbar.

Nr.	Leistung	Bewertungszahl
98a	Abformung mit individuellem oder individualisiertem Löffel, je Kiefer	29

Abrechnungsbestimmungen

1. Eine Leistung nach Nr. 98a kann abgerechnet werden, wenn der übliche Löffel nicht ausreicht.
2. Eine Leistung nach Nr. 98a kann auch neben Kronen und Brücken, nicht jedoch neben einer Einzelkrone (Nr. 20), gerechnet je Kiefer, abgerechnet werden.
3. Eine Leistung nach Nr. 98a kann neben den Nrn. 98b oder 98c für denselben Kiefer nur in den Fällen abgerechnet werden, in denen für die prothetische Versorgung eines zahnarmen Kiefers neben dem Funktionsabdruck für die Versorgung der noch

stehenden Zähne durch Kronen eine Abformung mit individuellem Löffel vorgenommen werden muss.

4. Wird ein individueller Löffel allein wegen der Verwendung bestimmter Abformmaterialien angefertigt, ohne dass die Voraussetzungen nach Nr. 1 der Abrechnungsbestimmungen zu Nr. 98a vorliegen, können nur die Material- und Laboratoriumskosten abgerechnet werden. In diesen Fällen ist auf der Material- und Laborkostenrechnung zu vermerken: ohne Nr. 98a.

Die zusätzliche Abrechnung von zahnärztlichem Honorar bei Anwendung besonderer Abdruckverfahren ist nicht zulässig.

Hinweise, Erläuterungen, Beispiele

Das Verbiegen eines Konfektionslöffels erfüllt nicht die Leistungsbeschreibung „individualisierter Löffel". Hierfür ist es erforderlich, die Ränder oder den Löffel insgesamt, z.B. mit Kunststoff o.Ä., zu verlängern.

Bei kombiniert festsitzendem und herausnehmbarem Zahnersatz kann die Nr. 98a auch zweimal für dieselbe Arbeit abgerechnet werden.

Im Zusammenhang mit einer Implantatversorgung ist die Nr. 98a bei der Abrechnung als 98ai zu kennzeichnen.

Neben der Geb.-Nr. 100 ist die Nr. 98a nicht abrechenbar (s. auch bei Geb.-Nr. 100).

Nr.	Leistung	Bewertungszahl
98b	Funktionsabformung mit individuellem Löffel, Oberkiefer	57

Nr.	Leistung	Bewertungszahl
98c	Funktionsabformung mit individuellem Löffel, Unterkiefer	76

Abrechnungsbestimmungen

1. Leistungen nach den Nrn. 98b und c sind bei zahnlosem Kiefer und bei stark reduziertem Restgebiss – i.d.R. bis zu 3 Zähnen – abrechnungsfähig.
2. Bei der Versorgung eines zahnlosen Kiefers durch eine implantatgetragene totale Prothese in den vom Bundesausschuss der Zahnärzte und Krankenkassen festgelegten Ausnahmefällen gem. § 30 Abs. 1 Satz 1 SGB V (seit 01.01.2005: § 55 Abs. 1 SGB V) sind die Nrn. 98b und 98c abrechnungsfähig und bei der Abrechnung als Nrn. 98bi und 98ci zu kennzeichnen.

Hinweise, Erläuterungen, Beispiele

Zu 1: Die Formulierung lässt auch die Abrechnung der Nrn. 98b und c bei einem Restgebiss von 4 Zähnen zu. Man sollte aber eine gute Begründung parat haben.

Bei kombiniert festsitzendem und herausnehmbarem Zahnersatz kann neben den Nrn. 98b oder c auch die Geb.-Nr. 98a für dieselbe Arbeit abgerechnet werden.

Im Zusammenhang mit einer Implantatversorgung sind die Nrn. 98b und c bei der Abrechnung als 98bi und 98ci zu kennzeichnen.

Die zusätzliche Abrechnung von zahnärztlichem Honorar bei Anwendung besonderer Abdruckverfahren ist nicht zulässig.

Nr.	Leistung	Bewertungszahl
98d	Intraorale Stützstiftregistrierung zur Feststellung der Zentrallage	223

Abrechnungsbestimmungen

1. Eine Leistung nach der Nr. 98d ist nur neben der Leistung nach Nr. 97 (Totalprothese, Cover-Denture-Prothese) abrechnungsfähig, auch auf implantatgestützten Totalprothesen gem. § 30 Abs. 1 Satz 5 SGB V (seit 01.01.2005: § 55 Abs. 1 SGB V in Verbindung mit Ziffer 36 der Zahnersatzrichtlinien) im Oberkiefer und Unterkiefer, wenn die Lagebezeichnung von Unterkiefer zu Oberkiefer mit einfacheren Methoden nicht reproduzierbar ermittelt werden kann.
2. Material- und Laboratoriumskosten sind gesondert abrechnungsfähig.
3. Bei der Versorgung eines zahnlosen Kiefers durch eine implantatgetragene totale Prothese in den vom Bundesausschuss der Zahnärzte und Krankenkassen festgelegten Ausnahmefällen gem. § 30 Abs. 1 Satz 5 SGB V (seit 01.01.2005: § 55 Abs. 1 SGB V in Verbindung mit Ziffer 36 der Zahnersatzrichtlinien) ist die Nr. 98d abrechenbar und bei der Abrechnung als Nr. 98di zu kennzeichnen.

Die zusätzliche Abrechnung von zahnärztlichem Honorar bei Anwendung besonderer Abdruckverfahren ist nicht zulässig.

Hinweise, Erläuterungen, Beispiele

Im Zusammenhang mit einer Implantatversorgung ist die Nr. 98d bei der Abrechnung als 98di zu kennzeichnen.

Die Geb.-Nr. 98d ist auch abrechenbar, wenn Cover-Denture-Prothesen im Zusammenhang mit Leistungen nach den Geb.-Nrn. 90 und/oder 91d angefertigt werden.

Eine Abrechnung mit den Befunden/Festzuschüssen 7.5 und ggf. 7.6 ist nicht möglich.

Gemäß einer Aussage der KZBV ist bei der Abrechnung der Geb.-Nr. 98d Folgendes zu beachten:

Eine zusätzliche Berechnung der BEL-Nr. 021.3 (Basis für Bissregistrierung) ist nicht möglich. Ferner kann die BEL-Nr. 022.0 (Bisswall) nur einmal je Behandlungsfall abgerechnet werden, auch wenn in beiden Kiefern Bisswälle erforderlich sind. Insofern können folgende BEL-Nrn. für eine Stützstiftregistrierung in Betracht kommen:

020.1	Basis für Vorbissnahme
021.4	Basis für Stützstiftregistrierung
022.0	Bisswall
023.0	Registrierplatte und -stift auf Basen

Nr.	Leistung	Bewertungszahl
98e	Verwendung einer Metallbasis in besonderen Ausnahmefällen, zu den Bewertungszahlen nach den Nrn. 97a oder b zusätzlich	18

Abrechnungsbestimmungen

Eine Leistung nach der Nr. 98e ist nur in begründeten Ausnahmefällen (z.B. Torus palatinus und Exostosen) abrechnungsfähig. Sie ist nicht abrechnungsfähig für Verstärkungs- und Beschwerungseinlagen (z.B. aus Silber-Zinn).

Hinweise, Erläuterungen, Beispiele

Die Nr. 98e kann in besonderen Fällen im Zusammenhang mit den Geb.-Nrn. 97a und b abgerechnet werden. Das sind:

- Torus palatinus.
- Exostosen.
- Reizungen der Mundschleimhaut bei Verwendung von Kunststoffen.
- Erhöhtes Bruchrisiko unterschiedlicher Ursachen (z.B. Bruxismus, tiefer Biss).
- Sollte sich erst nach Eingliederung einer Prothese nach Geb.-Nrn. 97a oder b eines der obigen Probleme zeigen, kann die Metallbasis auch nachträglich in die Prothese eingearbeitet werden. Die Nr. 98e ist dann ebenfalls im Nachhinein abrechenbar.
- Die Geb.-Nr. 100 ist für das Einarbeiten einer Metallbasis in den ersten 3 Monaten nach Eingliedern einer Prothese nicht möglich, danach sehr wohl.

Im Zusammenhang mit einer Implantatversorgung ist die Nr. 98e bei der Abrechnung als 98ei zu kennzeichnen.

Nr.	Leistung	Bewertungszahl
98f	Verwendung doppelarmiger Halte- oder einfacher Stützvorrichtungen oder mehrarmiger gebogener Halte- und Stützvorrichtungen zu den Bewertungszahlen nach Nr. 96 zusätzlich je Prothese, nur abrechnungsfähig bei Interimsversorgung	22

Abrechnungsbestimmungen

Die Verwendung von einarmigen Klammern ist i.d.R. nicht indiziert. Die Verwendung von Halte- und Stützvorrichtungen nach Nr. 98f ist mit der Gebühr nach Nr. 98g abgegolten.

Hinweise, Erläuterungen, Beispiele

Einfache Halte- oder Stützelemente sind Bestandteil der Geb.-Nr. 96 und nicht als Nr. 98f abrechenbar.

Die Abrechnung von Halte- und Stützvorrichtungen nach der Nr. 98f neben der Geb.-Nr. 98h/1 ist zwar nicht explizit ausgeschlossen, dürfte aber in der Praxis nicht vorkommen. Wer plant schon eine Teilprothese ohne Metallbasis mit einer gegossenen Klammer auf der einen und einer gebogenen Klammer auf der anderen Seite?

Nr.	Leistung	Bewertungszahl
98g	Verwendung einer Metallbasis in Verbindung mit Halte- und Stützvorrichtungen – nicht bei Interimsprothesen	44

Abrechnungsbestimmungen

Die Verwendung von einarmigen Klammern ist i.d.R. nicht indiziert. Die Verwendung von Halte- und Stützvorrichtungen nach Nr. 98f ist mit der Gebühr nach Nr. 98g abgegolten.

Hinweise, Erläuterungen, Beispiele

Verstärkungs- und Beschwerungseinlagen sind weder nach der Nr. 98 g noch nach einer anderen Geb.-Nr. abrechenbar.

Für Halte- und Stützvorrichtungen ist neben der Nr. 98g ausschließlich die Geb.-Nr. 98h abrechenbar.

Bei Erneuerung einer Metallbasis kann die Nr. 98g auch neben der Geb.-Nr. 100 abgerechnet werden.

Nr.	Leistung	Bewertungszahl
98h	Verwendung von gegossenen Halte- und Stützvorrichtungen, zu den Bewertungszahlen nach Nr. 96 oder Nr. 98g zusätzlich	
	– Nicht bei Interimsprothesen	
	h/1 bei Verwendung von einer Halte- oder Stützvorrichtung	29
	h/2 bei Verwendung von mindestens 2 Halte- und Stützvorrichtungen	50

Abrechnungsbestimmungen

1. Eine Leistung nach der Nr. 98h ist eine ergänzende Position zur Leistung nach Nr. 96 und ist deshalb nur im Zusammenhang mit dieser Nummer abrechnungsfähig.
2. Eine Leistung nach Nr. 98h kann je Kiefer nur einmal abgerechnet werden.

Die zusätzliche Abrechnung von zahnärztlichem Honorar bei Anwendung besonderer Abdruckverfahren ist nicht zulässig.

Hinweise, Erläuterungen, Beispiele

Die Nr. 98h kann auch im Zusammenhang mit einer Kunststoffprothese ohne Metallbasis nach Geb.-Nr. 98g abgerechnet werden. Eine derartige Versorgung ist denkbar, wenn die Lebensdauer der wenigen Restzähne trotz guter Mundhygiene eher deutlich begrenzt erscheint.

Die Nr. 98h ist auch neben der Geb.-Nr. 100 abrechenbar, wenn eine Prothese um eine gegossene Halte- und Stützvorrichtung erweitert oder bei Ersatz einer gegossenen Halte- und Stützvorrichtung eine **Neuplanung** nötig wird. Wird eine gegossene Halte- und Stützvorrichtung lediglich in seiner ursprünglichen Form erneuert, ist nur die Geb.-Nr. 100 abrechenbar.

Die Verwendung einer Edelmetalllegierung, z.B. bei einer Allergie gegen die üblicherweise verwendeten Legierungen, ist keine Kassenleistung.

Nr.	Leistung	Bewertungszahl
99	Teilleistungen nach den Nrn. 96, 97 und 98 bei nicht vollendeten Leistungen:	
	a) Anatomischer Abdruck zur prothetischen Versorgung eines Kiefers	19
	b) Maßnahmen einschließlich der Ermittlung der Bissverhältnisse	Halbe Bew.-Zahl nach Nr. 96 oder 97
	c) Weitergehende Maßnahmen	3 Viertel der Bew.-Zahl für die ges. Behandlung

Abrechnungsbestimmungen

1. Leistungen nach den Nrn. 98a, b und c sind voll abrechnungsfähig, wenn die Abformung in ein Modell übertragen worden ist.
2. In den Fällen der Nr. 99c sind die Leistungen nach den Nrn. 98e, f, g und h vor der funktionsgerechten Eingliederung des Zahnersatzes zu 3 Viertel ihrer Bewertungszahl abrechnungsfähig.

3. Ist bei Leistungen nach den Nrn. 98e, g und h noch keine Einprobe der Metallbasis erfolgt, ist die halbe Bewertungszahl dieser Nummern berechenbar. Nach Einprobe der Metallbasis sind auch vor einer eventuellen Bissnahme 3 Viertel der Bewertungszahl abrechnungsfähig.
4. Genehmigte Heil- und Kostenpläne, auf denen Teilleistungen (Nrn. 22, 94a, 94b, 99) und Leistungen nach der Nr. 7b ohne das Hinzutreten weiterer Leistungen abgerechnet werden, macht der Zahnarzt bei seiner Abrechnung besonders kenntlich. Soweit der Zahnarzt erklären kann, warum es nicht zur Vollendung der vorgesehenen Leistungen gekommen ist, vermerkt er dies auf dem Heil- und Kostenplan. Die KZV rechnet diese Heil- und Kostenpläne gesondert ab.

Hinweise, Erläuterungen, Beispiele

Die Nummern für Teilleistungen sind rein **fiktive Geb.-Nrn.** Das heißt, sie werden, abgesehen von der Geb.-Nr. 99a (anatomischer Abdruck zur prothetischen Versorgung eines Kiefers), als solche niemals auf einem HuK-Plan erscheinen. Sie beschreiben lediglich, welche Geb.-Nrn. (ganz oder anteilig) bei einem bestimmten Stand der Behandlung abgerechnet werden können, wenn die Behandlung noch nicht zu einem Abschluss gekommen ist. Näheres siehe Befundklasse 8 – Teilleistungen

- **Abrechnung der Nr. 99a**
  Anatomische Abformung (Erstabdruck) erfolgt.
- **Halbe Bewertungszahl nach den Nrn. 96 oder 97** (a/ai und b/bi) (99b)
  Nach Bissnahme.
- 3 **Viertel der Bewertungszahl für die Gesamtbehandlung (99c)**
  Über Bissnahme hinaus, Wachsaufstellung, Einprobe bis zur Fertigstellung, aber noch vor Eingliederung.
- **Teilabrechnung der Geb.-Nrn. 98a, b/bi und c/ci**
  Nicht vorgesehen. Wurden individuelle oder Funktionslöffel angefertigt, so sind lediglich die Material- und Laborkosten abrechenbar.
- **Teilabrechnung der Geb.-Nrn. 98d/di**
  Nicht vorgesehen. Entstandene Material- und Laborkosten können abgerechnet werde.
- **Halbe Bewertungszahl der Geb.-Nrn. 98e, g und h**
  Abrechenbar nach Bissnahme und vor Einprobe der Metallbasis.
- 3 **Viertel der Bewertungszahl der Geb.-Nrn. 98e, f, g und h**
  Abrechenbar nach Einprobe. Ebenso abrechnungsfähig, wenn eine Prothese nach Bissnahme ohne Einprobe direkt fertig gestellt wird.

Nr.	Leistung	Bewertungszahl
100	Maßnahmen zum Wiederherstellen der Funktion oder zur Erweiterung einer abnehmbaren Prothese	
	a) Kleinen Umfangs (ohne Abformung)	30
	b) Größeren Umfangs (mit Abformung)	50
	c) Teilunterfütterung einer Prothese	44
	d) Vollständige Unterfütterung einer Prothese im indirekten Verfahren	55
	e) Vollständige Unterfütterung einer Prothese im indirekten Verfahren einschließlich funktioneller Randgestaltung im Oberkiefer	81
	f) Vollständige Unterfütterung einer Prothese im indirekten Verfahren einschließlich funktioneller Randgestaltung im Unterkiefer	81

Abrechnungsbestimmungen

Neben den Leistungen nach Nr. 100 sind Leistungen nach Nr. 98a, b und c nicht abrechnungsfähig.

Leistungen nach Nr. 98f oder h sind neben Leistungen nach Nr. 100 abrechnungsfähig, wenn eine Prothese um eine entsprechende Halte- oder Stützvorrichtung erweitert wird oder beim Ersatz einer Halte- oder Stützvorrichtung eine Neuplanung erforderlich ist.

Das Wiederbefestigen einer Halte- oder Stützvorrichtung kann nicht nach Nr. 98f oder h abgerechnet werden.

Durch Leistungen nach Nr. 100 sind Nachbehandlungen abgegolten. Maßnahmen zur Wiederherstellung von Wurzelstiftkappen sind nach Nr. 100b abrechnungsfähig.

Leistungen nach Nr. 100a und b können mehrfach oder nebeneinander nur abgerechnet werden, wenn die Wiederherstellung der Funktion oder die Erweiterung von abnehmbaren Prothesen nicht in einer Sitzung durchführbar ist. Das Gleiche gilt, wenn Leistungen nach Nr. 100a oder b neben Leistungen nach Nrn. 100c–f erbracht werden.

1. Für das Reinigen, Säubern und Polieren von Prothesen können den Krankenkassen keine Kosten berechnet werden.
2. Leistungen nach den Nrn. 100e und f sind bei zahnlosem Kiefer und bei stark reduziertem Restgebiss – i.d.R. bis zu 3 Zähnen – abrechnungsfähig.
3. Das Auffüllen eines Sekundärteleskops mit Kunststoffmassen bei einer Protheseneweiterung ohne weitergehende Maßnahme ist nach Nr. 100a abrechnungsfähig.
4. Maßnahmen zur Wiederherstellung der Funktion oder zur Erweiterung einer implantatgetragenen totalen Prothese sind in den vom Bundesausschuss der Zahnärzte und Krankenkassen festgelegten Ausnahmefällen gem. § 30 Abs. 1 Satz 5 SGB V (seit 01.01.2005: § 55 Abs. 1 SGB V in Verbindung mit Ziffer 36 der Zahnersatzrichtli-

nien) nach den Nrn. 100a–f abrechnungsfähig und bei der Abrechnung als Nrn. 100ai–100fi zu kennzeichnen.

Hinweise, Erläuterungen, Beispiele

Den Unterschied zwischen den Nrn. 100a und b macht einzig und allein der Abdruck aus. Insofern sind die Leistungsbeschreibungen „kleinen Umfangs" und „größeren Umfangs" ein wenig irreführend.

Eine Unterfütterung im direkten Verfahren ist seit 2004 keine Kassenleistung mehr. Es ist, genau genommen, nicht nur eine ziemliche Zumutung für den Patienten gewesen, sondern auch nicht mehr Stand zahnmedizinischer Erkenntnis.

Eine Teilunterfütterung macht an sich nur Sinn bei Teilprothesen.

Unter den Nrn. 100d–f ist auch eine Rebasierung abzurechnen.

Warum Oberkiefer und Unterkiefer für die Unterfütterung mit funktioneller Randgestaltung bei gleicher Bewertung 2 verschiedene Geb.-Nrn. erhalten haben, wird ein Geheimnis des Verordnungsgebers bleiben.

Die Mehrfachabrechnung der Nr. 100 kann z.B. anfallen, wenn zunächst ein Prothesensprung repariert werden muss (Nr. 100a), bevor eine Unterfütterung vorgenommen werden kann (eine der Nrn. 100d–f).

Die Abrechnung der **Geb.-Nr. 7b neben der Nr. 100 ist möglich**. Eine **stichhaltige Begründung** ist dafür aber unabdingbar.

Auch die **Geb.-Nr. 89 ist neben einer der Nrn. 100 abrechenbar**, wenn die Voraussetzungen erfüllt sind.

Bei alleiniger Erneuerung eines Außenteleskops kann neben der halben Bewertungszahl nach Geb.-Nr. 91d (s. dort) auch die Nr. 100a abgerechnet werden, da mit dieser Maßnahme auch die Funktion der Prothese wiederhergestellt wird.

Wird bei einer Total- oder Cover-Denture-Prothese die Kunststoffbasis gegen eine Metallbasis ausgetauscht, kann neben der Geb.-Nr. 98e auch die Nr. 100 abgerechnet werden.

Die Wiederherstellung der Funktion von Aufbissbehelfen nach Geb.-Nr. K1 kann nicht nach der Nr. 100, sondern nur nach der Geb.-Nr. K6 abgerechnet werden.

4.6.2 Ausnahmeindikationen für Implantatversorgungen

Gem. § 28 SGB V sind Implantatversorgungen einschließlich der Suprakonstruktionen nur dann Kassenleistungen, wenn seltene, im Jahre 1998 vom Bundesausschuss der Zahnärzte und Krankenkassen in Richtlinien nach § 92 SGB V festgelegte Ausnahmeindikationen für besonders schwere Fälle vorliegen. In diesen Fällen erbringt die Krankenkasse diese Leistungen als Sachleistung im Rahmen einer medizinischen Gesamtbehandlung (§ 28 Abs. 2 Satz 9 SGB V).

1. Allgemeines

Nach dem Beschluss des Ausschusses müssen mehrere Bedingungen gleichzeitig erfüllt werden:

- **Es liegen seltene Ausnahmeindikationen für besonders schwere Fälle vor.**
- **Die implantologischen Leistungen müssen im Rahmen einer medizinischen Gesamtbehandlung erbracht werden.**
- **Eine konventionelle prothetische Versorgung ohne Implantate ist nicht möglich.**

Das bedeutet z.B., dass die hinlänglich bekannten Probleme bei der Versorgung mit einer Totalprothese im **stark atrophierten Kiefer keine ausreichende Begründung** für eine Implantatversorgung zu Lasten einer gesetzlichen Krankenkasse darstellen. Nach den Vorstellungen des Gesetzgebers können nämlich nur solche Erkrankungen zu den Ausnahmeindikationen gehören, deren Ursache über das Fehlen von Zähnen hinausgeht.

So sieht das auch das BSG, das in 2 Verfahren (Az. B1 KR 4/00 und B1 KR 5/00) die Zuständigkeit sowie das korrekte Vorgehen des Bundesausschusses bestätigte und den Anspruch eines Versicherten auf Implantate wegen ausgeprägter Kieferatrophie verneinte.

2. Beschreibung der Ausnahmeindikationen

a) Größere Kiefer- oder Gesichtsdefekte, die ihre Ursache haben in:

- Tumoroperationen
- Entzündungen des Kiefers
- Operationen infolge von großen Zysten (z.B. große follikuläre Zysten oder Keratozysten)
- Operationen infolge von Osteopathien, sofern keine Kontraindikation für eine Implantatversorgung vorliegt
- Angeborene Fehlbildungen des Kiefers (Lippen-, Kiefer-, Gaumenspalte)
- Unfällen

b) Dauerhaft bestehende extreme Xerostomie, insbesondere im Rahmen einer Tumorbehandlung

c) Generalisierte genetische Nichtanlage von Zähnen

Mit dieser Indikation hat sich das BSG in einer Entscheidung v. 13.07.2004 befasst (Az. B1 KR 37/02). Nach Ansicht des BSG setzt diese Ausnahmeindikation zumindest das mehrheitliche Fehlen der typischerweise in einem Kiefer angelegten Zähne voraus. Der Begriff „generalisiert“ erfordert in markanter Weise ein ausgeprägtes Fehlen, das der vollständigen Nichtanlage nahe kommt. Ergänzend weist die KZBV darauf hin, dass folgende weitere Voraussetzung bei dieser Indikation vorliegen muss: Das rekonstruierte

Prothesenlager kann nicht durch einen schleimhautgetragenen Zahnersatz belastet werden.

d) Nicht willentlich beeinflussbare muskuläre Fehlfunktionen im Mund- und Gesichtsbereich (z.B. Spastiken)

3. Verankerung von Epithesen
Eine Verankerung durch Implantate ist nur angezeigt, wenn eine Befestigung durch Ausnutzung günstiger anatomischer Verhältnisse, chirurgisch geschaffener Retentionen, mechanischer Verankerungsmittel oder Verwendung von Klebstoffen nicht möglich ist.

4. Begutachtung
Alle Behandlungsfälle, in denen Implantatversorgungen geplant werden, müssen begutachtet werden.

5. Über die Vergütung wird nach wie vor zwischen den Spitzenverbänden verhandelt.

4.6.3 Versorgung mit Suprakonstruktionen

(Implantatgestützter Zahnersatz)
Der vom Bundesausschuss der Zahnärzte und Krankenkassen am 15.09.2000 gefasste Beschluss zur Versorgung mit Suprakonstruktionen auf Implantaten hat nichts mit den Ausnahmeindikationen aus Kapitel IV zu tun. In Kapitel V geht es ausschließlich um die Bezuschussung von **Suprakonstruktionen. Die Implantate einschließlich aller Vor- und Nebenleistungen, wie z.B. Röntgenbilder, Anästhesien und implantatbedingte Verbindungselemente, sind reine Privatleistungen**. Lediglich die Suprakonstruktionen (z.B. Krone) werden von den gesetzlichen Krankenkassen bezuschusst.

Gem. § 92 Abs. 1 i.V.m. § 30 Abs. 1 SGB V legt der Bundesausschuss fest, welche klinischen Situationen als Ausnahmefälle im Sinne des Gesetzes gelten: bei zahnbegrenzten Einzelzahnlücken, wenn keine parodontale Behandlungsbedürftigkeit besteht, die Nachbarzähne kariesfrei und nicht überkronungsbedürftig bzw. überkront sind sowie bei atrophiertem zahnlosem Kiefer.

Der Anspruch ist bei zahnbegrenzten Einzelzahnlücken auf die Versorgung mit Einzelkronen und bei atrophiertem zahnlosem Kiefer auf die Versorgung mit Totalprothesen begrenzt.

Abrechenbar sind fast alle Zahnersatzleistungen des BEMA Teil 5. Zu beachten ist, dass die Geb.-Nrn. durch ein i ergänzt werden müssen (z.B. 19bi, 24ai, 97bi, 100bi). Die Geb.-Nrn. 97a, 98b und e, 100f, 102 sowie 103 sind nicht abrechenbar, da sie den Oberkiefer betreffen. Außerdem nicht abrechenbar sind die Geb.-Nrn. 98f und h. Die Geb.-

Nr. 104 dürfte eher mit Versorgungen nach den Ausnahmeindikationen aus Kapitel IV zur Abrechnung kommen. Die Geb.-Nr. 101b ist zwar in den Verträgen nicht aufgeführt, eine Abrechnung kann aber sicher nicht ausgeschlossen werden.

4.7 Befunde/Festzuschüsse

Da die Leistungslegenden zu den Befunden sehr verklausuliert und z.T. kaum verständlich formuliert sind, hat der Autor versucht, die Texte ins Deutsche zu übersetzen. Diese Ergänzungen sind nicht Bestandteil des BEMA, sondern seine persönlichen Anmerkungen.

Festzuschuss-Richtlinien

In der Präambel werden die gesetzlichen, vertraglichen und zahnmedizinischen Grundlagen, auf denen der GB-A den Beschluss über die FZ-Richtlinien gefasst hat. In ihr werden auch die Voraussetzungen für eine Zuschussübernahme durch die Krankenkasse festgelegt:

- Es besteht eine Versorgungsnotwendigkeit.
- Der gewählte Zahnersatz ist eine medizinisch anerkannte Versorgungsart.
- Der den Festzuschuss auslösende Befund wird ausreichend versorgt.

Insbesondere der letzte Punkt ist wichtig. Eine Freiendbrücke z.B. mit Kronen auf den Zähnen 3 und 4 zum Ersatz des Zahnes 5 bei gleichzeitigem Fehlen der Molaren und vollständiger Zahnreihe im Gegenkiefer stellt nämlich keine ausreichende Versorgung dar, auch wenn Patient und ZA anderer Meinung sind.

Der Text der Richtlinien wird hier nicht wiedergegeben, da die dort beschriebenen Bestimmungen bei der Besprechung der Befunde berücksichtigt werden.

1. Erhaltungswürdiger Zahn

	Befunde	Festzuschüsse in Euro (Stand 01.01.2013)			
		Ohne Bonus	Mit Bonus 20%	Mit Bonus 30%	Doppelter FZ
1.1	Erhaltungswürdiger Zahn mit weitgehender Zerstörung der klinischen Krone oder unzureichende Retentionsmöglichkeit, je Zahn (**metallische Vollkrone, 20a + 19**)	126,61	151,93	164,59	253,22
1.2	Erhaltungswürdiger Zahn mit großen Substanzdefekten, aber erhaltener vestibulärer und/oder oraler Zahnsubstanz, je Zahn (**metallische Teilkrone, 20c + 19**)	141,94	170,33	184,52	283,88
1.3	Erhaltungswürdiger Zahn mit weitgehender Zerstörung der klinischen Krone oder unzureichende Retentionsmöglichkeit im Verblendbereich (15–25 und 34–44), je Verblendung für Kronen (auch implantatgestützte) (Kunststoffverblendung, **20b + 19 – FZ 1.1 + 1.3**!)	46,38	55,66	60,29	92,76
1.4	Endodontisch behandelter Zahn mit Notwendigkeit eines konfektionierten metallischen Stiftaufbaus mit herkömmlichen Zementierungsverfahren, je Zahn (**konfektionierter Stift, 18a**)	27,28	32,74	35,46	54,56
1.5	Endodontisch behandelter Zahn mit Notwendigkeit eines gegossenen metallischen Stiftaufbaus mit herkömmlichen Zementierungsverfahren, je Zahn (**gegossener Stift, 18b**)	83,53	100,24	108,59	167,06

2. Zahnbegrenzte Lücken von höchstens 4 fehlenden Zähnen je Kiefer bei ansonsten geschlossener Zahnreihe unter der Voraussetzung, dass keine Freiendsituation vorliegt (Lückensituation I)

Ein fehlender Zahn 7 löst eine Freiendsituation aus. Dies gilt nicht, wenn Zahn 8 vorhanden ist und dieser als möglicher Brückenanker verwendbar ist. Soweit Zahn 7 einseitig oder beidseitig fehlt und hierfür keine Versorgungsnotwendigkeit besteht, liegt keine Freiendsituation vor. Auch nicht versorgungsbedürftige Freiendsituationen werden für die Ermittlung der Anzahl der fehlenden Zähne je Kiefer berücksichtigt. Ein fehlender Weisheitszahn ist nicht mitzuzählen.

Für lückenangrenzende Zähne nach den Befunden von Nr. 2 sind Befunde nach den Nrn. 1.1–1.3 nicht ansetzbar. Das Gleiche gilt bei einer Versorgung mit Freiendbrücken für den Pfeilerzahn, der an den lückenangrenzenden Pfeilerzahn angrenzt.

	Befunde	**Festzuschüsse in Euro** (Stand 01.01.2013)			
		Ohne Bonus	**Mit Bonus**		**Doppelter FZ**
			20%	**30%**	
2.2	Zahnbegrenzte Lücke mit 2 nebeneinander fehlenden Zähnen, je Lücke. Bei gleichzeitigem Vorliegen eines Befunds im Oberkiefer für eine Brückenversorgung zum Ersatz von bis zu 2 nebeneinander fehlenden Schneidezähnen und für herausnehmbaren Zahnersatz ist bei beidseitigen Freiendsituationen neben dem Festzuschuss nach dem Befund Nr. 2.1 zusätzlich ein Festzuschuss nach dem Befund Nr. 3.1 ansetzbar (**Brücke zum Ersatz zweier fehlender Zähne, 91a, b oder c + 92 + 19**).	343,68	412,42	446,78	687,36
2.3	Zahnbegrenzte Lücke mit 3 nebeneinander fehlenden Zähnen, je Kiefer (**Brücke zum Ersatz dreier fehlender Zähne, 91a, b oder c + 92 + 19**)	387,68	465,22	503,98	775,36
2.4	Frontzahnlücke mit 4 nebeneinander fehlenden Zähnen, je Kiefer (**Frontzahnbrücke zum Ersatz von 4 fehlenden Zähnen, 91b + 92 + 19 + ggf. 95d**)	426,60	511,92	554,58	853,20
2.5	An eine Lücke unmittelbar angrenzende weitere zahnbegrenzte Lücke mit einem fehlenden Zahn (**mehrspannige Brücke, zusätzlich zu FZ 2.1–2.4, 91a, b oder c + 2 × 92 + 19 + ggf. 95d**)	167,63	201,16	217,92	335,26
2.6	Disparallele Pfeilerzähne zur festsitzenden Zahnersatzversorgung, Zuschlag je Lücke (**Geschiebe, 91e**)	129,24	155,09	168,01	258,48
2.7	Fehlender Zahn in einer zahnbegrenzten Lücke im Verblendbereich (15–25 und 34–44), je Verblendung für einen ersetzten Zahn, auch für einen der Lücke angrenzenden Brückenanker im Verblendbereich (**Kunststoffverblendung, keine zusätzliche BEMA-Nr. zur Geb.-Nr. 92**)	45,24	54,29	58,81	90,48

3. Zahnbegrenzte Lücken, die nicht den Befunden nach den Nrn. 2.1–2.5 und 4 entsprechen

	Befunde	Festzuschüsse in Euro (Stand 01.01.2013)			
		Ohne Bonus	Mit Bonus		Doppelter FZ
			20%	30%	
3.1	Alle zahnbegrenzten Lücken, die nicht den Befunden nach Nrn. 2.1–2.5 und 4 entsprechen, oder Freiendsituationen (Lückensituation II), je Kiefer. Bei gleichzeitigem Vorliegen eines Befunds im Oberkiefer für eine Brückenversorgung zum Ersatz von bis zu 2 nebeneinander fehlenden Schneidezähnen und für herausnehmbaren Zahnersatz ist bei beidseitigen Freiendsituationen neben dem Befund Nr. 3.1 zusätzlich ein Festzuschuss nach den Befunden der Nrn. 2.1 oder 2.2 ansetzbar (**Modellgussprothese mit gegossenen Klammern, 96a, b oder c + 98g + 98h/1 oder 2**).	303,09	363,71	394,02	606,18
3.2	a) Beidseitig bis zu den Eckzähnen oder bis zu den ersten Prämolaren verkürzte Zahnreihe b) Einseitig bis zum Eckzahn oder bis zum ersten Prämolaren verkürzte Zahnreihe und kontralateral im Seitenzahngebiet bis zum Eckzahn oder bis zum ersten Prämolaren unterbrochene Zahnreihe mit mindestens 2 nebeneinander fehlenden Zähnen c) Beidseitig im Seitenzahngebiet bis zum Eckzahn oder bis zum ersten Prämolaren unterbrochene Zahnreihe mit jeweils mindestens 2 nebeneinander fehlenden Zähnen mit der Notwendigkeit einer dentalen Verankerung, wenn die Regelversorgung eine Kombinationsversorgung vorsieht, auch für frontal unterbrochene Zahnreihe, je Eckzahn oder ersten Prämolar. Der Befund ist zweimal je Kiefer ansetzbar (**Teleskop-/Konuskronen, zusätzlich zu FZ 3.1, 91d + 19 zu 96b oder c + 98g ggf. + 98h/1 oder 2**).	222,65	267,18	289,45	445,30

4. Restzahnbestand bis zu 3 Zähnen oder zahnloser Kiefer

	Befunde	Festzuschüsse in Euro (Stand 01.01.2013)			
		Ohne Bonus	Mit Bonus		Doppelter FZ
			20%	30%	
4.1	Restzahnbestand bis zu 3 Zähnen im Oberkiefer (**Cover-Denture-Prothese im OK + Teleskop-/Konuskronen, Wurzelstiftkappen, 97a + 98b zu 91d oder 90 + 19**)	299,53	359,44	389,39	599,06
4.2	Zahnloser Oberkiefer (**totale Prothese im OK, 97a + 98b**)	278,94	334,73	362,62	557,88
4.3	Restzahnbestand bis zu 3 Zähnen im Unterkiefer (**Cover-Denture-Prothese im UK + Teleskop-/Konuskronen, Wurzelstiftkappen, 97b + 98c zu 91d oder 90 + 19**)	300,88	361,06	391,14	601,76
4.4	Zahnloser Unterkiefer (**totale Prothese im UK, 97b + 98c**)	297,67	357,20	386,97	595,34
4.5	Notwendigkeit einer Metallbasis, Zuschlag je Kiefer (**Metallbasis bei totaler oder Cover-Denture-Prothese, 98e**)	75,30	90,36	97,89	150,60
4.6	Restzahnbestand bis zu 3 Zähnen je Kiefer mit der Notwendigkeit einer dentalen Verankerung, wenn die Regelversorgung eine Kombinationsversorgung vorsieht, je Ankerzahn (**Teleskop-/Konuskronen zusätzlich zu FZ 4.1 und 4.3, 91d + 19 zu 97a oder b + 98b oder c + ggf. 98g**)	235,59	282,71	306,27	471,18
4.7	Verblendung einer Teleskopkrone im Verblendbereich (15–25 und 34–44), Zuschlag je Ankerzahn (**Kunststoffverblendung, keine zusätzliche BEMA-Nr. zu Geb.-Nr. 91d**)	29,53	35,44	38,39	59,06
4.8	Restzahnbestand bis zu 3 Zähnen je Kiefer bei Notwendigkeit einer dentalen Verankerung durch Wurzelstiftkappen, je Ankerzahn (**Wurzelstiftkappen zusätzlich zu FZ 4.1 und 4.3, 90 + 21 zu 97a oder b + 98b oder c**)	211,15	253,38	274,50	422,30

	Befunde	Festzuschüsse in Euro (Stand 01.01.2013)			
		Ohne Bonus	Mit Bonus		Doppelter FZ
			20%	30%	
4.9	Schwierig zu bestimmende Lagebeziehung der Kiefer bei der Versorgung mit Totalprothesen und schleimhautgetragenen Deckprothesen (Notwendigkeit einer Stützstiftregistrierung), Zuschlag je Gesamtbefund (**98d**)	53,06	63,67	68,98	106,12

5. Lückengebiss nach Zahnverlust in Fällen, in denen eine endgültige Versorgung nicht sofort möglich ist

	Befunde	Festzuschüsse in Euro (Stand 01.01.2013)			
		Ohne Bonus	Mit Bonus		Doppelter FZ
			20%	30%	
5.1	Lückengebiss nach Verlust von bis zu 4 Zähnen je Kiefer in Fällen, in denen eine endgültige Versorgung nicht sofort möglich ist, je Kiefer (**Interimsprothese 96a**)	94,20	113,04	122,46	188,40
5.2	Lückengebiss nach Zahnverlust von 5–8 Zähnen je Kiefer in Fällen, in denen eine endgültige Versorgung nicht sofort möglich ist, je Kiefer (**Interimsprothese 96b**)	129,68	155,62	168,58	259,36
5.3	Lückengebiss nach Verlust von über 8 Zähnen je Kiefer in Fällen, in denen eine endgültige Versorgung nicht sofort möglich ist, je Kiefer (**Interimsprothese 96c**)	169,62	203,54	220,51	339,24
5.4	Zahnloser Ober- oder Unterkiefer in Fällen, in denen eine endgültige Versorgung nicht sofort möglich ist, je Kiefer (**Interims- oder Immediatprothese 97a oder b**)	245,28	294,34	318,86	490,56

6. Wiederherstellungs- und erweiterungsbedürftiger konventioneller Zahnersatz

	Befunde	Festzuschüsse in Euro (Stand 01.01.2013)			
		Ohne Bonus	Mit Bonus		Doppelter FZ
			20%	30%	
6.0	Prothetisch versorgtes Gebiss ohne Befundveränderung mit wiederherstellungsbedürftiger herausnehmbarer/Kombinationsversorgung ohne Notwendigkeit der Abformung und ohne Notwendigkeit zahntechnischer Leistungen, auch Auffüllen von Sekundärteleskopen im direkten Verfahren, je Prothese (**100a**)	12,43	14,92	16,16	24,86
6.1	Prothetisch versorgtes Gebiss ohne Befundveränderung mit wiederherstellungsbedürftiger herausnehmbarer/Kombinationsversorgung ohne Notwendigkeit der Abformung, je Prothese (**100a**)	29,45	35,34	38,29	58,90
6.2	Prothetisch versorgtes Gebiss ohne Befundveränderung mit wiederherstellungsbedürftiger herausnehmbarer/Kombinationsversorgung mit Notwendigkeit der Abformung (Maßnahmen im Kunststoffbereich), auch Wiederbefestigung von Sekundärteleskopen oder anderer Verbindungselemente an dieser Versorgung, je Prothese (**100b**)	47,80	57,36	62,14	95,60
6.3	Prothetisch versorgtes Gebiss ohne Befundveränderung mit wiederherstellungsbedürftiger herausnehmbarer/Kombinationsversorgung mit Maßnahmen im gegossenen Metallbereich, auch Wiederbefestigung von Sekundärteleskopen oder anderer Verbindungselemente an dieser Versorgung, je Prothese (**100b**)	67,13	80,56	87,27	134,26
6.4	Prothetisch versorgtes Gebiss mit Befundveränderung mit erweiterungsbedürftiger herausnehmbarer/Kombinationsversorgung mit Maßnahmen im Kunststoffbereich, je Prothese bei Erweiterung um einen Zahn (**100b**)	47,55	57,06	61,82	95,10

	Befunde	**Festzuschüsse in Euro** (Stand 01.01.2013)			
		Ohne Bonus	**Mit Bonus**		**Doppelter FZ**
			20%	**30%**	
6.4.1	Prothetisch versorgtes Gebiss mit Befundveränderung mit erweiterungsbedürftiger herausnehmbarer/Kombinationsversorgung mit Maßnahmen im Kunststoffbereich, je Prothese bei Erweiterung um jeden weiteren Zahn (**wie 6.4**)	7,58	9,10	9,85	15,16
6.5	Prothetisch versorgtes Gebiss mit Befundveränderung mit erweiterungsbedürftiger herausnehmbarer/Kombinationsversorgung mit Maßnahmen im gegossenen Metallbereich, je Prothese bei Erweiterung um einen Zahn (**100b, ggf. + 98/1 und/oder 98h/2**)	72,52	87,02	94,28	145,04
6.5.1	Prothetisch versorgtes Gebiss mit Befundveränderung mit erweiterungsbedürftiger herausnehmbarer/Kombinationsversorgung mit Maßnahmen im gegossenen Metallbereich, je Prothese bei Erweiterung um jeden weiteren Zahn (**wie 6.5**)	12,65	15,18	16,45	25,30
6.6	Verändertes Prothesenlager bei erhaltungswürdigem Teilzahnersatz, je Prothese (**vollständige Unterfütterung einer Teilprothese, 100d**)	56,45	67,74	73,39	112,90
6.7	Verändertes Prothesenlager bei erhaltungswürdigem totalem Zahnersatz oder schleimhautgetragener Deckprothese, je Kiefer (**vollständige Unterfütterung einer totalen oder Cover-Denture-Prothese, 100e oder f**)	72,65	87,18	94,45	145,30
6.8	Wiederherstellungsbedürftiger festsitzender rezementierbarer Zahnersatz, je Zahn (**Wiedereingliederung einer Brücke, 95a oder b**)	9,14	10,97	11,88	18,28
6.9	Wiederherstellungsbedürftige Facette/Verblendung (auch wieder einsetzbar oder erneuerungsbedürftig) im Verblendbereich an einer Krone, einem Sekundärteleskop, einem Brückenanker oder einem Brückenglied, je Verblendung (**24b oder 95c**)	40,70	48,84	52,91	81,40
6.10	Erneuerungsbedürftiges Primär- oder Sekundärteleskop, je Zahn (**91d/2 + 100b**)	160,93	193,12	209,21	321,86

7. Erneuerung und Wiederherstellung von Suprakonstruktionen

	Befunde	Festzuschüsse in Euro (Stand 01.01.2013)			
		Ohne Bonus	Mit Bonus		Doppelter FZ
			20%	30%	
7.1	Erneuerungsbedürftige Suprakonstruktion (vorhandenes Implantat bei zahnbegrenzter Einzelzahnlücke), je implantatgetragene Krone (**20ai, 20bi, ggf. + 19i**)	126,22	151,46	164,09	252,44
7.2	Erneuerungsbedürftige Suprakonstruktion, die über den Befund nach Nr. 7.1 hinausgeht, je implantatgetragene Krone, Brückenanker oder Brückenglied, höchstens viermal je Kiefer (**nur GOZ-Nrn.**)	78,50	94,20	102,05	157,00
7.3	Wiederherstellungsbedürftige Suprakonstruktionen (Facette), je Facette (**Einzelkrone, 24bi**)	38,84	46,61	50,49	77,68
7.4	Wiederherstellungsbedürftiger festsitzender rezementierbarer oder zu verschraubender Zahnersatz, je implantatgetragene Krone oder Brückenanker (**24ai, ggf. + 19i**)	9,35	11,22	12,16	18,70
7.5	Erneuerungsbedürftige implantatgetragene Prothesenkonstruktion, je Prothesenkonstruktion (**97ai + 98bi oder 97bi + 98ci**)	287,48	344,98	373,72	574,96
7.6	Erneuerungsbedürftige Prothesenkonstruktion bei atrophiertem zahnlosem Kiefer, je implantatgetragenen Konnektor als Zuschlag zum Befund nach Nr. 7.5, höchstens viermal je Kiefer (**nur im Zusammenhang mit FZ 7.5, keine zusätzlichen BEMA-Nrn.**)	9,35	11,22	12,16	18,70
7.7	Wiederherstellungsbedürftige implantatgetragene Prothesenkonstruktion, Umgestaltung einer vorhandenen Totalprothese zur Suprakonstruktion bei Vorliegen eines zahnlosen atrophierten Kiefers, je Prothesenkonstruktion (**100a oder 100b**)	41,85	50,22	54,41	83,70

Hinweise, Erläuterungen, Beispiele

Bei den Material- und Laborkosten handelt es sich um Mindestleistungen. Im Einzelfall können selbstverständlich noch weitere Leistungen hinzukommen.

Bei den Beispielen zum gleichartigen Zahnersatz mag sich mancher fragen, was denn diese merkwürdigen Versorgungen sollen? Dies wird i.d.R. klar, wenn man einen Blick auf die andersartigen Versorgungen wirft.

Zu den Befunden 1.X gibt es keinen andersartigen Zahnersatz.

1. Erhaltungswürdiger Zahn

Befund 1.1 – Regelversorgung. Metallische Vollkrone auf 16

	18	17	16	15	14	13	12	11	21	22	23	24	25	26	27	28
TP																
R			K													
B			ww													

Befund 1.1 – gleichartiger Zahnersatz. Keramisch vollverblendete Krone auf 16

	18	17	16	15	14	13	12	11	21	22	23	24	25	26	27	28
TP			KM													
R			K													
B			ww													

Befund 1.2 – Regelversorgung. Metallische Teilkrone auf 14

	18	17	16	15	14	13	12	11	21	22	23	24	25	26	27	28
TP																
R					PK											
B					pw											

Befund 1.2 – gleichartiger Zahnersatz. Vollkeramische Teilkrone auf 14

	18	17	16	15	14	13	12	11	21	22	23	24	25	26	27	28
TP					PKM											
R					PK											
B					pw											

Befund 1.3 – Regelversorgung. Vestibulär verblendete Verblendkrone auf 14, zusätzlich zum Befund 1.1

	18	17	16	15	14	13	12	11	21	22	23	24	25	26	27	28
TP																
R					KV											
B					ww											

Befund 1.3 – gleichartige Versorgung. Keramisch vollverblendete Krone auf 14, zusätzlich zum Befund 1.1

	18	17	16	15	14	13	12	11	21	22	23	24	25	26	27	28
TP					KM											
R					KV											
B					ww											

Befund 1.4 – Regelversorgung. Konfektionierter Stift für 11, zusätzlich

	18	17	16	15	14	13	12	11	21	22	23	24	25	26	27	28
TP																
R																
B								ww								

Befund 1.4 – gleichartiger Zahnersatz. Befund wie oben, nicht metallischer, adhäsiv befestigter Wurzelstift aus Glasfiber oder Keramik für 11, zusätzlich

Befund 1.5 – Regelversorgung. Gegossener Stift für 36, auch geteilt, zusätzlich

TP																
R																
B														ww		
	48	47	46	45	44	43	42	41	31	32	33	34	35	36	37	38

2. Zahnbegrenzte Lücken von höchstens 4 fehlenden Zähnen je Kiefer bei ansonsten geschlossener Zahnreihe unter der Voraussetzung, dass keine Freiendsituation vorliegt (Lückensituation I)

Befund 2.1 – Regelversorgung. Brücke von 45 nach 47 zum Ersatz von 46

TP																
R		K	B	K												
B			f													
	48	47	46	45	44	43	42	41	31	32	33	34	35	36	37	38

Man beachte, dass zu überkronende Zähne, die keinerlei Schäden aufweisen, auch nicht mit pw oder ww zu kennzeichnen sind.

Befunde 2.1 und 2.7 – Regelversorgung. Zahnbegrenzte Lücke mit kariesfreien, die Lücke begrenzenden Nachbarzähnen; Einbringen eines Implantats mit vestibulär verblendeter Krone als Suprakonstruktion auf 12 (Ausnahmefall nach § 30 Abs. 1 SGB V)

	18	17	16	15	14	13	12	11	21	22	23	24	25	26	27	28
TP							SV									
R						KV	BV	KV								
B							f									

Befunde 2.1 und 2.7 – gleichartiger Zahnersatz. Zahnbegrenzte Lücke mit kariesfreien, die Lücke begrenzenden Nachbarzähnen; Einbringen eines Implantats mit keramisch vollverblendeter Krone als Suprakonstruktion auf 12 (Ausnahmefall nach § 30 Abs. 1 SGB V)

	18	17	16	15	14	13	12	11	21	22	23	24	25	26	27	28
TP							SKM									
R						KV	BV	KV								
B							f									

Brücke von 45 nach 47 zum Ersatz von 46 mit keramischer Vollverblendung von 45 und 46

TP		K	BM	KM												
R		K	B	K												
B			f													
	48	47	46	45	44	43	42	41	31	32	33	34	35	36	37	38

Befund 2.2 – Regelversorgung. Brücke von 45 nach 48 zum Ersatz von 46 und 47

TP																
R	K	B	B	K												
B		f	f													
	48	47	46	45	44	43	42	41	31	32	33	34	35	36	37	38

Befunde 2.2 und 2.7 – Regelversorgung. Brücke von 14 nach 17 zum Ersatz von 15 und 16 mit vestibulärer Verblendung von 14 und 15

	18	17	16	15	14	13	12	11	21	22	23	24	25	26	27	28
TP																
R		K	B	BV	KV											
B			f	f												

Befunde 2.2 und 2.7 – gleichartige Versorgung. Brücke von 14 nach 17 zum Ersatz von 15 und 16 mit keramischer Vollverblendung von 14, 15 und 16

	18	17	16	15	14	13	12	11	21	22	23	24	25	26	27	28
TP		K	BM	BM	KM											
R		K	B	BV	KV											
B			f	f												

Befunde 2.2, 2.6 und 2.7 – gleichartige Versorgung. Brücke von 43 nach 48 zum Ersatz von 45 und 46, Lückenschluss bei 44, mit keramischer Vollverblendung von 43, 45 und 46 sowie Geschiebe bei 46 wegen Disparallelität der Brückenpfeiler

TP	K	K	BMO	BM		KM										
R	K	K	BO	BV		KV										
B			f	f	)(											
	48	47	46	45	44	43	42	41	31	32	33	34	35	36	37	38

Befund 2.3 und 2.7 – Regelversorgung. Brücke von 13 nach 17 zum Ersatz von 14, 15 und 16 mit vestibulärer Verblendung von 13, 14 und 15

	18	17	16	15	14	13	12	11	21	22	23	24	25	26	27	28
TP																
R		K	B	BV	BV	KV										
B			f	f	f											

Befund 2.4 und 2.7 – Regelversorgung. Frontzahnbrücke von 13 nach 23 zum Ersatz von 12–22 mit vestibulärer Verblendung für die gesamte Brücke

	18	17	16	15	14	13	12	11	21	22	23	24	25	26	27	28
TP																
R						KV	BV	BV	BV	BV	KV					
B							f	f	f	f						

Befund 2.5 und 2.7 – Regelversorgung. Mehrspannige Brücke von 11 nach 16 zum Ersatz von 12, 14 und 15 mit vestibulärer Verblendung von 11–15

	18	17	16	15	14	13	12	11	21	22	23	24	25	26	27	28
TP																
R			K	BV	BV	KV	BV	KV								
B				f	f		f									

Befund 2.6 und 2.7 siehe obige Beispiele

3. Zahnbegrenzte Lücken, die nicht den Befunden nach den Nrn. 2.1–2.5 und 4 entsprechen

Befund 3.1 – Regelversorgung. Ersatz der fehlenden Zähne 47, 46, 45, 35, 36, 37 und 38 mit einer Modellgussprothese mit komplizierten Halte- und Stützelementen an 48, 44, 43, 33 und 34

TP																
R	H	E	E	E	H	H					H	H	E	E	E	E
B		f	f	f									f	f	f	f
	48	47	46	45	44	43	42	41	31	32	33	34	35	36	37	38

Befund 3.2a – Regelversorgung (3.1 + 2-mal 3.2 + 2-mal 4.7). Modellgussprothese zum Ersatz der Zähne 38–34 und 44–48 mit Teleskopkronen auf 33 und 43

TP																
R	E	E	E	E	E	TV					TV	E	E	E	E	E
B	f	f	f	f	f							f	f	f	f	f
	48	47	46	45	44	43	42	41	31	32	33	34	35	36	37	38

Der Autor würde niemals auf die Idee kommen, die Versorgung des o.a. Befunds auf diese Art abzurechnen. Vielmehr würde er hier auf einen der 4er Festzuschüsse zurückgreifen (s. auch dort). Gleiches gilt auch für die folgenden Regelversorgungen und den gleichartigen Zahnersatz zu den Festzuschüssen der Nrn. 3a–c. **Achtung:** Werden die Teleskop-/Konuskronen mit einer **Kompositvollverblendung**, was bei dieser Kronenart im Gegensatz zu Einzelkronen und Brücken möglich ist (Grund: Auch die Prothesenzähne sind aus Kunststoff, so dass es nicht zu unterschiedlich schnellem Verschleiß kommt), versehen, handelt es sich um eine **gleichartige** Versorgung, da Vollverblendungen keine Kassenleistung sind.

Befund 3.2b – Regelversorgung (3.1 + 2-mal 3.2 + 2-mal 4.7). Modellgussprothese zum Ersatz der Zähne 38–34 und 44–46 mit Teleskopkronen auf 33 und 43 sowie einem gegossenen Halteelement auf 47

TP																
R		H	E	E	E	TV					TV	E	E	E	E	E
B	f		f	f	f							f	f	f	f	f
	48	47	46	45	44	43	42	41	31	32	33	34	35	36	37	38

Befund 3.2c – Regelversorgung (3.1 + 2-mal 3.2 + 2-mal 4.7). Modellgussprothese (partielle Metallbasis) zum Ersatz der Zähne 36–34 und 44–46 mit Teleskopkronen auf 33 und 43 sowie gegossenen Halteelementen an 37 und 47

TP																
R		H	E	E	E	TV					TV	E	E	E	H	
B	f		f	f	f							f	f	f		f
	48	47	46	45	44	43	42	41	31	32	33	34	35	36	37	38

Alternativ bei leicht verändertem Befund (3.1 + 2-mal 3.2 + 2-mal 4.7 + 2-mal 1.1)

TP																
R		KH	E	E	E	TV					TV	E	E	E	KH	
B	f	ww	f	f	f							f	f	f	ww	f
	48	47	46	45	44	43	42	41	31	32	33	34	35	36	37	38

Befundklasse 3 – gleichartige Versorgung. Modellgussprothese (partielle Metallbasis) zum Ersatz der Zähne 38–34 und 44–48, Versorgung der überkronungsbedürftigen Zähne 33, 32, 42 und 43 mit vestibulär verblendeten und verblockten Verblendkronen sowie distalen Geschieben an 33 und 43

Festzuschüsse: 3.1 + 2-mal 1.1 + 2-mal 1.3 + 2-mal 3.2 + 2-mal 4.7

TP	E	E	E	E	E	KVO	KV			KV	KVO	E	E	E	E	E
R	E	E	E	E	E	TV	KV			KV	TV	E	E	E	E	E
B	f	f	f	f	f	ww	ww			ww	ww	f	f	f	f	f
	48	47	46	45	44	43	42	41	31	32	33	34	35	36	37	38

Modellgussprothese (partielle Metallbasis) zum Ersatz der Zähne 38–35 und 45–48, Versorgung der überkronungsbedürftigen Zähne 33, 34, 43 und 44 mit vestibulär verblendeten Teleskopkronen

Festzuschüsse: 3.1 + 4-mal 1.1 + 4-mal 1.3

TP	E	E	E	E	TV	TV					TV	TV	E	E	E	E
R	E	E	E	E	KVH	KVH					KVH	KVH	E	E	E	E
B	f	f	f	f	ww	ww					ww	ww	f	f	f	f
	48	47	46	45	44	43	42	41	31	32	33	34	35	36	37	38

Modellgussprothese (partielle Metallbasis) zum Ersatz der Zähne 36–34, 41, 42 und 44 sowie 46–48. Vestibulär verblendete Teleskopkronen auf 33 und 43, Vollguss-Teleskopkronen auf 37 und 45

Festzuschüsse: 3.1 + 4-mal 1.1 + 4-mal 1.3

TP	E	E	E	T	E	TV	E	E			TV	E	E	E	T	
R	E	E	E	KH	E	KVH	E	E			KVH	E	E	E	KH	
B	f	f	f	kw	f	ww	f	f			ww	f	f	f	ww	f
	48	47	46	45	44	43	42	41	31	32	33	34	35	36	37	38

Modellgussprothese (partielle Metallbasis) mit gegossenen komplizierten Halte-Elementen an 37 und 45 zum Ersatz der Zähne 36–34, 41, 42 und 44 sowie 46–48. Vestibulär verblendete Teleskopkronen auf 33 und 43, Vollguss-Teleskopkronen auf 37 und 45

Festzuschüsse: 3.1 + 2-mal 1.1 + 2-mal 1.3

TP	E	E	E	H	E	TV	E	E			TV	E	E	E	H	
R	E	E	E	H	E	KVH	E	E			KVH	E	E	E	H	
B	f	f	f		f	ww	f	f			ww	f	f	f		f
	48	47	46	45	44	43	42	41	31	32	33	34	35	36	37	38

Modellgussprothese (partielle Metallbasis) zum Ersatz der Zähne 38–35 und 45–48, Versorgung der überkronungsbedürftigen Zähne 33, 34, 43 und 44 mit vestibulär verblendeten Teleskopkronen

Festzuschüsse: 3.1 + 2-mal 1.1 + 2-mal 1.3

TP	E	E	E	E	TV	TV					TV	TV	E	E	E	E
R	E	E	E	E	H	KVH					KVH	H	E	E	E	E
B	f	f	f	f		ww					ww		f	f	f	f
	48	47	46	45	44	43	42	41	31	32	33	34	35	36	37	38

Man könnte meinen, dass wegen der Teleskop-/Konuskronen auf den **nicht** überkronungsbedürftigen Zähnen 34 und 44 bereits ein andersartiger Zahnersatz vorliegt (siehe hierzu auch das folgende Beispiel). Dem ist aber nicht so, denn hier greift die Nr. 40 der Zahnersatzrichtlinien: „Kombinationsversorgungen sind angezeigt und wirtschaftlich, wenn gegenüber anderen Zahnersatzformen eine statisch und funktionell günstigere Belastung der Restzähne und eine günstigere Retention erreicht werden kann. Dies gilt insbesondere bei Freiendsituationen. ...“.

Mit anderen Worten: Bei einer Freiendsituation wie in diesem Fall ist eine Versorgung mit Teleskop-/Konuskronen sinnvoller als eine Modellgussprothese mit komplizierten gegossenen Halte- und Stützelementen.

Sollten die Zähne 33 und 43 nicht wie hier mit „ww“ gekennzeichnet werden können, weil sie noch intakt sind, so könnte an dieser Stelle der für genau solche Fälle neu eingeführte Befund „ur“ – unzureichende Retention – verwendet werden.

Befundklasse 3 – andersartige Versorgung. Modellgussprothese (partielle Metallbasis) zum Ersatz der Zähne 36–34, 41, 42 und 44 sowie 46–48. Vestibulär verblendete Teleskopkronen auf 33, 43 und 45, Vollguss-Teleskopkrone auf 37

Festzuschuss: 3.1

TP	E	E	E	TV	E	TV	E	E			TV	E	E	E	T	
R	E	E	E	H	E	H	E	E			H	E	E	E	H	
B	f	f	f		f		f	f				f	f	f		f
	48	47	46	45	44	43	42	41	31	32	33	34	35	36	37	38

Diese Versorgung gilt als andersartig, weil keine reine Freiendsituation vorliegt. Das Gleiche gilt für das folgende Beispiel.

Modellgussprothese (partielle Metallbasis) zum Ersatz der Zähne 36–34, 41, 42 und 44 sowie 46–48. Vestibulär verblendete Teleskopkronen auf 33 und 43, Vollguss-Teleskopkronen auf 37 und 45

Festzuschuss: 3.1 + 2-mal 1.1 + 2-mal 1.3

TP	E	E	E	TV	E	TV	E	E			TV	E	E	E	T	
R	E	E	E	H	E	KVH	E	E			KVH	E	E	E	H	
B	f	f	f		f	ww	f	f			ww	f	f	f		f
	48	47	46	45	44	43	42	41	31	32	33	34	35	36	37	38

Modellgussprothese (partielle Metallbasis) zum Ersatz der Zähne 38–36 und 46–48. Vestibulär verblendete Brücken von 35 nach 33 und 43 nach 45 zum Ersatz der Zähne 34 und 44

Festzuschüsse: 3.1 + 4-mal 1.1 + 2-mal 1.3

TP	E	E	E	KVO	BV	KV					KV	BV	KVO	E	E	E
R	E	E	E	KH	E	KVH					KVH	E	KH	E	E	E
B	f	f	f	ww	f	ww					ww	f	ww	f	f	f
	48	47	46	45	44	43	42	41	31	32	33	34	35	36	37	38

Hier liegt zwar eine beidseitige Freiendsituation vor, die beiden Geschiebe an 35 und 45 machen den Zahnersatz aber zu einer andersartigen Versorgung.

Freiendbrücke zum Ersatz des Zahns 46 mit vestibulär verblendeten Verblendkronen auf 44 und 45

TP			BV	KV	KV											
R	E	E	E	K	KV											
B	f	f	f	ww	ww											
	48	47	46	45	44	43	42	41	31	32	33	34	35	36	37	38

4. Restzahnbestand bis zu 3 Zähnen oder zahnloser Kiefer

Befund 4.1 – Regelversorgung (4.1 + 3-mal 4.6 + 2-mal 4.7). Cover-Denture-Prothese im Oberkiefer mit Teleskop-/Konuskronen auf 15, 23 und 26

	18	17	16	15	14	13	12	11	21	22	23	24	25	26	27	28
TP																
R	E	E	E	TV	E	E	E	E	E	E	TV	E	E	T	E	E
B	f	f	f		f	f	f	f	f	f		f	f		f	f

Befund 4.2 – Regelversorgung. Totale OK-Prothese. Man kann davon ausgehen, dass die sich jeder auch ohne grafische Darstellung vorstellen kann.

Befund 4.3 – Regelversorgung. (4.3 + 3-mal 4.6 + 4.7)

Cover-Denture-Prothese zum Ersatz der Zähne 38, 37, 35 und 34, 32–44 sowie 46–48 mit vestibulär verblendeter Teleskop-/Konuskrone auf 33 und Vollguss-Teleskop-/Konuskronen auf 36 und 45

TP																
R	E	E	E	T	E	E	E	E	E	E	TV	E	E	T	E	E
B	f	f	f		f	f	f	f	f	f		f	f		f	f
	48	47	46	45	44	43	42	41	31	32	33	34	35	36	37	38

Befund 4.4. Totale UK-Prothese. Siehe 4.2

Befund 4.5. Metallbasen bei totalen Prothesen bedürfen einer schlüssigen Begründung, wie z.B. Exostosen (UK), Torus palatinus (OK), erhöhte Bruchgefahr bei ungewöhnlichen Bissverhältnissen (muss man manchmal erst ausprobieren). Die Metallbasis kann aber auch noch nachträglich eingearbeitet werden. Allerdings ist der FZ 4.5 dann nicht mehr ansetzbar.

Befund 4.6. Versorgung siehe Befund 4.3. Unter Befund 4.6 werden die Teleskop-/Konuskronen, die im Zusammenhang mit herausnehmbarem Zahnersatz notwendig sind, beschrieben.

Befund 4.7. Hierbei handelt es sich um eine zusätzliche Position für die Verblendung von Teleskop-/Konuskronen.

Befund 4.8. Wurzelstiftkappen. Wurzelstiftkappen sind neben Teleskop-/Konuskronen die einzigen Verbindungselemente, die noch Kassenleistung sind.

Cover-Denture-Prothese mit dentaler Verankerung durch Wurzelstiftkappen mit Kugelknopfanker auf 33 und 43

TP																
R	E	E	E	E	E	R					R	E	E	E	E	E
B	f	f	f	f	f	ww					ww	f	f	f	f	f
	48	47	46	45	44	43	42	41	31	32	33	34	35	36	37	38

Diese Versorgung kommt infrage bei wurzelbehandelten Zähnen mit stark zerstörter Zahnkrone.

Befund 4.9. Intraorale Stützstiftregistrierung. Die Leistungsbeschreibung lässt diesen Festzuschuss nur bei der Neuanfertigung rein schleimhautgetragener Prothesen zu. Cover-Denture-Prothesen, die als Halteelemente Teleskop-/Konuskronen, Wurzelstiftkappen oder Implantate haben, werden wie totale Prothesen behandelt, der Zuschuss 4.9 wird also gewährt. Im Zusammenhang mit den Befunden 7.5 und 7.6 ist er nicht ansetzbar.

5. Lückengebiss nach Zahnverlust in Fällen, in denen eine endgültige Versorgung nicht sofort möglich ist (auch Kinderprothesen)

Befund 5.1. Interimsersatz zum Ersatz von bis zu 4 Zähnen
Interimsprothese zum Ersatz der Zähne 12–22

	18	17	16	15	14	13	12	11	21	22	23	24	25	26	27	28
TP																
R							E	E	E	E						
B							f	f	f	f						

Einfache gebogene Halte-Elemente sind mit der Herstellung der Prothese abgegolten.

Befund 5.2. Interimsprothese zum Ersatz von 5–8 Zähnen
Interimsprothese zum Ersatz der Zähne 12–22 sowie 14 und 15

	18	17	16	15	14	13	12	11	21	22	23	24	25	26	27	28
TP																
R				E	E		E	E	E	E						
B				f	f		f	f	f	f						

Einfache gebogene Halte-Elemente sind mit der Herstellung der Prothese abgegolten.

Befund 5.3. Interimsprothese zum Ersatz von mehr als 8 Zähnen
Interimsprothese zum Ersatz der Zähne 16–14, 12–22 sowie 24 und 25

	18	17	16	15	14	13	12	11	21	22	23	24	25	26	27	28
TP																
R			E	E	E		E	E	E	E		E	E			
B			f	f	f		f	f	f	f		f	f			

Einfache gebogene Halte-Elemente sind mit der Herstellung der Prothese abgegolten.

Befund 5.4. Interims- oder Immediatprothese

	18	17	16	15	14	13	12	11	21	22	23	24	25	26	27	28
TP																
R	E	E	E	E	E	E	E	E	E	E	E	E	E	E	E	E
B	f	f	x	f	x	x	x	x	x	x	x	x	f	f	x	f

Wie bereits oben erwähnt, sollte man sich wegen der auch für die Immediatprothese geltenden Gewährleistungsfristen gut überlegen, ob man sie nicht besser aus seinem Repertoire streicht!

6. Wiederherstellungs- und erweiterungsbedürftiger konventioneller Zahnersatz

Die Befunde 6.0–6.4 und 6.5 sind bei einzeitiger Versorgung nicht miteinander kombinierbar.

Befund 6.0 – Regelversorgung. Zum Beispiel: das Auffüllen einer Sekundärteleskop-/Konuskrone, das Ergänzen von Kunststoff an einem herausnehmbaren Zahnersatz oder das Aktivieren von Halte- und Stützelementen

II. Befunde für Festzuschüsse			IV. Zuschussfestsetzung	
Befund Nr. 1	**Zahn/Gebiet 2**	**Anzahl 3**	**Betrag** Euro	Ct
6.0	UK	1		

III. Kostenplanung		1. Fortsetzung	Anz.	1. Fortsetzung	Anz.
1. BEMA-Nrn.	**Anz.**				
100a	1				

Befund 6.0 – gleichartige Versorgung. Zum Beispiel: das Aktivieren von Sekundärteilen, die wie Geschiebe, Doldersteg u.a. keine Kassenleistung mehr sind

Beispiel: Aktivieren der Hülse (Sekundärteil in der Prothese) eines Dolderstegs von 33 nach 43 mit Kronen auf 33 und 43

II. Befunde für Festzuschüsse			IV. Zuschussfestsetzung	
Befund Nr. 1	**Zahn/Gebiet 2**	**Anzahl 3**	**Betrag** Euro	Ct
6.0	UK	1		

BEMA – nichts

Anlage zum Heil- und Kostenplan vom ________________

Zahn/Gebiet	GOZ-Nr.	Leistungsbeschreibung	Anzahl	Betrag €
UK	5250	Reparatur/Erweiterung Prothese ohne Abformung	1	
	5090	Reparatur/Wiederherstellung Verbindungselement	3	

GOZ: einmal 525 + 3-mal 509. In der GOZ-Nr. 525 ist die erste Leistung nach 509 enthalten. Daher **nur 3-mal** und nicht 4-mal 509.

Befund 6.0 – andersartige Versorgung. Entfällt

Befund 6.1 – Regelversorgung. Alles ohne Abdruck und ohne Befundveränderung!
Folgende Leistungen fallen unter den FZ 6.1:

- Sprung- und Bruchreparaturen
- Wiederbefestigen von Prothesenzähnen und/oder Halte- und Stützvorrichtungen (Klammern)
- Auswechseln der Sekundärteile von Teleskop- oder Konuskronen
- Wiederherstellung der Friktion (und damit der Haltefunktion) von Teleskop-/Konuskronen

II. Befunde für Festzuschüsse			IV. Zuschussfestsetzung	
Befund Nr. 1	**Zahn/Gebiet 2**	**Anzahl 3**	**Betrag** Euro	Ct
6.1	UK	1		

III. Kostenplanung		1. Fortsetzung	Anz.	1. Fortsetzung	Anz.
1. BEMA-Nrn.	**Anz.**				
100a	1				

Wenn ein Bruch und ein Sprung oder mehrere Sprünge in **einem Arbeitsgang** repariert werden, fallen FZ und BEMA-Nr. nur einmal an.

Befund 6.1 – gleichartige Versorgung. Auswechseln und/oder Wiederherstellung der Friktion von Sekundärteilen, die wie Geschiebe, Doldersteg u.a. keine Kassenleistung mehr sind. Auch Austausch von Friktionselementen, die nicht Kassenleistung sind, bzw. deren Aktivierung (ohne Abdruck)

II. Befunde für Festzuschüsse			IV. Zuschussfestsetzung	
Befund Nr. 1	**Zahn/Gebiet 2**	**Anzahl 3**	**Betrag** Euro	Ct
6.1	UK	1		

BEMA – nichts

Anlage zum Heil- und Kostenplan vom ______________

Zahn/Gebiet	GOZ-Nr.	Leistungsbeschreibung	Anzahl	Betrag €
UK	5250	Reparatur/Erweiterung Prothese ohne Abformung	1	
	Ggf. 5090	Reparatur/Wiederherstellung Verbindungselement	X	

Befund 6.1 – andersartige Versorgung. Entfällt

Befund 6.2 – Regelversorgung. Alles mit Abdruck, ohne Befundveränderung und im Kunststoffbereich! Instandsetzungsmaßnahmen im Metallbereich sind unter 6.3 aufgeführt.

Folgende Leistungen fallen unter den FZ 6.2:

- Bruchreparaturen
- Wiederbefestigung von Halte- und/oder Stützelementen
- Wiederbefestigen der Sekundärteile von Teleskop- oder Konuskronen
- Wiederbefestigen und/oder Erneuern der Sekundärteile von Kugelknopfankern in Verbindung mit Wurzelstiftkappen

II. Befunde für Festzuschüsse			IV. Zuschussfestsetzung	
Befund Nr. 1	**Zahn/Gebiet 2**	**Anzahl 3**	**Betrag** Euro	Ct
6.2	UK	1		

III. Kostenplanung		1. Fortsetzung	Anz.	1. Fortsetzung	Anz.
1. BEMA-Nrn.	**Anz.**				
100b	1				

Werden Leistungen der Nrn. 6.2 und 6.6 oder 6.7 (Unterfütterungen) in getrennten Sitzungen erbracht, können die BEMA-Nrn. 100b und 100c, d, e oder f nebeneinander abgerechnet werden.

Befund 6.2 – gleichartige Versorgung. Auswechseln und/oder Wiederherstellung der Friktion von Sekundärteilen, die wie Geschiebe, Doldersteg u.a. keine Kassenleistung mehr sind. Auch Austausch von Friktionselementen, die nicht Kassenleistung sind

II. Befunde für Festzuschüsse			IV. Zuschussfestsetzung	
Befund Nr. 1	**Zahn/Gebiet 2**	**Anzahl 3**	**Betrag** Euro	Ct
6.2	UK	1		

BEMA – nichts

Anlage zum Heil- und Kostenplan vom ________________

Zahn/Gebiet	GOZ-Nr.	Leistungsbeschreibung	Anzahl	Betrag €
UK	5260	Reparatur/Erweiterung Prothese ohne Abformung	1	
	Ggf. 5080	Verbindungselement für Prothese oder Brücke	X	
	Ggf. 5090	Reparatur/Wiederherstellung Verbindungselement	X	

Befund 6.2 – andersartige Versorgung. Entfällt

Befund 6.3 – Regelversorgung. Wiederherstellungsmaßnahmen an einer Prothese im gegossenen Metallbereich ohne Befundveränderung (d.h., das Fertigen einer anderen oder einer zusätzlichen Klammer ist nicht unter dem FZ 6.3 abrechenbar). Wiederherstellungen nach 6.3 können mit oder ohne Abdruck erfolgen.

Folgende Leistungen fallen unter den FZ 6.3:

- Sprung- und/oder Bruchreparatur einer Metallbasis oder gegossenen Klammer
- Wiederbefestigung und Erneuerung gegossener Halte- und Stützelemente
- Wiederbefestigung der Sekundärteile von Teleskop-/Konuskronen an einer Metallbasis
- Wiederbefestigung und/oder Erneuerung der Sekundärteile von Kugelknopfankern an einer Metallbasis
- (Das Wiederbefestigen an einer Kunststoffbasis wird unter FZ 6.2 abgerechnet)
- Erneuerung einer Kunststoffverblendung an einer Teleskop-/Konuskrone, die nach Zahnextraktion aufgefüllt wurde (hier nicht FZ 6.9, weil die Krone nicht mehr ihre ursprüngliche Funktion besitzt)
- Erneuerung einer Kunststoffverblendung an einer Rückenschutzplatte

II. Befunde für Festzuschüsse			IV. Zuschussfestsetzung	
Befund Nr. 1	**Zahn/Gebiet 2**	**Anzahl 3**	**Betrag** Euro	Ct
6.3	UK	1		

III. Kostenplanung		1. Fortsetzung	Anz.	1. Fortsetzung	Anz.
1. BEMA-Nrn.	**Anz.**				
100b	1				
Oder 100a	1				

BEMA – 100b oder 100a, wenn für die Erneuerung einer Kunststoffverblendung oder die Reparatur eines gegossenen Metallteils kein Abdruck erforderlich ist

Befund 6.3 – gleichartige Versorgung. Hierunter fallen folgende Leistungen:

- Wiederbefestigung von Verbindungsvorrichtungen, wie Geschieben, Doldersteg u.a., die nicht mehr Kassenleistung sind
- Wiederherstellung der Friktion von Teleskop-/Konuskronen

II. Befunde für Festzuschüsse			IV. Zuschussfestsetzung	
Befund Nr. 1	**Zahn/Gebiet 2**	**Anzahl 3**	**Betrag** Euro	Ct
6.3	UK	1		

BEMA – nichts

Anlage zum Heil- und Kostenplan vom ________________

Zahn/Gebiet	GOZ-Nr.	Leistungsbeschreibung	Anzahl	Betrag €
	5090	Reparatur/Wiederherstellung Verbindungs-element	1	

- Erweiterung eines Kombinationsersatzes um eine 4. Teleskop-/Konuskrone

II. Befunde für Festzuschüsse			IV. Zuschussfestsetzung	
Befund Nr. 1	**Zahn/Gebiet 2**	**Anzahl 3**	**Betrag** Euro	Ct
6.3	UK	1		

BEMA – nichts

Anlage zum Heil- und Kostenplan vom ________________

Zahn/Gebiet	GOZ-Nr.	Leistungsbeschreibung	Anzahl	Betrag €
36	2270	Provisorische Krone für präparierten/frakturierten Zahn	1	
	5040	Teleskop-/Konuskrone, Prothese/Brücke	1	
	5080	Verbindungselement für Prothese oder Brücke	1	
UK	5260	Reparatur/Wiederherstellung Verbindungselement	1	

Befund 6.3 – andersartige Versorgung. Entfällt

Befund 6.4 – Regelversorgung. Erweiterung (= Befundveränderung) einer Prothese – total, partiell oder Kombination – im Kunststoffbereich

Hierunter fallen folgende Leistungen:

- Erweiterung um **einen** Zahn und/oder Prothesenbasisteile aus Kunststoff (jeder weitere Zahn wird unter FZ 6.4.1 abgerechnet, s.u.)
- Erweiterung um eine gebogene Retention, befestigt in der Kunststoffbasis (in 6.4 enthalten)
- Ggf. + 98f bei Erweiterung um gebogene Halte- **und** Stützvorrichtungen, befestigt in der Kunststoffbasis (in 6.4 enthalten)

II. Befunde für Festzuschüsse			IV. Zuschussfestsetzung	
Befund Nr. 1	**Zahn/Gebiet 2**	**Anzahl 3**	**Betrag** Euro	Ct
6.4	UK	1		

III. Kostenplanung		1. Fortsetzung	Anz.	1. Fortsetzung	Anz.
1. BEMA-Nrn.	**Anz.**				
100b	1				
Ggf. 98f	X				

- Ggf. + 98f, wenn um **gebogene mehrarmige Halte- *und* Stützelemente** erweitert wird

Befund 6.4 – gleichartige und andersartige Versorgung. Entfallen

Befund 6.4.1 – Regelversorgung. Erweiterung um jeden weiteren Zahn und/oder jedes weitere Basisteil im Kunststoffbereich (derartige Erweiterungen an Modellgussprothesen werden unter FZ 6.5.1 abgerechnet, s.u.). Wird anstatt eines Zahns um ein Stück Kunststoffbasisteil erweitert, sollte dies unbedingt in dem Feld „Bemerkungen" auf dem HKP vermerkt werden. Der **FZ 6.4.1 ist nur im Zusammenhang mit dem FZ 6.4** abrechenbar.

II. Befunde für Festzuschüsse			IV. Zuschussfestsetzung	
Befund Nr. 1	**Zahn/Gebiet 2**	**Anzahl 3**	**Betrag** Euro	Ct
6.4	UK	1		
6.4.1	UK	X		

III. Kostenplanung		1. Fortsetzung	Anz.	1. Fortsetzung	Anz.
1. BEMA-Nrn.	**Anz.**				
100b	1				
Ggf. 98f	X				

- Ggf. + 98f, wenn um **gebogene mehrarmige Halte-** ***und*** **Stützelemente** erweitert wird

Befund 6.4.1 – gleichartige und andersartige Versorgung. Entfallen

Befund 6.5 – Regelversorgung. Erweiterung (= Befundveränderung) einer Prothese – total, partiell oder Kombination – im gegossenen Metallbereich oder mit Metallverbindung

Hierunter fallen folgende Leistungen:

- Erweiterung um **einen** Zahn – auf einer Metallbasis (jeder weitere Zahn wird unter FZ 6.5.1 abgerechnet, s.u.)
- Erweiterung um gebogene und gegossene Halte- und Stützvorrichtungen – mit Metallverbindung
- Erweiterung um gebogene und gegossene Retentionen – mit Metallverbindung
- Erweiterung um Basisteile aus Metall
- Erweiterung um Rückenschutzplatten und Metallzähne

II. Befunde für Festzuschüsse			IV. Zuschussfestsetzung	
Befund Nr. 1	**Zahn/Gebiet 2**	**Anzahl 3**	**Betrag** Euro	Ct
6.5	UK	1		

III. Kostenplanung		1. Fortsetzung	Anz.	1. Fortsetzung	Anz.
1. BEMA-Nrn.	**Anz.**				
100b	1				
Ggf. 98h/1/2	X				
Ggf. 98f	X				

- Ggf. + 98h/1 oder 98h/2 für **gegossene komplizierte Halte- *und* Stützelemente** oder 98f für **mehrarmige gebogene Halte- *und* Stützelemente** sowie für **einfache gegossene Halte- *und* Stützelemente**

Retentionen, einarmige gebogene Halte- oder Stützelemente, Basisteile aus Metall, Rückenschutzplatten und Metallzähne lösen keine zusätzliche BEMA-Nr. aus. Sie sind in der Geb.-Nr. 100b enthalten.

Befund 6.5 – gleichartige und andersartige Versorgung. Entfallen

Befund 6.5.1 – Regelversorgung. Erweiterung um jeden weiteren Zahn und/oder jedes weitere Basisteil. Wird anstatt eines Zahns um ein Basisteil erweitert, sollte dies unbedingt in dem Feld „Bemerkungen“ auf dem HKP vermerkt werden. Der **FZ 6.5.1** ist **nur im Zusammenhang mit dem FZ 6.5** abrechenbar.

II. Befunde für Festzuschüsse			IV. Zuschussfestsetzung	
Befund Nr. 1	**Zahn/Gebiet 2**	**Anzahl 3**	**Betrag** Euro	Ct
6.5	UK	1		
6.5.1	UK	X		

III. Kostenplanung		1. Fortsetzung	Anz.	1. Fortsetzung	Anz.
1. BEMA-Nrn.	**Anz.**				
100b	1				
Ggf. 98h/1/2	X				
Ggf. 98f	X				

- Ggf. + 98h/1 oder 98h/2 für **gegossene komplizierte Halte- *und* Stützelemente** oder 98f für **mehrarmige gebogene Halte- *und* Stützelemente** sowie für **einfache gegossene Halte- *und* Stützelemente**

Befund 6.5.1 – gleichartige und andersartige Versorgung. Entfallen

Befund 6.6 – Regelversorgung. Unterfütterung einer Teilprothese
Hierunter fallen folgende Leistungen:

- Teilunterfütterung im direkten Verfahren. Diese Leistung ist v.a. für weichbleibende Prothesenbasen bei ungünstigen Kieferformen oder empfindlicher bzw. vorgeschädigter Schleimhaut sowie temporäre Unterfütterungen nach Extraktionen oder modellierenden Eingriffen am Kieferknochen gedacht. Eine direkte Unterfütterung mit selbsthärtendem Prothesenkunststoff ist nach Erfahrung des Autors ein ziemlicher Schweinkram und sollte den Patienten erspart bleiben.
- Teilunterfütterung im indirekten Verfahren.
- Vollständige Unterfütterung im indirekten Verfahren mit oder ohne funktionelle Randgestaltung.

II. Befunde für Festzuschüsse			IV. Zuschussfestsetzung	
Befund Nr. 1	**Zahn/Gebiet 2**	**Anzahl 3**	**Betrag** Euro	Ct
6.6	UK	1		

III. Kostenplanung		1. Fortsetzung	Anz.	1. Fortsetzung	Anz.
1. BEMA-Nrn.	**Anz.**				
100c oder	1				
100d oder	1				
100e oder f	1				

BEMA:

- 100c: Teilunterfütterung.
- 100d: vollständige Unterfütterung ohne funktionelle Randgestaltung.
- 100e und f: vollständige Unterfütterung einer Teilprothese bis zu einem Restbestand von 3 Zähnen mit funktioneller Randgestaltung. Da der FZ 6.7 ausschließlich für totale Prothesen ansetzbar ist, sind die BEMA-Nrn. **100e und f auch für Teilprothesen mit stark reduziertem Restzahnbestand nur mit dem FZ 6.6** abzurechnen.

Eine **vollständige** Unterfütterung im **direkten** Verfahren ist seit 2004 erfreulicherweise nicht mehr Bestandteil des BEMA, wird also auch nicht mehr von den gesetzlichen Krankenkassen bezuschusst. Wenn es denn sein muss, nur als **Privatleistung** über GOZ **mit Kostenvoranschlag** abrechenbar. Trotzdem handelt es sich eigenartigerweise um eine Regelversorgung.

II. Befunde für Festzuschüsse			IV. Zuschussfestsetzung	
Befund Nr. 1	**Zahn/Gebiet 2**	**Anzahl 3**	**Betrag** Euro	Ct
6.6	UK	1		

BEMA – nichts

Anlage zum Heil- und Kostenplan vom ______________

Zahn/Gebiet	GOZ-Nr.	Leistungsbeschreibung	Anzahl	Betrag €
UK	5280	Vollständige Unterfütterung Prothese	1	

Befund 6.6 – gleichartige und andersartige Versorgung. Entfallen

Befund 6.7 – Regelversorgung. Unterfütterung von totalen und Cover-Denture-Prothesen Hierunter fallen folgende Leistungen:

- Teilunterfütterung im direkten Verfahren. Diese Leistung ist v.a. für weichbleibende Prothesenbasen bei ungünstigem Kieferformen oder empfindlicher bzw. vorgeschädigter Schleimhaut sowie temporäre Unterfütterungen nach Extraktionen oder modellierenden Eingriffen am Kieferknochen gedacht. Eine direkte Unterfütterung mit selbsthärtendem Prothesenkunststoff ist nach Erfahrung des Autors ein ziemlicher Schweinkram und sollte den Patienten erspart bleiben.
- Teilunterfütterung im indirekten Verfahren.
- Vollständige Unterfütterung im indirekten Verfahren mit oder ohne funktionelle Randgestaltung.

II. Befunde für Festzuschüsse			IV. Zuschussfestsetzung	
Befund Nr. 1	**Zahn/Gebiet 2**	**Anzahl 3**	**Betrag** Euro	Ct
6.7	UK	1		

III. Kostenplanung		1. Fortsetzung	Anz.	1. Fortsetzung	Anz.
1. BEMA-Nrn.	**Anz.**				
100c oder	1				
100d oder	1				
100e oder f	1				

BEMA:

- 100c: Teilunterfütterung.
- 100d: vollständige Unterfütterung ohne funktionelle Randgestaltung.

- 100e und f: vollständige Unterfütterung einer totalen oder Cover-Denture-Prothese. Da der **FZ 6.7 ausschließlich für totale Prothesen** ansetzbar ist, sind die BEMA-Nrn. **100e und f für Teilprothesen mit stark reduziertem Restzahnbestand nur mit dem FZ 6.6** abzurechnen (s.o.).

Eine **vollständige** Unterfütterung im **direkten** Verfahren ist seit 2004 erfreulicherweise nicht mehr Bestandteil des BEMA, wird also auch nicht mehr von den gesetzlichen Krankenkassen bezuschusst. Wenn es denn sein muss, nur als Privatleistung über GOZ **mit Kostenvoranschlag** abrechenbar. Es ist und bleibt in jedem Fall ein ziemlicher Schweinkram, den man den Patienten ersparen sollte. Trotzdem handelt es sich um eine Regelversorgung.

II. Befunde für Festzuschüsse			**IV. Zuschussfestsetzung**	
Befund Nr. 1	**Zahn/Gebiet 2**	**Anzahl 3**	**Betrag** Euro	Ct
6.7	UK	1		

BEMA – nichts

Anlage zum Heil- und Kostenplan vom

Zahn/Gebiet	GOZ-Nr.	Leistungsbeschreibung	Anzahl	Betrag €
UK	5280	Vollständige Unterfütterung Prothese	1	

Befund 6.7 – gleichartige und andersartige Versorgung. Entfallen

Befund 6.8 – Regelversorgung. Wiedereingliederung von festsitzendem und rezementierbarem Zahnersatz. Es hat keinen Einfluss auf den FZ, ob zusätzlich zum Wiedereingliedern noch Laborleistungen anfallen. Der FZ 6.8 ist nur einmal je Zahn ansetzbar, auch wenn ein Stiftaufbau und eine Krone wiederbefestigt werden müssen. Muss ein Stiftaufbau neu angefertigt werden, ist neben dem FZ 6.8 der FZ 1.4 oder 1.5 ansetzbar. Die Verblendgrenzen werden bei dem Befund/FZ 6.8 nicht berücksichtigt. Die Wiedereingliederung unter Anwendung der Adhäsivtechnik ist als gleichartige Versorgung einzustufen (s.u.). Die Leistungsbeschreibung des Befunds 6.8 nennt nur Kronen, das heißt, dass Brückenglieder bei der Berechnung der Anzahl des FZ 6.8 nicht berücksichtigt werden.

Hierunter fallen folgende Leistungen:

- Wiedereingliederung einer oder mehrerer Einzelkronen
- Wiedereingliederung eines oder mehrerer konfektionierter oder gegossener Stiftaufbauten
- Wiedereingliederung der Primärkronen von Teleskop-/Konuskronen
- Lötung der Perforation eines Sekundärteils einer Teleskop-/Konuskrone

II. Befunde für Festzuschüsse			IV. Zuschussfestsetzung	
Befund Nr. 1	**Zahn/Gebiet 2**	**Anzahl 3**	**Betrag** Euro	Ct
6.8	Zahn/Zähne	X		

III. Kostenplanung		1. Fortsetzung	Anz.	1. Fortsetzung	Anz.
1. BEMA-Nrn.	**Anz.**				
24a	X				

- Wiedereingliederung einer Brücke

II. Befunde für Festzuschüsse			IV. Zuschussfestsetzung	
Befund Nr. 1	**Zahn/Gebiet 2**	**Anzahl 3**	**Betrag** Euro	Ct
6.8	Zähne	X		

III. Kostenplanung		1. Fortsetzung	Anz.	1. Fortsetzung	Anz.
1. BEMA-Nrn.	**Anz.**				
95a oder b	1				

Für das **Wiedereingliedern von provisorischen Kronen** kann der behandelnde Zahnarzt nichts abrechnen. Diese Leistung ist mit dem Zuschuss für die definitive Versorgung abgegolten. Das gilt allerdings nicht im Vertretungs- oder Notdienst. Da es keinen FZ für die Wiedereingliederung oder Neuanfertigung von provisorischen Kronen gibt, muss diese Leistung mit dem Patienten nach GOZ abgerechnet werden. **Ein HKP wird nicht ausgestellt**.

Befund 6.8 – gleichartige Versorgung. Wiedereingliederung von Kronen mittels Adhäsivtechnik

II. Befunde für Festzuschüsse			IV. Zuschussfestsetzung	
Befund Nr. 1	**Zahn/Gebiet 2**	**Anzahl 3**	**Betrag** Euro	Ct
6.8	45, 46	2		

BEMA – nichts

Anlage zum Heil- und Kostenplan vom ________________

Zahn/Gebiet	GOZ-Nr.	Leistungsbeschreibung	Anzahl	Betrag €
45, 46	2310	Wiedereingliederung Krone	2	

Wiedereingliederung einer Brücke von 33 nach 35 mittels Adhäsivtechnik

II. Befunde für Festzuschüsse			IV. Zuschussfestsetzung	
Befund Nr. 1	**Zahn/Gebiet 2**	**Anzahl 3**	**Betrag** Euro	Ct
6.8	33, 35	2		

BEMA – nichts

Anlage zum Heil- und Kostenplan vom ______________

Zahn/Gebiet	GOZ-Nr.	Leistungsbeschreibung	Anzahl	Betrag €
33, 35	5110	Wiedereingliederung endgültige Brücke	2	

Befund 6.8 – andersartige Versorgung. Entfällt

Befund 6.9 – Regelversorgung. Wiederherstellung, auch in Teilen, direkt oder indirekt sowie Wiederbefestigung von Verblendungen und/oder Facetten. Ein Festzuschuss ist nur dann ansetzbar, wenn die Leistung innerhalb der Verblendgrenzen (15–25 und 34–44) erfolgt und wenn es sich um Verblendungen handelt, die den Zahnersatzrichtlinien entsprechen. Hierzu gehören vestibuläre Kunststoff- und Keramikverblendungen. **Kunststoff- und Komposit-Vollverblendungen** sind **keine** Kassenleistung. Das Gleiche gilt für Facetten und Verblendungen aller Art außerhalb der Verblendgrenzen. Das bedeutet, dass für diese Leistungen kein Festzuschuss ansetzbar ist.

Erneuerung, Reparatur und/oder Wiederbefestigung einer Verblendung oder Facette bei Einzel- oder Teleskop-/Konuskronen

II. Befunde für Festzuschüsse			IV. Zuschussfestsetzung	
Befund Nr. 1	**Zahn/Gebiet 2**	**Anzahl 3**	**Betrag** Euro	Ct
6.9	13, 14	2		

III. Kostenplanung		1. Fortsetzung	Anz.	1. Fortsetzung	Anz.
1. BEMA-Nrn.	**Anz.**				
24b	2				

Erneuerung, Reparatur und/oder Wiederbefestigung einer Verblendung oder Facette bei Brücken

II. Befunde für Festzuschüsse			IV. Zuschussfestsetzung	
Befund Nr. 1	**Zahn/Gebiet 2**	**Anzahl 3**	**Betrag** Euro	Ct
6.9	11, 12, 13	3		

III. Kostenplanung		1. Fortsetzung	Anz.	1. Fortsetzung	Anz.
1. BEMA-Nrn.	**Anz.**				
95c	1				
Ggf. 24b	X				

Die Wiederherstellung von Verblendungen an Rückenschutzplatten wird mit dem FZ 6.3 abgerechnet.

Befund 6.9 – gleichartige Versorgung. Wiederherstellung oder Wiederbefestigung einer keramischen Vollverblendung **innerhalb** des Verblendbereichs (15–25 und 34–44)

II. Befunde für Festzuschüsse			IV. Zuschussfestsetzung	
Befund Nr. 1	**Zahn/Gebiet 2**	**Anzahl 3**	**Betrag** Euro	Ct
6.9	11, 12, 13	3		

BEMA – nichts

Anlage zum Heil- und Kostenplan vom ________________

Zahn/Gebiet	GOZ-Nr.	Leistungsbeschreibung	Anzahl	Betrag €
11, 12, 13	2320	Reparatur Krone/Anker/Verblendung festsitzender ZE	3	

Befund 6.9 – andersartige Versorgung. Entfällt

Befund 6.10 – Regelversorgung. Diese Wiederherstellung muss **vor Behandlungsbeginn** durch die **Krankenkasse genehmigt** werden! Außerdem sind die Verblendgrenzen (15–25 und 34–44) zu beachten. Der Befund 6.10 ist dann Kassenleistung/Regelversorgung, wenn eine Befundsituation nach den Befund-Nrn. 3.2 oder 4.6 vorliegt.

Die **Neuanfertigung** von Primär- **und** Sekundärteilen von Teleskop-/Konuskronen erfüllt **nicht** den Leistungsinhalt des Befunds 6.10. Der Befund 6.10 umfasst die Neuanfertigung eines Primär- **oder** Sekundärteils von Teleskop-/Konuskronen. Ferner ist die Höchstzahl für Teleskop-/Konuskronen entsprechend dem Befund 4.6 (Restzahnbestand bis zu 3

Zähnen) zu beachten. Bei einem Restzahnbestand von mehr als 3 Zähnen liegt eine gleichartige Versorgung vor. Muss eine Teleskop-/Konuskrone komplett, also Primär- und Sekundärteil, ersetzt werden, handelt es sich ebenfalls um eine gleichartige Versorgung (s.u.).

II. Befunde für Festzuschüsse			**IV. Zuschussfestsetzung**	
Befund Nr. 1	**Zahn/Gebiet 2**	**Anzahl 3**	**Betrag** Euro	Ct
6.10	33, 34, 43	3		
4.7	33, 34, 43	3		
Ggf. 6.2	33, 34, 43	3		
Od. 6.3	33, 34, 43	3		

III. Kostenplanung		**1. Fortsetzung**	**Anz.**	**1. Fortsetzung**	**Anz.**
1. BEMA-Nrn.	**Anz.**				
91d/2	3				
Ggf. 19	3				
100b	1				

Befund 6.10 – gleichartige Versorgung. Diese Wiederherstellung muss **vor Behandlungsbeginn durch die Krankenkasse genehmigt** werden! Bei der Gleichartigen Versorgung des Befunds 6.10 gibt es keine Beschränkungen hinsichtlich der Anzahl je Kiefer oder der Lückentopografie. Das heißt, der FZ 6.10 ist für **jedes** erneuerungsbedürftige **Sekundärteil** von Teleskop-/Konuskronen abrechenbar. Frage: Wieso hier nur Sekundärteile? Antwort: Die Neuanfertigung der Primärteile von Teleskop-/Konuskronen ist (sinnvollerweise) in der GOZ nicht vorgesehen, könnte daher also gar nicht abgerechnet werden. Und das wäre ja sehr ärgerlich.

Hierunter fallen folgende Leistungen:

- Neuanfertigung der Sekundärteile von Teleskop-/Konuskronen mit **okklusalen oder Vollverblendungen**, unabhängig davon, ob innerhalb oder außerhalb des Verblendbereichs
- Neuanfertigung der Sekundärteile von Teleskop-/Konuskronen mit **Verblendungen außerhalb des Verblendbereichs**, unabhängig davon, ob voll oder nur vestibulär verblendet
- Neuanfertigung der Primär- oder Sekundärteile von Teleskop-/Konuskronen, wenn die Befunde 3.2 oder 4.6 nicht vorliegen
- Neuanfertigung der Primär- oder Sekundärteile von Teleskop-/Konuskronen nach Verfahren, die nicht Leistungsbestandteil der Gesetzlichen Krankenversicherung sind, z.B. **Vollkeramik**

Beispiel: Neuanfertigung eines verblendeten Sekundärteleskops Zahn 36

II. Befunde für Festzuschüsse			IV. Zuschussfestsetzung	
Befund Nr. 1	**Zahn/Gebiet 2**	**Anzahl 3**	**Betrag** Euro	Ct
6.10	36	1		
4.7	36	1		
Ggf. 6.2	36	1		
Od. 6.3	36	1		

BEMA – nichts

Anlage zum Heil- und Kostenplan vom ________________

Zahn/Gebiet	GOZ-Nr.	Leistungsbeschreibung	Anzahl	Betrag €
UK	5100	Erneuerung Sekundärteil Teleskop/Konus	1	
	5260	Reparatur/Erweiterung Prothese mit Abformung	1	

Muss eine Teleskop-/Konuskrone komplett – Primär- und Sekundärteil – erneuert werden, führt das zu folgendem Abrechnungsirrsinn:

FZ 6.10 ist gar nicht abrechenbar, weil nur für Primär- **oder** Sekundärteil ansetzbar, FZ 4.6 auch nicht, weil nur im Zusammenhang mit der Neuanfertigung einer Teilprothese berechenbar. Man muss daher zu der Hilfskonstruktion einer „Alternativversorgung“ greifen.

Beispiel Neuanfertigung einer verblendeten Teleskopkrone für 13: Geplant werden muss eine verblendete Einzelkrone (ist das nicht toll?). Die ist zwar völlig sinnlos, aber darauf hat der Patient einen Anspruch.

I. Befund des gesamten Gebisses/Behandlungsplan																
TP						TV										
R						KV										
B	f	e	e	e	e	tw	e	e	e	e	t	e	e	e	e	f
	18	17	16	15	14	13	12	11	21	22	23	24	25	26	27	28
	48	47	46	45	44	43	42	41	31	32	33	34	35	36	37	38
B																
R																
TP																

Bemerkungen (bei Wiederherstellung Art der Leistung)
Neues Sekundärteil Teleskop-/Konuskrone für 13
TP = Therapieplanung, R = Regelversorgung, B = Befund

Die Befundzeile müsste zwar nicht komplett ausgefüllt werden, erspart aber Rückfragen. Außerdem wurde es hier zur besseren Übersicht getan.

II. Befunde für Festzuschüsse			IV. Zuschussfestsetzung	
Befund Nr. 1	**Zahn/Gebiet 2**	**Anzahl 3**	**Betrag** Euro	Ct
1.1	13	1		
1.3	13	1		
6.2	OK	1		
Od. 6.3	OK	1		

III. Kostenplanung		1. Fortsetzung	Anz.	1. Fortsetzung	Anz.
1. BEMA-Nrn.	**Anz.**				
Ggf. 19b	1				

Sonst nichts

Anlage zum Heil- und Kostenplan vom ________________

Zahn/Gebiet	GOZ-Nr.	Leistungsbeschreibung	Anzahl	Betrag €
UK	5040	Teleskop-/Konuskrone, Prothese/Brücke	1	
	5080	Verbindungselement für Prothese/Brücke	1	
	5260	Reparatur/Erweiterung Prothese mit Abformung	1	

Befund 6.10 – andersartige Versorgung. Entfällt
Auch als andersartige Versorgung kann die Neuanfertigung eines Primärteils einer Teleskop-/Konuskrone nicht abgerechnet werden, weil dies in der GOZ eben nicht vorgesehen ist. Es bleibt, wenn unbedingt ein Primärteil angefertigt werden soll, nur der Weg über § 2 GOZ.

Befundklasse 7 – Erneuerung und Wiederherstellung von Suprakonstruktionen

Befund 7.1 – Regelversorgung. Bei diesem Befund ist zu beachten, dass bei der Versorgung mit dem Implantat Ziffer 36 der Zahnersatzrichtlinien beachtet wurde. Dort heißt es: Suprakonstruktionen gehören zur Regelversorgung bei zahnbegrenzten Einzelzahnlücken, wenn keine parodontale Behandlungsbedürftigkeit besteht, die Nachbarzähne kariesfrei und nicht überkronungsbedürftig bzw. überkront sind, wobei Letzteres im Fall einer Wiederherstellung nach Befund 7.1 keine Anwendung findet. Schließlich kann sich die Notwendigkeit der Überkronung eines Nachbarzahns erst nach der Versorgung mit einem Implantat ergeben haben. Eine Beschränkung bez. der Anzahl wiederherstellungsbedürftiger Suprakonstruktionen nach Befund 7.1 besteht nicht. Es muss allerdings immer mindestens ein natürlicher oder überkronter Zahn zwischen den Implantaten stehen.

Beispiel: Neuanfertigung einer Krone auf Implantat bei 11 mit vestibulärer Kunststoffverblendung

I. Befund .../Behandlungsplan						
TP						
R			KV			
B			kw			
	13	12	11	21	22	23

Bemerkungen (bei Wiederherstellung Art der Leistung)
Neuanfertigung einer Krone auf Implantat bei 11 mit vestibulärer Kunststoffverblendung

II. Befunde für Festzuschüsse			**IV. Zuschussfestsetzung**	
Befund Nr. 1	**Zahn/Gebiet 2**	**Anzahl 3**	**Betrag** Euro	Ct
7.1	11	1		
1.3	11	1		

III. Kostenplanung		1. Fortsetzung	Anz.	1. Fortsetzung	Anz.
1. BEMA-Nrn.	**Anz.**				
20bi	1				
19bi	1				

Befund 7.1 – gleichartige Versorgung. Eine gleichartige Versorgung liegt vor, wenn die Verblendung aus Keramik ist, die Krone voll verblendet wird, die Verblendung außerhalb der Verblendgrenzen liegt oder vollkeramische bzw. galvanisch hergestellte Kronen zum Einsatz kommen.

Beispiel 1: Neuanfertigung einer implantatgetragenen keramisch verblendeten oder Vollkeramikkrone auf 11

I. Befund .../Behandlungsplan						
TP			SKM			
R			SKV			
B			sw			
	13	12	11	21	22	23

Bemerkungen (bei Wiederherstellung Art der Leistung)
Neuanfertigung einer Krone auf Implantat bei 11 mit vestibulärer Keramikverblendung oder Keramikvollverblendung

II. Befunde für Festzuschüsse			IV. Zuschussfestsetzung	
Befund Nr. 1	**Zahn/Gebiet 2**	**Anzahl 3**	**Betrag** Euro	Ct
7.1	11	1		
1.3	11	1		

III. Kostenplanung		1. Fortsetzung	Anz.	1. Fortsetzung	Anz.
1. BEMA-Nrn.	**Anz.**				
19bi	1				

Anlage zum Heil- und Kostenplan vom ____________________

Zahn/Gebiet	GOZ-Nr.	Leistungsbeschreibung	Anzahl	Betrag €
11	2210	Vollkrone Hohlkehl-/Stufenpräparation	1	

Die Nr. 2200 scheidet bei der Versorgung mit Verblend- oder Vollkeramikkronen aus. Wer nicht weiß, warum, sollte sich einmal die einschlägigen Veröffentlichungen zu lege artis angefertigten Verblendkronen beschaffen und verinnerlichen. Der Mehraufwand für eine Verblendkrone gegenüber einer Vollgusskrone wird bei der GOZ über den Steigerungssatz berücksichtigt.

Beispiel 2: Neuanfertigung einer Verblendkrone (Kunststoff oder Keramik, teil- oder vollverblendet – Letztere selbstverständlich nur aus Keramik) auf 35

I. Befund .../Behandlungsplan						
	31	32	33	34	35	36
B					sw	
R					SK	
TP					SKM	

Bemerkungen (bei Wiederherstellung Art der Leistung)
Neuanfertigung einer Krone auf Implantat bei 35 mit vestibulärer Kunststoff-/Keramikverblendung oder Keramikvollverblendung

II. Befunde für Festzuschüsse			IV. Zuschussfestsetzung	
Befund Nr. 1	**Zahn/Gebiet 2**	**Anzahl 3**	**Betrag** Euro	Ct
7.1	35	1		

III. Kostenplanung		1. Fortsetzung	Anz.	1. Fortsetzung	Anz.
1. BEMA-Nrn.	**Anz.**				
19i	1				

Anlage zum Heil- und Kostenplan vom ______________

Zahn/Gebiet	GOZ-Nr.	Leistungsbeschreibung	Anzahl	Betrag €
35	2210	Vollkrone Hohlkehl-/Stufenpräparation	1	

Der Mehraufwand für eine Verblendkrone gegenüber einer Vollgusskrone wird bei der GOZ über den Steigerungssatz berücksichtigt.

Befund 7.1 – andersartige Versorgung. Entfällt

Befund 7.2 – Regelversorgung. Entfällt

Befund 7.2 – gleichartige Versorgung. Entfällt

Befund 7.2 – andersartige Versorgung. Wiederherstellungen nach dem Befund 7.2 sind per definitionem andersartige Versorgungen, weil sie über die Beschränkungen der Ziffer 36 der Zahnersatzrichtlinien und damit auch über den Befund 7.1 hinausgehen. Der Befund 7.2 ist ansetzbar, wenn

- der neu anzufertigenden Suprakonstruktion eine Schaltlücke von 2 oder mehr fehlenden Zähnen benachbart ist und daher keine Einzelzahnlücke vorliegt,
- ein Nachbarzahn oder beide Nachbarzähne mit Implantaten und Suprakonstruktionen versorgt sind,
- Nachbarzähne durch eine Prothese ersetzt sind oder
- ein Nachbarzahn ein Freiendbrückenglied ist.

Der Befund 7.2 kann höchstens viermal je Kiefer angesetzt werden.

Beispiel: Neuanfertigung implantatgetragener keramisch verblendeter Kronen (teil oder voll) auf 12 und 11

I. Befund .../Behandlungsplan						
R						
B		sw	sw			
	13	12	11	21	22	23

Bemerkungen (bei Wiederherstellung Art der Leistung)
Neuanfertigung keramisch verblendeter Kronen auf 12 und 11

II. Befunde für Festzuschüsse			**IV. Zuschussfestsetzung**	
Befund Nr. 1	**Zahn/Gebiet 2**	**Anzahl 3**	**Betrag** Euro	Ct
7.2	12, 11	2		
1.3	12, 11	2		

BEMA – nichts

Anlage zum Heil- und Kostenplan vom ____________

Zahn/Gebiet	GOZ-Nr.	Leistungsbeschreibung	Anzahl	Betrag €
11, 12	2210	Vollkrone Hohlkehl-/Stufenpräparation	2	
	2270	Provisorische Krone	2	

Befund 7.3 – Regelversorgung. Beispiel: Wiederbefestigung einer vestibulären Kunststoffverblendung an der implantatgetragenen Krone auf 21

II. Befunde für Festzuschüsse			IV. Zuschussfestsetzung	
Befund Nr. 1	**Zahn/Gebiet 2**	**Anzahl 3**	**Betrag** Euro	Ct
7.3	21	1		

III. Kostenplanung		1. Fortsetzung	Anz.	1. Fortsetzung	Anz.
1. BEMA-Nrn.	**Anz.**				
24bi	1				

Befund 7.3 – gleichartige Versorgung. Beispiel: Neuanfertigung einer Vollverblendung an der implantatgetragenen Krone auf 21 und Wiedereingliederung der Krone

II. Befunde für Festzuschüsse			IV. Zuschussfestsetzung	
Befund Nr. 1	**Zahn/Gebiet 2**	**Anzahl 3**	**Betrag** Euro	Ct
7.3	21	1		
7.4	21	1		

III. Kostenplanung		1. Fortsetzung	Anz.	1. Fortsetzung	Anz.
1. BEMA-Nrn.	**Anz.**				
Ggf. 19i	1				

Für die 19i kann kein Festzuschuss angesetzt werden. Warum? Es ist keiner vorgesehen.

Anlage zum Heil- und Kostenplan vom ________________

Zahn/Gebiet	GOZ-Nr.	Leistungsbeschreibung	Anzahl	Betrag €
21	2320	Reparatur Krone/Anker/Verblendung festsitzender ZE	1	

Befund 7.3 – andersartige Versorgung. Beispiel: Neuanfertigung von Vollverblendungen an der Hybrid-Brücke (teils implantat-, teils zahngetragen; hier: 34 Implantat, 36 Zahn) von 34 nach 36 mit Brückenglied bei 35 und Wiedereingliederung der Brücke

I. Befund .../Behandlungsplan						
	31	32	33	34	35	36
B				i	b	k
R						
TP				M	M	M

Bemerkungen (bei Wiederherstellung Art der Leistung)
Neuanfertigung von Vollverblendungen an Hybridbrücke von 34 nach 36

II. Befunde für Festzuschüsse			IV. Zuschussfestsetzung	
Befund Nr. 1	**Zahn/Gebiet 2**	**Anzahl 3**	**Betrag** Euro	Ct
7.3	34, 35, 36	3		
7.4	34–36	1		
6.8	34–36	1		

BEMA – nichts

Anlage zum Heil- und Kostenplan vom ____________

Zahn/Gebiet	GOZ-Nr.	Leistungsbeschreibung	Anzahl	Betrag €
34, 35, 36	2320	Reparatur Krone/Anker/Verblendung festsitzender ZE	3	
34–36	5110	Wiederherstellung/-eingliederung endgültiger Brücke	1	
	Ggf. 5120	Provisorischer Brückenpfeiler	2	
	Ggf. 5140	Provisorisches Brückenglied	1	

Die Wiedereingliederung von implantatgetragenen Ankerkronen oder die Neuanfertigung von Verblendungen an einer implantatgetragenen Brücke ist in **jeder** Befundkonstellation eine andersartige Wiederherstellung. Das Vorliegen eines Ausnahmefalls gemäß den FZ-Richtlinien kann nur bei der Wiederherstellung implantatgetragener Einzelkronen infrage kommen.

Im vorliegenden Fall ist auch für die Neuanfertigung der Verblendung der zahngetragenen Krone der Befund 7.3 und nicht 6.9 anzusetzen, da die Suprakonstruktion als

Einheit betrachtet wird und im Wiederherstellungsfall der Befundklasse 7 zuzuordnen ist, wenn wenigstens ein Anker eine Suprakonstruktion ist.

Unerfreulicherweise gilt das nicht für das Rezementieren. Deshalb sind hier die Befunde 7.4 (fürs Implantat) und 6.8 (für den Zahn) anzusetzen. Grund: Die Befundbeschreibungen geben nichts anderes her.

Für die Erneuerung von Kunststoffvollverblendungen können keine Festzuschüsse angesetzt werden, da sie sinnvollerweise keine anerkannte Versorgungsformen darstellen. Sie sind reine Privatleistung.

Befund 7.4 – Regelversorgung. Wiedereingliederung einer zementierbaren oder verschraubten implantatgetragenen Krone; wenn verblendet, nur im Verblendbereich. Außerhalb ist es reine Privatleistung.
Beispiel:

I. Befund .../Behandlungsplan						
R						
B					iw	
	13	12	11	21	22	23

Bemerkungen (bei Wiederherstellung Art der Leistung)
Wiedereingliederung der implantatgetragenen Krone auf 22

(Der Befund „iw“ dient nur der besseren Orientierung)

II. Befunde für Festzuschüsse			IV. Zuschussfestsetzung	
Befund Nr. 1	**Zahn/Gebiet 2**	**Anzahl 3**	**Betrag** Euro	Ct
7.4	12	1		

III. Kostenplanung		1. Fortsetzung	Anz.	1. Fortsetzung	Anz.
1. BEMA-Nrn.	**Anz.**				
24ai	1				

Befund 7.4 – gleichartige Versorgung. Wiedereingliederung unter Anwendung der Adhäsivtechnik (z.B. Vollkeramikkrone)
Beispiel:

I. Befund .../Behandlungsplan						
R						
B					iw	
	13	12	11	21	22	23

Bemerkungen (bei Wiederherstellung Art der Leistung)
Wiedereingliederung der implantatgetragenen Vollkeramikkrone auf 22 unter Anwendung der Adhäsivtechnik

(Der Befund „iw" dient nur der besseren Orientierung)

II. Befunde für Festzuschüsse			IV. Zuschussfestsetzung	
Befund Nr. 1	**Zahn/Gebiet 2**	**Anzahl 3**	**Betrag** Euro	Ct
7.4	12	1		

BEMA – nichts

Anlage zum Heil- und Kostenplan vom ________________

Zahn/Gebiet	GOZ-Nr.	Leistungsbeschreibung	Anzahl	Betrag €
22	2310	Wiedereingliederung Inlay/Krone	1	

Befund 7.4 – andersartige Versorgung. Beispiel:

I. Befund .../Behandlungsplan						
TP						
R						
B				iw	iw	
	13	12	11	21	22	23

Bemerkungen (bei Wiederherstellung Art der Leistung)
Wiedereingliederung der zementierbaren implantatgetragenen Kronen auf 21 und 22

(Der Befund iw dient nur der besseren Orientierung)
Warum andersartig? Weil 2 Implantate nebeneinander stehen. Damit ist die Einschränkung für eine Regelversorgung „zahnbegrenzte Einzelzahnlücke" nicht erfüllt. Es spielt an dieser Stelle auch keine Rolle, ob das 2. Implantat später gesetzt wurde oder nicht. Der Istzustand ist maßgebend.

II. Befunde für Festzuschüsse			IV. Zuschussfestsetzung	
Befund Nr. 1	**Zahn/Gebiet 2**	**Anzahl 3**	**Betrag** Euro	Ct
7.4	21, 22	2		

Anlage zum Heil- und Kostenplan vom ______________

Zahn/Gebiet	GOZ-Nr.	Leistungsbeschreibung	Anzahl	Betrag €
21, 22	2320	Reparatur Krone/Anker/Verblendung festsitzender ZE	1	

Befund 7.5 + 7.6 – Regelversorgung. Bei dem Befund 7.5 handelt es sich um die komplette Erneuerung einer totalen implantatgetragenen Prothese bei Vorliegen des Ausnahmefalls nach Ziffer 36b Zahnersatzrichtlinien (atrophierter zahnloser Kiefer) unter Erhalt der Implantate. Mit dem Befund 7.6 wird der zusätzliche Aufwand für die Verbindung mit den Implantaten honoriert (entweder Kugelknopfanker oder Teleskop-/Konuskronen, denn nur die sind Kassenleistung). Es ist klar, dass diese beiden Befunde nur gemeinsam abgerechnet werden können (Ausnahme siehe unter andersartige Versorgung). Der Befund 7.6 kann höchstens 4-mal je Kiefer angesetzt werden. Wäre man in der Systematik der Abrechnungsbestimmungen geblieben, hätte die Zahl 3 lauten müssen. Vermutlich handelt es sich hier aber um einen Kompromiss mit der Realität.

Beispiel:

I. Befund des gesamten Gebisses/Behandlungsplan																
TP	SE	SE	SE	SE	SE	SE	SE	SE	SE	SE	SE	SE	SE	SE	SE	SE
R																
B	f	sw	sw	sw	sw	isw	sw	sw	sw	sw	isw	sw	sw	sw	sw	f
	18	17	16	15	14	13	12	11	21	22	23	24	25	26	27	28

Bemerkungen (bei Wiederherstellung Art der Leistung)
Neuanfertigung einer Prothese im atrophierten zahnlosen OK auf Implantaten bei 13 und 23. Einarbeiten der Konnektoren (= Verbindungselemente)
TP = Therapieplanung, R = Regelversorgung, B = Befund

Die beiden i im Befund bei 13 und 23 sind nicht korrekt und dienen nur der Orientierung.

II. Befunde für Festzuschüsse			IV. Zuschussfestsetzung	
Befund Nr. 1	**Zahn/Gebiet 2**	**Anzahl 3**	**Betrag** Euro	Ct
7.5	OK	1		
7.6	13, 23	2		

III. Kostenplanung		1. Fortsetzung	Anz.	1. Fortsetzung	Anz.
1. BEMA-Nrn.	Anz.				
97ai	1				
98bi	1				

Hieraus kann man ersehen, dass nur dann eine Regelversorgung vorliegt, wenn ausschließlich die Prothese erneuert wird. Sobald Implantatverbindungen hinzukommen, liegt keine Regelversorgung mehr vor, da gem. Abschnitt A Nr. 7 der Festzuschuss-Richtlinie alle Leistungen im Zusammenhang mit Implantaten – Implantate, Implantataufbauten und implantatbedingte Verbindungselemente – keine Kassenleistung sind.

Befund 7.5 + 7.6 – gleichartige Versorgung. Liegt ein Ausnahmefall nach Ziffer 36b der Zahnersatzrichtlinien (atrophierter zahnloser Kiefer) vor und wurde eine Prothese mit einer Metallbasis (z.B. wegen besserer Bruchsicherheit oder größerer Stabilität der Implantatverbindungen) angefertigt, gilt eine Wiederherstellung dieser Prothese als gleichartige Versorgung. Im OK kommt als Besonderheit noch hinzu, dass es die Geb.-Nr. 98ei nicht gibt, sodass die Erneuerung einer Metallbasis im OK über GOZ abgerechnet werden muss. Das versteht zwar auch kein Mensch, ist aber zurzeit so. Bei der GOZ muss man die Berechnung der Metallbasis bei totalen Prothesen über den Steigerungssatz berücksichtigen, da mit den GOZ-Nrn. 522 und 523 auch Metallbasen abgegolten sind.

Beispiel: Neuanfertigung einer Prothese mit Metallbasis (Begründung: z.B. Torus palatinus) im atrophierten zahnlosen OK auf 2 vorhandenen Implantaten bei 13 und 23

I. Befund des gesamten Gebisses/Behandlungsplan																
TP	SE	SE	SE	SE	SE	SE	SE	SE	SE	SE	SE	SE	SE	SE	SE	SE
R																
B	f	sw	sw	sw	sw	isw	sw	sw	sw	sw	isw	sw	sw	sw	sw	f
	18	17	16	15	14	13	12	11	21	22	23	24	25	26	27	28

Bemerkungen (bei Wiederherstellung Art der Leistung)
Neuanfertigung einer totalen Prothese mit Metallbasis (Torus palatinus) im atrophierten zahnlosen OK auf vorhandenen Implantaten bei 13 und 23
TP = Therapieplanung, R = Regelversorgung, B = Befund

Die beiden i im Befund bei 13 und 23 sind nicht korrekt und dienen nur der Orientierung.

II. Befunde für Festzuschüsse			IV. Zuschussfestsetzung	
Befund Nr. 1	**Zahn/Gebiet 2**	**Anzahl 3**	**Betrag** Euro	Ct
7.5	OK	1		
7.6	13, 23	2		

BEMA – nichts

Anlage zum Heil- und Kostenplan vom ________________

Zahn/Gebiet	GOZ-Nr.	Leistungsbeschreibung	Anzahl	Betrag €
OK	5180	Abformung mit Funktionslöffel im OK	1	
	5220	Abformung mit Funktionslöffel im OK	1	

Befund 7.5 + 7.6 – andersartige Versorgung. Eine andersartige Versorgung zum Befund 7.6 gibt es nicht, zum Befund 7.5 sehr wohl. Bei der andersartigen Versorgung kommt es damit ausnahmsweise auch zu einem Ansatz des FZ 7.5 unabhängig vom FZ 7.6.

Beispiel: Erneuerung einer implantatgetragenen Unterkieferprothese im **nicht atrophierten** UK mit einer Stegverbindung von 33 nach 43

I. Befund des gesamten Gebisses/Behandlungsplan																
	48	47	46	45	44	43	42	41	31	32	33	34	35	36	37	38
B	f	sw	sw	sw	sw	isw	sw	sw	sw	sw	isw	sw	sw	sw	sw	f
R																
TP	SE	SE	SE	SE	SE	SE	SE	SE	SE	SE	SE	SE	SE	SE	SE	SE

Bemerkungen (bei Wiederherstellung Art der Leistung)
Neuanfertigung einer UK-Prothese auf Implantaten bei 33 mit Stegverbindung von 33 nach 43
TP = Therapieplanung, R = Regelversorgung, B = Befund

Die beiden i im Befund bei 33 und 43 sind nicht korrekt und sollen nur der Anschaulichkeit dienen.

II. Befunde für Festzuschüsse			IV. Zuschussfestsetzung	
Befund Nr. 1	**Zahn/Gebiet 2**	**Anzahl 3**	**Betrag** Euro	Ct
7.5	UK	1		

BEMA – nichts

Anlage zum Heil- und Kostenplan vom ________________

Zahn/Gebiet	GOZ-Nr.	Leistungsbeschreibung	Anzahl	Betrag €
UK	5080	Verbindungselement für Prothese oder Brücke	1	
	5190	Abformung mit Funktionslöffel im UK	1	
	5230	Totale Prothese UK, Kunststoff oder Metall	1	

Befund 7.7 – Regelversorgung. Mit dem FZ 7.7 werden alle Wiederherstellungen von implantatgetragenen Prothesen im **atrophierten zahnlosen Kiefer** bezuschusst, die unter der BEMA-Nr. 100 beschrieben sind. Die jeweilige BEMA-Nr. wird durch ein i ergänzt.

Beispiel: Bruchreparatur einer UK-Prothese mit Abdruck – Prothese erfüllt Bedingungen der Ziffer 36b der Zahnersatzrichtlinien

II. Befunde für Festzuschüsse			IV. Zuschussfestsetzung	
Befund Nr. 1	**Zahn/Gebiet 2**	**Anzahl 3**	**Betrag** Euro	Ct
7.7	UK	1		

III. Kostenplanung		1. Fortsetzung	Anz.	1. Fortsetzung	Anz.
1. BEMA-Nrn.	**Anz.**				
100bi	1				

Befund 7.7 – gleichartige Versorgung. Entfällt

Befund 7.7 – andersartige Versorgung. Liegt kein Ausnahmefall nach Ziffer 36b der Zahnersatzrichtlinien vor, gilt die Wiederherstellung einer implantatgetragenen Prothese als andersartige Versorgung. Wenigstens ein Teil der Prothese muss implantatgetragen sein. Es können also auch noch weitere Verbindungselemente vorhanden sein.

Beispiel: Erweiterung einer totalen UK-Prothese (Teleskopkrone bei 33, Implantate bei 43 und 44) nach Extraktion von 33

II. Befunde für Festzuschüsse			IV. Zuschussfestsetzung	
Befund Nr. 1	**Zahn/Gebiet 2**	**Anzahl 3**	**Betrag** Euro	Ct
7.7	UK	1		

BEMA – nichts

Anlage zum Heil- und Kostenplan vom ________________

Zahn/Gebiet	GOZ-Nr.	Leistungsbeschreibung	Anzahl	Betrag €
UK	5260	Wiederherstellung mit Abformung	1	

Befundklasse 8 – Teilleistungen

Nach der Befundklasse 8 werden Teilleistungen bezuschusst. Es geht hier ausschließlich um **Regel- und gleichartige Leistungen**. Für andersartige Leistungen sind keine Festzuschüsse der Befundklasse 8 ansetzbar. Das bedeutet, dass Teilleistungen bei andersartigen Versorgungen ausschließlich über die GOZ mit dem Patienten als Privatleistungen abzurechnen sind. Der Patient muss sich dann bei seiner Krankenkasse um einen Zuschuss bemühen. Eine nachträgliche Berechnung eines HuK-Plans nach GOZ-Nr. 0030 ist nicht möglich.

Teilleistungen können nur bei **genehmigten Heil- und Kostenplänen** abgerechnet werden. Der Heil- und Kostenplan ist z.B. durch die deutliche Aufschrift **Behandlungsabbruch** zu kennzeichnen. Ferner ist ein nachvollziehbarer Grund dafür anzugeben. Wurden vor Genehmigung bereits Leistungen erbracht, z.B. Planungsmodelle, und der Plan wird nicht genehmigt, können diese Leistungen, z.B. GOZ-Nrn. 006 oder 007, privat in Rechnung gestellt werden. Die GOZ-Nr. 003 für die Erstellung eines HuK-Plans ist auch in diesem Fall nicht berechenbar, da die Behandlung nach Kassenrecht begonnen wurde.

Die Befunde 8.1 und 8.2 betreffen verschiedene Kronenarten (auch einzelne Brückenpfeiler), 8.3 und 8.4 Brückenversorgungen, 8.5 und 8.6 herausnehmbaren Zahnersatz. Eine Bezuschussung von Teilleistungen der Befunde 1.4, 2.6 und 2.7 sowie 6 und 7 ist nicht vorgesehen.

Die Nummern für Teilleistungen sind rein **fiktive Geb.-Nrn.** Das heißt, sie werden, abgesehen von der Geb.-Nr. 99a (anatomischer Abdruck zur prothetischen Versorgung eines Kiefers) als solche niemals auf einem HuK-Plan erscheinen. Sie beschreiben lediglich, welche Geb.-Nrn. (ganz oder anteilig) bei einem bestimmten Stand der Behandlung abgerechnet werden können, wenn die Behandlung noch nicht zu einem Abschluss gekommen ist. Abgerechnet werden jeweils nur die prozentualen Anteile der BEMA-Nrn. bzw. Festzuschüsse. Durch die BEMA-Reform müssen wir uns nun allerdings nicht mehr nur mit den BEMA-Nrn. 22, 94 und 99, sondern auch noch mit den 8er-Befunden herumschlagen. Man gönnt sich ja sonst nichts.

BEMA-Nr. HKP	Erbrachte Leistung	Teilleistung BEMA-Nr.	Teilleistung Befund/FZ
18b	Zahn zur Aufnahme des Stifts präpariert + ggf. prov. Stiftkrone	22 = 50% von 18b + ggf. 100% 21	8.1 = 50% von 1.5
18a/b	Stiftaufbau eingegliedert + ggf. prov. Krone	100% von 18a/b + ggf. 100% 19b	100% von 1.4/1.5
20a/b/c	Zahn zur Aufnahme der Krone präpariert + ggf. prov. Krone	22 = 50% von 20a/b/c + ggf. 100% 19b	8.1 = 50% von 1.1/1.2
	Wie vor + weitere Maßnahmen wie Abdruck, Bissnahme, Einprobe + 24c oder ggf. neue prov. Krone	22 = 75% von 20a/b/c + 100% 24c oder + ggf. 100% 19b	8.2 = 75% von 1.1/1.2
90	Zahn zur Aufnahme der Wurzelstiftkappe präpariert	94a = 50% von 90	8.1 = 50% von 4.8
	Wie vor + weitere Maßnahmen wie Abdruck, Einprobe, Überabdruck, Bissnahme	94a = 75% von 90	8.2 = 75% von 4.8
	Wurzelstiftkappe eingegliedert	100% von 90	100% von 4.8
91d	Zahn zur Aufnahme der Teleskop-/Konuskrone präpariert	94a = 50% von 91d	8.1 = 75% von 4.6
	Wie vor + weitere Maßnahmen wie Abdruck, Einprobe, Überabdruck, Bissnahme	94a = 75% von 91d	8.2 = 75% von 4.6

Eine vollständige Abrechnung von Geb.-Nr. 91d und FZ 4.6 ist erst im Zusammenhang mit der Eingliederung der kompletten Kombinationsversorgung möglich. Hierbei fallen dann i.d.R. weitere (Teil-)Leistungen nach den BEMA-Nrn. 96, 97 und 98 bzw. Befunden 8.5 und 8.6 sowie Festzuschüssen 3.1, 4.1–4.5 und 4.9 an (s.u.).

Bei der Berechnung von Teilleistungen für Brücken ist zu beachten, dass eine Abrechnung von Teilleistungen des **Befunds 2.6** (BEMA-Nr. 91e) **nicht** vorgesehen ist. Das heißt, 91e und 2.6 können erst nach kompletter Fertigstellung einer Brücke abgerechnet werden. Einzig, sie muss noch nicht eingegliedert sein.

Im Jahre 2011 haben sich die Vertragspartner erfreulicherweise darauf geeinigt, die Unterschiede zwischen den BEMA-Nrn. 22 und 94a sowie den Befunden 8.1 und 8.2 bei der Abrechenbarkeit der Arbeitsfortschritte zu 50% bzw. 75% zu beseitigen.

91a/b/c 92	Zähne zur Aufnahme der Kronen präpariert	94a = 50% von 91a/b/c	8.3 = 50% von 2.1–2.5
	Wie vor + weitere Maßnahmen wie Abdruck, Einprobe, Überabdruck, Bissnahme	94a = 75% von 91a/b/c + 92	8.4 = 75% von 2.1–2.5
	Brücke fertig gestellt, aber noch nicht eingegliedert	100% von 91a/b/c + x-mal 92	100% von 2.1–2.5 + ggf. x-mal 2.7
93	Zähne zur Aufnahme der Kronen präpariert	94b = 50% von 93	8.3 = 50% von 2.1
	Wie vor + weitere Maßnahmen wie Abdruck, Einprobe, Überabdruck, Bissnahme	94b = 75% von 93	8.4 = 75% von 2.1
	Brücke fertig gestellt, aber noch nicht eingegliedert	100% von 93	100% von 2.1

Prothesen: 96a–c, 97a + b, 98a–h

	Nur anatomischer Abdruck	99 a = 19 Punkte	**Kein FZ**

Weitere Maßnahmen bis einschließlich Bissnahme (auch Stützstift)

96, 97		99b = 50% von 96a–c, 97a, b	8.5 = 50% von 3.1/4.1–4.4
98a–c	Individueller, FU-Abdruck	100% von 98a–c	**Kein FZ**
98d	Stützstiftregistrat	100% von 98d	100% von 4.9

Weitere Maßnahmen bis einschließlich Einprobe (auch Modellguss)

96, 97		99c = 75% von 96a–c, 97a, b	8.6 = 75% von 3.1/4.1–4.4
98f, g, h	Herstellung Modellguss, noch keine Einprobe	99b = 50% von 98f, g, h	**Kein zusätzlicher FZ zu vor**
	Einprobe mit Modellguss	99c = 75% von 98f, g, h	mit 8.6 = 75% für 3.1/4.1/4.3 abgegolten
98e	Herstellung Metallbasis, noch keine Einprobe	99b = 50% von 98e	8.5 = 50% von 4.5
	Einprobe mit Metallbasis	99c = 75% von 98e	8.6 = 75% von 4.5

Kombi-Versorgung mit Teleskop-/Konuskronen

Teleskop-/Konuskrone fertig gestellt, Innenkrone eingegliedert, Außenkrone in Prothese/Metallbasis eingearbeitet, fertig zur Einprobe

91d		100% von 91d	100% von 4.6 + ggf. 4.7
96 + 97	Siehe oben		

Vollständig erbrachte Laborleistungen können im Zusammenhang mit Teilleistungen stets zu 100% abgerechnet werden.

Einige Abrechnungsbeispiele zur Befundklasse 8

Abrechnungsbeispiel Befund/Zuschuss 8.1 (BEMA-Nr. 22)

Regelversorgung

- Planung – vestibulär verblendete Kunststoffverblendkrone auf Zahn 33
- Arbeitsfortschritt vor Abbruch – Zahn präpariert, prov. Krone eingegliedert

I. Befund .../Behandlungsplan						
	31	32	33	34	35	36
B			ww			
R			KV			
TP						

Bemerkungen (bei Wiederherstellung Art der Leistung)

III. Kostenplanung		**1. Fortsetzung**	**Anz.**	**1. Fortsetzung**	**Anz.**
1. BEMA-Nrn.	**Anz.**				
20b 50%	1				
19	1				

II. Befunde für Festzuschüsse			**IV. Zuschussfestsetzung**	
Befund Nr. 1	**Zahn/Gebiet 2**	**Anzahl 3**	**Betrag** Euro	Ct
1.1	33	1 50%		
1.2	33	1 50%		

Abrechnungsbeispiel Befund/Zuschuss 8.2 (BEMA-Nr. 22)
Gleichartige Versorgung

- Planung – voll verblendete Keramikverblendkrone auf Zahn 33
- Arbeitsfortschritt vor Abbruch – Zahn präpariert, Präzisionsabdruck, Bissnahme, prov. Krone eingegliedert, Krone fertig gestellt

I. Befund .../Behandlungsplan						
	31	32	33	34	35	36
B			ww			
R			KV			
TP			KM			

Bemerkungen (bei Wiederherstellung Art der Leistung)

III. Kostenplanung		1. Fortsetzung	Anz.	1. Fortsetzung	Anz.
1. BEMA-Nrn.	Anz.				
19	1				

II. Befunde für Festzuschüsse			IV. Zuschussfestsetzung	
Befund Nr. 1	Zahn/Gebiet 2	Anzahl 3	Betrag Euro	Ct
1.1	33	1 75%		
1.2	33	1 75%		

Anlage zum Heil- und Kostenplan vom ________________

Zahn/Gebiet	GOZ-Nr.	Leistungsbeschreibung	Anzahl	Betrag €
33	2210	Versorgung eines Zahnes durch eine Vollkrone (Hohlkehl- oder Stufenpräparation	1 75%	

Abrechnungsbeispiele Befund/Zuschuss 8.4 (BEMA-Nr. 94)
Regelversorgung

- Planung – vestibulär verblendete Kunststoffverblendbrücke von Zahn 11 nach Zahn 13 zum Ersatz von Zahn 12
- Arbeitsfortschritt vor Abbruch – Zähne zur Aufnahme der Kronen präpariert, Präzisionsabdruck genommen, Bissnahme, prov. Brücke eingegliedert; prov. Brücke abgenommen, Brückengerüst (ohne Verblendung) einprobiert, Überabdruck, prov. Brücke wieder eingegliedert

I. Befund .../Behandlungsplan						
TP						
R	KV	BV	KV			
B						
	13	12	11	21	22	23

Bemerkungen (bei Wiederherstellung Art der Leistung)

III. Kostenplanung		1. Fortsetzung	Anz.	1. Fortsetzung	Anz.
1. BEMA-Nrn.	**Anz.**				
91b 75%	2				
92 75%	1				
19	3				

V. Rechnungsbeträge (siehe Anlage)		Euro	Ct
1	ZA-Honorar (Bema siehe III)		
2	ZA-Honorar zusätzl. Leist. BEMA	18 Pkte × Punktwert	

Da es im HuK-Plan kein Feld gibt, in das man nachträglich erbrachte BEMA-Leistungen eintragen könnte, muss man den Euro-Betrag ausrechnen (hier 18 Punkte für die 95d multipliziert mit dem Punktwert) und dann in Zeile 2 des Teils V. Rechnungsbeträge eintragen. EDV-Programme nehmen einem diese Arbeit sicherlich ab.

II. Befunde für Festzuschüsse			IV. Zuschussfestsetzung	
Befund Nr. 1	**Zahn/Gebiet 2**	**Anzahl 3**	**Betrag** Euro	Ct
2.1	11, 13	2 75%		
2.7	11, 12, 13	3 0%		

Gleichartige Versorgung

- Planung – voll verblendete Keramikverblendbrücke von Zahn 11 nach Zahn 13 zum Ersatz von Zahn 12
- Arbeitsfortschritt vor Abbruch – Zähne zur Aufnahme der Kronen präpariert, Präzisionsabdruck genommen, Bissnahme, prov. Brücke eingegliedert; Brücke fertig gestellt

I. Befund .../Behandlungsplan						
TP	KM	BM	KM			
R	KV	BV	KV			
B		f				
	13	12	11	21	22	23

Bemerkungen (bei Wiederherstellung Art der Leistung)

III. Kostenplanung		1. Fortsetzung	Anz.	1. Fortsetzung	Anz.
1. BEMA-Nrn.	Anz.				
19	3				

II. Befunde für Festzuschüsse			IV. Zuschussfestsetzung	
Befund Nr. 1	Zahn/Gebiet 2	Anzahl 3	Betrag Euro	Ct
2.1	11, 13	2 75%		
2.7	11, 12, 13	3 75%		

Anlage zum Heil- und Kostenplan vom __________________

Zahn/Gebiet	GOZ-Nr.	Leistungsbeschreibung	Anzahl	Betrag €
11, 13	5010	Versorgung durch eine Brücke oder Prothese: je Pfeilerzahn als Brücken- oder Prothesenanker mit einer Vollkrone (Hohlkehl- und Stufenpräparation) oder Einlagefüllung	2 75%	
12	5070	Versorgung eines Lückengebisses durch eine Brücke oder Prothese: Verbindung von Kronen oder Einlagefüllungen durch Prothesenspannen oder Stege, je zu überbrückende Spanne oder Freiendsattel	s.u.	

Das Problem bei der GOZ-Nr. 5070 ist, dass die GOZ keine Teilleistungen für die Nr. 5070 vorsieht. Daraus ergibt sich, dass nur dann etwas berechnet werden kann, wenn neben der reinen Anfertigung des Brückenglieds weitere Maßnahmen wie z.B. Bissnahme und/oder Funktionsprüfung erfolgt sind. Für die Berechnung bleiben zwei Möglichkeiten:

- Eine Teilabrechnung mit Hinweis aufs BGB. Beihilfestellen und private Krankenkassen werden hiervon aber wenig begeistert sein.
- Erhöhung des Steigerungssatzes für die GOZ-Nr. 5010 mit Hinweis auf den erhöhten Schwierigkeitsgrad durch erst im Nachhinein erkennbare Besonderheiten bei der Bisslage.

Abrechnungsbeispiele Befund/Zuschuss 8.5 (Bema-Nr. 99)

Regelversorgung

- Planung – Totale Prothese im OK
- Arbeitsfortschritt vor Abbruch – Anatomischer Abdruck

I. Befund des gesamten Gebisses/Behandlungsplan																
TP																
R	E	E	E	E	E	E	E	E	E	E	E	E	E	E	E	E
B	f	ew	ew	ew	ew	ew	ew	ew	ew	ew	ew	ew	ew	ew	ew	f
	18	17	16	15	14	13	12	11	21	22	23	24	25	26	27	28

Bemerkungen (bei Wiederherstellung Art der Leistung)
TP = Therapieplanung, R = Regelversorgung, B = Befund

III. Kostenplanung		1. Fortsetzung	Anz.	1. Fortsetzung	Anz.
1. BEMA-Nrn.	Anz.				
99a	1				

Kein FZ

Gleichartige Versorgung

- Planung – totale Prothese im OK mit Metallbasis
- Arbeitsfortschritt vor Abbruch – anatomischer Abdruck, Funktionsabdruck, Stützstiftregistrat, Herstellung der Metallbasis und Wachsaufstellung, aber noch keine Einprobe

I. Befund des gesamten Gebisses/Behandlungsplan																
TP																
R	E	E	E	E	E	E	E	E	E	E	E	E	E	E	E	E
B	f	ew	ew	ew	ew	ew	ew	ew	ew	ew	ew	ew	ew	ew	ew	f
	18	17	16	15	14	13	12	11	21	22	23	24	25	26	27	28

Bemerkungen (bei Wiederherstellung Art der Leistung)
Totale Prothese im OK mit Metallbasis
TP = Therapieplanung, R = Regelversorgung, B = Befund

III. Kostenplanung		1. Fortsetzung	Anz.	1. Fortsetzung	Anz.
1. BEMA-Nrn.	Anz.				
98b	1				
98d	1				

II. Befunde für Festzuschüsse			IV. Zuschussfestsetzung	
Befund Nr. 1	**Zahn/Gebiet 2**	**Anzahl 3**	**Betrag** Euro	Ct
4.2	OK	1 50%		
4.9	OK	1		

Anlage zum Heil- und Kostenplan vom ________________

Zahn/Gebiet	GOZ-Nr.	Leistungsbeschreibung	Anzahl	Betrag €
OK	5220	Versorgung eines zahnlosen Kiefers durch eine totale Prothese oder Deckprothese bei Verwendung einer Kunststoff- oder Metallbasis im Oberkiefer	1 75%	

Der Unterschied in der Teilabrechnung zwischen GOZ und FZ ergibt sich aus den Leistungslegenden der Nrn. BEMA 99b und FZ 8.5 sowie GOZ 5240.

5 Zahnärztliche Leistungen aus der GOÄ von 1982 in der jeweils geltenden Fassung

Nicht alle aufgeführten Leistungen sind auch in der KZBV-Liste (Stand 2007) zahnärztlicher Leistungsnummern für Leistungsbeschreibungen aus der GOÄ 1982 enthalten. Andererseits fehlen in der Liste einige Leistungen, die nach Ansicht des Verfassers sehr wohl über die KZV abrechenbar sein könnten.

5.1 Abrechnung von Wegegeld und Reise-Entschädigungen

Da Reise-Entschädigungen (mehr als 25 km Entfernung) und einige andere Leistungen in der zahnärztlichen Praxis so gut wie keine Rolle spielen, wird hier auf deren Beschreibung verzichtet.

Bei der Abrechnung der Wegegelder ist nur die entsprechende Nummer einzutragen. Die aufgeführten **Euro-Beträge dienen nur der Orientierung**. Sie werden nicht in den Erfassungsschein eingetragen.

Nr.	Leistung	Betrag in Euro
7810	Wegegeld, bis zu 2 Kilometern	3,58
7811	Wegegeld, bis zu 2 Kilometern, bei Nacht (zwischen 20 und 8 Uhr)	7,16
7820	Wegegeld, bei mehr als 2 Kilometern bis zu 5 Kilometern	6,65
7821	Wegegeld, bei mehr als 2 Kilometern bis zu 5 Kilometern, bei Nacht (zwischen 20 und 8 Uhr)	10,23
7830	Wegegeld, bei mehr als 5 Kilometern bis zu 10 Kilometer	10,23
7831	Wegegeld, bei mehr als 5 Kilometern bis zu 10 Kilometern, bei Nacht (zwischen 20 und 8 Uhr)	15,34
7840	Wegegeld, bei mehr als 10 Kilometern bis zu 25 Kilometern	15,34
7841	Wegegeld, bei mehr als 10 Kilometern bis zu 25 Kilometern, bei Nacht (zwischen 20 und 8 Uhr)	25,56

§ 8 Abs. 2 GOÄ: Erfolgt ein Besuch von der Wohnung des Arztes aus, tritt bei Berechnung des Radius die Wohnung des Arztes an die Stelle der Praxisstelle.

§ 8 Abs. 3 GOÄ: Werden mehrere Patienten in derselben häuslichen Gemeinschaft oder in einem Heim, insbesondere in einem Alten- oder Pflegeheim besucht, darf der Arzt das Wegegeld unabhängig von der Anzahl der besuchten Patienten und deren Versichertenstatus insgesamt nur einmal und nur anteilig berechnen.

Hinweise, Erläuterungen, Beispiele
Die Berechnung von Wegegeld ist unabdingbar mit einem Besuch im Sinne des BEMA verbunden.

5.2 GOÄ B: Grundleistungen und allgemeine Leistungen

5.2.1 GOÄ B IV: Visiten, Konsiliartätigkeit, Besuche, Assistenz

Nr.	Leistung
GOÄ 48	Besuch eines Patienten auf einer Pflegestation (z.B. Alten- oder Pflegeheim) – bei **regelmäßiger Tätigkeit** des Arztes auf der Pflegstation **zu vorher vereinbarten Zeiten**

Nr.	Leistung	Bewertungszahl
153	Besuch eines Patienten auf einer Pflegestation (z.B. Alten- oder Pflegeheim) – bei regelmäßiger Tätigkeit des Arztes auf der Pflegstation zu vorher vereinbarten Zeiten	14
153 + 161a	Besuch eines Patienten auf einer Pflegestation (z.B. Alten- oder Pflegeheim) – bei regelmäßiger Tätigkeit des Arztes auf der Pflegstation zu vorher vereinbarten Zeiten inkl. Zuschlag für dringend angeforderte und unverzügliche erfolgte Ausführung	32

Abrechnungsbestimmungen
Neben der Leistung nach Nr. 48 (153) sind Leistungen nach den Nrn. 1, 50 und 51 nicht berechenbar.

Nr.	Leistung
GOÄ 50	Besuch, einschließlich Beratung und symptombezogene Untersuchung

Nr.	Leistung	Bewertungszahl
151	Besuch, inkl. Beratung und symptombezogene Untersuchung	36
151 + 161a	Besuch, inkl. Zuschlag für dringend angeforderte und unverzügliche erfolgte Ausführung	54
151 + 161b	Besuch, inkl. Zuschlag für in der Zeit von 20–22 Uhr oder 6–8 Uhr erbrachte Leistungen	65
151 + 161c	Besuch, inkl. Zuschlag für in der Zeit zwischen 22 Uhr und 6 Uhr erbrachte Leistungen	86
151 + 161d	Besuch, inkl. Zuschlag für an Samstagen, Sonn- und Feiertagen erbrachte Leistungen	74
151 + 161e	Besuch, inkl. Zuschlag für an Samstagen, Sonn- und Feiertagen erbrachte Leistungen, inkl. Zuschlag für in der Zeit von 20–22 Uhr oder 6–8 Uhr erbrachte Leistungen	103
151 + 161f	Besuch, inkl. Zuschlag für an Samstagen, Sonn- und Feiertagen erbrachte Leistungen, inkl. Zuschlag für in der Zeit zwischen 22 Uhr und 6 Uhr erbrachte Leistungen	124

Abrechnungsbestimmungen

… Neben der Leistung nach Nr. 50 sind die Leistungen nach Nrn. 1, 5, 48 (153) und 52 nicht berechnungsfähig.

Hinweise, Erläuterungen, Beispiele

Nach Mitteilung der KZBV fallen unter obige Ausschlussbestimmung auch die BEMA-Nrn. Ä1, 01 und 01k.

Die GOÄ-Nr. 50 (151) kann nicht für eine Fahrt in die eigene Praxis oder in ein Krankenhaus, in dem der Arzt als Belegarzt tätig ist, abgerechnet werden.

Muss der Arzt wegen der Beschaffenheit des Zustands des Kranken länger als 30 min verweilen, ohne dass in dieser Zeit andere abrechenbare Leistungen erbracht werden, kann zusätzlich die Verweilgebühr nach GOÄ-Nr. 56 (Abr.-Nr. 7560) abgerechnet werden.

Nr.	Leistung
GOÄ 51	Besuch eines weiteren Kranken in derselben häuslichen Gemeinschaft in unmittelbarem zeitlichem Zusammenhang mit der Leistung nach Nr. 50 (151) – einschließlich Beratung und symptombezogener Untersuchung

Nr.	Leistung	Bewertungszahl
152	Besuch eines weiteren Kranken in derselben häuslichen Gemeinschaft in unmittelbarem zeitlichem Zusammenhang mit der Leistung nach Nr. 50 – einschließlich Beratung und symptombezogener Untersuchung	34
152 + 162a	Besuch, inkl. Zuschlag für dringend angeforderte und unverzügliche erfolgte Ausführung	43
152 + 162b	Besuch, inkl. Zuschlag für in der Zeit von 20–22 Uhr oder 6–8 Uhr erbrachte Leistungen	49
152 + 162c	Besuch, inkl. Zuschlag für in der Zeit zwischen 22 Uhr und 6 Uhr erbrachte Leistungen	59
152 + 162d	Besuch, inkl. Zuschlag für an Samstagen, Sonn- und Feiertagen erbrachte Leistungen	53
152 + 162e	Besuch, inkl. Zuschlag für an Samstagen, Sonn- und Feiertagen erbrachte Leistungen, inkl. Zuschlag für in der Zeit von 20–22 Uhr oder 6–8 Uhr erbrachte Leistungen	68
152 + 162f	Besuch, inkl. Zuschlag für an Samstagen, Sonn- und Feiertagen erbrachte Leistungen, inkl. Zuschlag für in der Zeit zwischen 22 Uhr und 6 Uhr erbrachte Leistungen	78

Abrechnungsbestimmungen

Siehe GOÄ-Nr. 50 (151)

Hinweise, Erläuterungen, Beispiele

Die Unterschiede bei den Bewertungszahlen ergeben sich durch die Halbierung der Zuschläge.

Eine häusliche Gemeinschaft liegt vor, wenn zentrale Bereiche eines Hauses oder einer Wohnung (z.B. Küche oder Esszimmer) als gemeinsamer Lebensraum genutzt werden. Diese Regelung beschreibt die „klassische“ häusliche Gemeinschaft, die Familie, schließt aber auch Wohngemeinschaften ein.

Schon Bewohner einer „echten“ Einliegerwohnung (mit eigener Küche und Bad) zählen nicht mehr zu einer häuslichen Gemeinschaft. Das Gleiche gilt für Bewohner eines Alten- oder Pflegeheims. Sie bilden lediglich eine soziale Gemeinschaft. Da GOÄ und BEMA sich in ihren Leistungsbeschreibungen in genau diesem Punkt unterscheiden, dürfte der Versuch, die Bestimmungen „häusliche Gemeinschaft“ in „soziale Gemeinschaft“ umzuinterpretieren oder dahingehend zu erweitern, nicht so einfach möglich sein.

Werden ein Privat- und ein Kassenpatient besucht, können über die KZV die Nrn. 152 + ggf. 162a–f abgerechnet und dem Privatpatienten die GOÄ-Nr. 50 in Rechnung gestellt werden. Es handelt sich bei dieser Konstellation also nicht um den Besuch eines weiteren Kranken.

Anders ist jedoch beim Wegegeld zu verfahren. Hierbei müssen die gefahrenen km in jedem Fall anteilig berechnet werden.

Die Geb.-Nrn. 52 und 55 dürften so selten, wenn überhaupt, in einer ZA-Praxis anfallen, dass hier nicht näher darauf eingegangen wird.

Nr.	Leistung
GOÄ 56	Verweilen, ohne Unterbrechung und ohne Erbringung anderer ärztlicher Leistungen – wegen Erkrankung erforderlich –, je angefangene halbe Stunde

Nr.	Leistung	Bewertungszahl
7560	Verweilen, ohne Unterbrechung und ohne Erbringung anderer ärztlicher Leistungen – wegen Erkrankung erforderlich –, je angefangene halbe Stunde	20
7561	Verweilen, inkl. Zuschlag für dringend angeforderte und unverzügliche erfolgte Ausführung	38
7562	Verweilen, inkl. Zuschlag für in der Zeit von 20–22 Uhr oder 6–8 Uhr erbrachte Leistungen	49
7563	Verweilen, inkl. Zuschlag für in der Zeit zwischen 22 Uhr und 6 Uhr erbrachte Leistungen	70
7564	Verweilen, inkl. Zuschlag für an Samstagen, Sonn- und Feiertagen erbrachte Leistungen	58
7565	Verweilen, inkl. Zuschlag für an Samstagen, Sonn- und Feiertagen erbrachte Leistungen, inkl. Zuschlag für in der Zeit von 20–22 Uhr oder 6–8 Uhr erbrachte Leistungen	87
7566	Verweilen, inkl. Zuschlag für an Samstagen, Sonn- und Feiertagen erbrachte Leistungen, inkl. Zuschlag für in der Zeit zwischen 22 Uhr und 6 Uhr erbrachte Leistungen	108

Abrechnungsbestimmungen

Die Verweilgebühr darf nur berechnet werden, wenn der Arzt nach Beschaffenheit des Krankheitsfalls mindestens eine halbe Stunde verweilen muss und während dieser Zeit keine ärztliche(n) Leistung(en) erbringt. …

Hinweise, Erläuterungen, Beispiele

Verweilen ist die tätige Bereitschaft und die Beobachtung des Kranken. Diese Leistung kann also nicht abgerechnet werden, wenn der Arzt während der Verweilzeit einen anderen Patienten behandelt.

Durch die Formulierung der Leistungslegende kommt es zu folgendem Paradoxon: Nach 29 min und 30 s kann die Abr.-Nr. 7560 noch nicht abgerechnet werden, nach 30 min und 30 s jedoch gleich 2-mal. Das bedeutet, dass die Abr.-Nr. 7560, wenn sie denn abrechenbar ist, zwangsläufig fast immer 2-mal anfällt.

Für das Ausbleiben eines bestellten Patienten ist diese Leistung nicht abrechenbar.

Nr.	Leistung
GOÄ 60	Konsiliarische Erörterung zwischen 2 oder mehr liquidationsberechtigten Ärzten, für jeden Arzt

Nr.	Leistung	Bewertungszahl
7600	Konsiliarische Erörterung zwischen 2 oder mehr liquidationsberechtigten Ärzten, für jeden Arzt	14
7601	Konsiliarische Erörterung, inkl. Zuschlag für dringend angeforderte und unverzügliche erfolgte Ausführung	32
7602	Konsiliarische Erörterung, inkl. Zuschlag für in der Zeit von 20–22 Uhr oder 6–8 Uhr erbrachte Leistungen	43
7603	Konsiliarische Erörterung, inkl. Zuschlag für in der Zeit zwischen 22 Uhr und 6 Uhr erbrachte Leistungen	64
7604	Konsiliarische Erörterung, inkl. Zuschlag für an Samstagen, Sonn- und Feiertagen erbrachte Leistungen	52
7605	Konsiliarische Erörterung, inkl. Zuschlag für an Samstagen, Sonn- und Feiertagen erbrachte Leistungen, inkl. Zuschlag für in der Zeit von 20–22 Uhr oder 6–8 Uhr erbrachte Leistungen	81
7606	Konsiliarische Erörterung, inkl. Zuschlag für an Samstagen, Sonn- und Feiertagen erbrachte Leistungen, inkl. Zuschlag für in der Zeit zwischen 22 Uhr und 6 Uhr erbrachte Leistungen	102

Abrechnungsbestimmungen

Die Leistung nach Nr. 60 darf nur berechnet werden, wenn sich der liquidierende Arzt zuvor oder in unmittelbarem zeitlichem Zusammenhang mit der konsiliarischen Erörterung persönlich mit dem Patienten und dessen Erkrankung befasst hat.

Die Leistung nach Nr. 60 darf auch dann berechnet werden, wenn die Erörterung zwischen einem liquidationsberechtigten Arzt und dem ständigen persönlichen ärztlichen Vertreter eines anderen liquidationsberechtigten Arztes erfolgt.

Die Leistung nach Nr. 60 ist nicht berechnungsfähig, wenn die Ärzte Mitglieder derselben Krankenhausabteilung oder derselben Gemeinschaftspraxis oder einer Praxisgemeinschaft von Ärzten gleicher oder ähnlicher Fachrichtung (z.B. praktischer Arzt und Allgemeinarzt, Internist und praktischer Arzt) sind. Sie ist nicht berechnungsfähig für routinemäßige Besprechungen (z.B. Röntgenbesprechung, Klinik- oder Abteilungskonferenz, Team- oder Mitarbeiterbesprechung, Patientenübergabe).

Hinweise, Erläuterungen, Beispiele

Absatz 3 der Abrechnungsbestimmungen schließt auch Zahnarzt und Oral- bzw. Kieferchirurg ein.

Die Abr.-Nr. 7600 verlangt nicht mehr die konsiliarische Erörterung am Bett des Patienten. Das bedeutet, dass auch ein telefonisches Konsilium abrechnungsfähig ist, vorausgesetzt, beide Ärzte haben sich vor dem Konsilium persönlich mit dem Patienten und dessen Erkrankung befasst. Es sollte unbedingt der Name des Arztes, mit dem die konsiliarische Erörterung vorgenommen wurde, dokumentiert werden.

Nr.	Leistung
GOÄ 61	Beistand bei der ärztlichen Leistung eines anderen Arztes (Assistenz), je angefangene halbe Stunde

Nr.	Leistung	Bewertungszahl
7610	Beistand bei der ärztlichen Leistung eines anderen Arztes (Assistenz), je angefangene halbe Stunde	15
7611	Beistand, inkl. Zuschlag für dringend angeforderte und unverzügliche erfolgte Ausführung	33
7612	Beistand, inkl. Zuschlag für in der Zeit von 20–22 Uhr oder 6–8 Uhr erbrachte Leistungen	44
7613	Beistand, inkl. Zuschlag für in der Zeit zwischen 22 Uhr und 6 Uhr erbrachte Leistungen	65
7614	Beistand, inkl. Zuschlag für an Samstagen, Sonn- und Feiertagen erbrachte Leistungen	53
7615	Beistand, inkl. Zuschlag für an Samstagen, Sonn- und Feiertagen erbrachte Leistungen, inkl. Zuschlag für in der Zeit von 20–22 Uhr oder 6–8 Uhr erbrachte Leistungen	82
7616	Beistand, inkl. Zuschlag für an Samstagen, Sonn- und Feiertagen erbrachte Leistungen, inkl. Zuschlag für in der Zeit zwischen 22 Uhr und 6 Uhr erbrachte Leistungen	103

Abrechnungsbestimmungen

Die Leistung nach Nr. 61 ist neben anderen Leistungen nicht berechnungsfähig.

Die Nr. 61 gilt nicht für Ärzte, die zur Ausführung einer Narkose hinzugezogen werden.

Die Leistung nach Nr. 61 darf nicht berechnet werden, wenn die Assistenz durch nicht liquidationsberechtigte Ärzte erfolgt.

Nr.	Leistung
GOÄ 62	Zuziehung eines Assistenten bei operativen belegärztlichen Leistungen oder bei ambulanter Operation durch niedergelassene Ärzte, je angefangene halbe Stunde

Nr.	Leistung	Bewertungszahl
7620	Zuziehung eines Assistenten bei operativen belegärztlichen Leistungen oder bei ambulanter Operation durch niedergelassene Ärzte, je angefangene halbe Stunde	17
7621	Zuziehung eines Assistenten, inkl. Zuschlag für dringend angeforderte und unverzügliche erfolgte Ausführung	35
7622	Zuziehung eines Assistenten, inkl. Zuschlag für in der Zeit von 20–22 Uhr oder 6–8 Uhr erbrachte Leistungen	46
7623	Zuziehung eines Assistenten, inkl. Zuschlag für in der Zeit zwischen 22 Uhr und 6 Uhr erbrachte Leistungen	67
7624	Zuziehung eines Assistenten, inkl. Zuschlag für an Samstagen, Sonn- und Feiertagen erbrachte Leistungen	52
7625	Zuziehung eines Assistenten, inkl. Zuschlag für an Samstagen, Sonn- und Feiertagen erbrachte Leistungen, inkl. Zuschlag für in der Zeit von 20–22 Uhr oder 6–8 Uhr erbrachte Leistungen	84
7626	Zuziehung eines Assistenten, inkl. Zuschlag für an Samstagen, Sonn- und Feiertagen erbrachte Leistungen, inkl. Zuschlag für in der Zeit zwischen 22 Uhr und 6 Uhr erbrachte Leistungen	105

Abrechnungsbestimmungen

Wird die Leistung nach Nr. 62 berechnet, kann der assistierende Arzt die Leistung nach Nr. 61 nicht berechnen.

Hinweise, Erläuterungen, Beispiele

Üblicherweise kommt diese Leistung allenfalls in einer oral- oder kieferchirurgischen Praxis bei entsprechend umfangreichen und komplizierten Eingriffen vor. Es ist daher sinnvoll, eine Begründung anzugeben. Das erspart Rückfragen.

Die **Abrechenbarkeit** der Assistenz nach Geb.-Nr. 62 ist **nicht an eine bestimmte Zeitdauer** gebunden.

Die Assistenz eines in Ausbildung befindlichen Assistenten ist nicht abrechenbar.

5.2.2 GOÄ B V: Zuschläge zu den Leistungen nach den Nummern 45 + 56–62 und 151–153 sowie für das Aufsuchen von Versicherten, die pflegebedürftig sind, eine Behinderung oder eine eingeschränkte Alterskompetenz aufweisen

Hinweise, Erläuterungen, Beispiele

Die Zuschläge sind hier nur der Ordnung halber aufgeführt. Sie wurden in Abschnitt 5.2.1 bereits in die betreffenden Geb.-Nrn. eingerechnet.

Die Abr.-Nrn. 161a bis 162f (GOÄ E–H) können nicht für Leistungen in der Praxis abgerechnet werden. Hierfür ist ausschließlich die Geb.-Nr. 03 berechnungsfähig.

Die Abrechnungsnummern der Zuschläge E–H sind lediglich fiktiv. Das heißt, dass diese Nummern nie in der Form, wie sie in der Leistungsbeschreibung stehen, abgerechnet werden. Verwendet wird nur die jeweils letzte Ziffer, die gegen die letzte Ziffer (immer eine 0) der Abrechnungsnummern der GOÄ-Nummern 45 + 56–62 ausgetauscht wird. Beispiele:

- Verweilen (Abr.-Nr. 756**0**) + Zuschläge H und G (Abr.-Nr. 7__**6**) = 7566

Dieses Schema gilt nicht mehr für Zuschläge im Zusammenhang mit den Besuchspositionen (GOÄ 48, 50 und 51). Diese GOÄ-Nrn. haben eigene Bema-Nrn. bekommen und werden mit den ebenfalls neuen Bema-Nrn. für die Zuschläge kombiniert.

GOÄ-Nr.	Leistung	Abrechnungsnummer	Bewertungszahl
E	Zuschlag für dringend angeforderte und unverzüglich erfolgte Ausführung	161a	18
E $^{1}/_{2}$		162a	9

Abrechnungsbestimmungen

Der Zuschlag nach Buchstabe E ist neben Leistungen nach den Nrn. 45 und/oder 46 nicht berechnungsfähig, es sei denn, die Visite wird durch einen Belegarzt durchgeführt. Der Zuschlag nach Buchstabe E ist neben Zuschlägen nach den Buchstaben F, G und/oder H nicht berechnungsfähig.

Hinweise, Erläuterungen, Beispiele

Um für ein Regressverfahren gerüstet zu sein, sind unbedingt die Notwendigkeit und die Umstände, die zur Abrechnung des Zuschlags nach Buchstabe E geführt haben, zu dokumentieren.

GOÄ-Nr.	Leistung	Abrechnungsnummer	Bewertungszahl
F	Zuschlag für in der Zeit zwischen 20–22 Uhr oder 6–8 Uhr erbrachte Leistungen	161b	29
F 1/2		162b	15

Abrechnungsbestimmungen

Der Zuschlag nach Buchstabe F ist neben den Leistungen nach den Nrn. 45, 46, 48 (153) und 52 nicht berechnungsfähig.

GOÄ-Nr.	Leistung	Abrechnungsnummer	Bewertungszahl
G	Zuschlag für in der Zeit zwischen 22 und 6 Uhr erbrachte Leistungen	161c	50
G 1/2		162c	25

Abrechnungsbestimmungen

Der Zuschlag nach Buchstabe G ist neben den Leistungen nach den Nrn. 45, 46, 48 (153) und 52 nicht berechnungsfähig.

Neben dem Zuschlag nach Buchstabe G ist der Zuschlag nach Buchstabe F nicht berechnungsfähig.

GOÄ-Nr.	Leistung	Abrechnungsnummer	Bewertungszahl
H	Zuschlag für an Samstagen, Sonn- oder Feiertagen erbrachte Leistungen	161d	38
H 1/2		162d	19

Abrechnungsbestimmungen

Werden Leistungen an Samstagen, Sonn- oder Feiertagen zwischen 20 und 8 Uhr erbracht, darf neben dem Zuschlag nach Buchstabe H ein Zuschlag nach Buchstabe F oder G berechnet werden.

Der Zuschlag nach Buchstabe H ist neben Leistungen nach den Nrn. 45, 46, 48 (153) und 52 nicht berechnungsfähig.

GOÄ-Nr.	Leistung	Abrechnungsnummer	Bewertungszahl
H + F	Leistungsbeschreibungen s.o.	161e	67
H + F 1/2		162e	34

GOÄ-Nr.	Leistung	Abrechnungsnummer	Bewertungszahl
H + G	Leistungsbeschreibungen s.o.	161f	88
H + G $^1/_2$		162f	44

GOÄ-Nr.	Leistung	Abrechnungsnummer	Bewertungszahl
K2	Zuschlag zu den Leistungen nach Nr. 45, 46, 50, 51, 55 und 56 bei Kindern bis zum vollendeten 4. Lebensjahr	165	14

Hinweise, Erläuterungen, Beispiele

Diese Leistung kommt in der Zahnarztpraxis so gut wie nie vor.

Geb-Nr.	Leistung	Bewertungszahl
171a	Zuschlag für das Aufsuchen von Versicherten, die pflegebedürftig sind, eine Behinderung oder eine eingeschränkte Alltagskompetenz aufweisen	35
171b	Zuschlag für das Aufsuchen von weiteren Versicherten, die pflegebedürftig sind, eine Behinderung oder eine eingeschränkte Alltagskompetenz aufweisen, in derselben häuslichen Gemeinschaft oder Einrichtung in unmittelbarem zeitlichen Zusammenhang mit einer Leistung nach Nr. 171a	30

Abrechnungsbestimmungen

Die Leistungen sind abrechnungsfähig für Versicherte, die einer Pflegestufe nach § 15 Abs. 1 SGB XI zugeordnet sind, Eingliederungshilfe nach § 53 SGB XII erhalten oder dauerhaft erheblich in ihrer Alltagskompetenz nach § 45a SGB XI eingeschränkt sind und die Zahnarztpraxis aufgrund ihrer Pflegebedürftigkeit oder Behinderung oder eingeschränkter Alltagskompetenz nicht oder nur mit einem hohen Aufwand aufsuchen können.

Hinweise, Erläuterungen, Beispiele

Die Anspruchsberechtigung auf eine Leistung nach Nr. 171 ist vom Zahnarzt ggf. anhand des Bescheides der Pflegekasse oder des Bescheides über die Eingliederungshilfe nach § 53 SGB XII in der Patientenakte zu dokumentieren. Bei unbefristeten Bescheiden hat dies einmalig zu erfolgen. Bei befristeten Bescheiden ist der Fristablauf zu dokumentieren.

5.2.3 GOÄ B VI: Berichte, Briefe

GOÄ-Nr.	Leistung	Abrechnungsnummer	Bewertungszahl
70	Kurze Bescheinigung oder kurzes Zeugnis, Arbeitsunfähigkeitsbescheinigung	7700	5

Hinweise, Erläuterungen, Beispiele

Bescheinigungen oder Zeugnisse für die Krankenkassen oder den Medizinischen Dienst sind nur dann abrechenbar, wenn dies im BEMA vorgesehen ist oder diesbezügliche Vereinbarungen bestehen.

Bescheinigungen für Schule o.Ä. sind nicht zu Lasten einer gesetzlichen Krankenkasse abrechenbar.

Eine Überweisung erfüllt nicht den Leistungsinhalt der Abr.-Nr. 7700. Das Gleiche gilt für Befundmitteilungen und -berichte aller Art, ausgenommen die AU.

Eine kurze Bescheinigung nach erfolgter Notdienstbehandlung für den weiterbehandelnden Zahnarzt ist nach Nr. 70 abrechenbar.

GOÄ-Nr.	Leistung	Abrechnungsnummer	Bewertungszahl
75	Ausführlicher schriftlicher Krankheits- und Befundbericht, einschließlich Angaben zur Anamnese, zu dem(n) Befund(en), zur epikritischen Bewertung und ggf. zur Therapie	7750	15

Abrechnungsbestimmungen

Die Befundmitteilung oder der einfache Befundbericht ist mit der Gebühr für die zugrunde liegende Leistung abgegolten.

Hinweise, Erläuterungen, Beispiele

Zu den nicht unter der Nr. 75 abrechenbaren Befundmitteilungen und einfachen Befundberichten gehören auch die Mitteilungen, die im Rahmen einer Notfallbehandlung an den weiterbehandelnden Zahnarzt geschickt oder dem Patienten mitgegeben werden (siehe Nr. 70).

5.3 GOÄ C: Nichtgebietsbezogene Sonderleistungen

5.3.1 GOÄ C I: Anlegen von Verbänden

GOÄ-Nr.	Leistung	Abrechnungsnummer	Bewertungszahl
200	Verband – ausgenommen Schnell- und Sprühverbände, Augen-, Ohrenklappen oder Dreiecktücher	8200	5

GOÄ-Nr.	Leistung	Abrechnungsnummer	Bewertungszahl
204	Zirkulärer Verband des Kopfs oder des Rumpfs (auch als Wundverband); stabilisierender Verband des Halses, des Schulter- oder Hüftgelenks oder einer Extremität über mindestens 2 große Gelenke; Schanz'scher Halskrawattenverband; Kompressionsverband	8204	11

GOÄ-Nr.	Leistung	Abrechnungsnummer	Bewertungszahl
210	Kleiner Schienenverband – auch als Notverband bei Frakturen	8210	9

Abrechnungsbestimmungen

Wundverbände nach Nr. 200, die im Zusammenhang mit einer operativen Leistung (auch Ätzung, Fremdkörperentfernung), Punktion, Infusion, Transfusion oder Injektion durchgeführt werden, sind Bestandteil dieser Leistung.

Hinweise, Erläuterungen, Beispiele

Andere Verbände aus der GOÄ 1982 sind nicht abrechenbar.

5.3.2 (GOÄ C II: Blutentnahmen, Injektionen, Infiltrationen, Infusionen, Transfusionen, Implantation, Abstrichentnahmen)

Allgemeine Bestimmungen

Die Leistungen nach den Nummern 252–258 … sind nicht mehrfach berechnungsfähig, wenn anstelle einer Mischung mehrere Arzneimittel bei liegender Kanüle im zeitlichen Zusammenhang nacheinander verabreicht werden.

... Die Leistungen nach den Nummern 271 oder 272 sind je Gefäßzugang einmal, insgesamt jedoch nicht mehr als zweimal je Behandlungstag berechnungsfähig. Die zweimalige Berechnung der Leistungen nach den Nummern 271 und 272 setzt gesonderte Punktionen verschiedener Blutgefäße voraus.

Ggf. erforderliche Gefäßpunktionen sind Bestandteil der Leistungen nach den Nummern 270–287 und sind mit den Gebühren abgegolten.

Die Leistungen nach den Nummern 271–276 sind nicht nebeneinander berechnungsfähig.

Hinweise, Erläuterungen, Beispiele

Mit der Formulierung des letzten Absatzes wird nicht die Nebeneinanderabrechnung der erwähnten Geb.-Nrn. in verschiedenen Sitzungen am selben Behandlungstag ausgeschlossen.

GOÄ-Nr.	Leistung	Abrechnungsnummer	Bewertungszahl
250	Blutentnahme mittels Spritze, Kanüle oder Katheter aus der Vene	8250	5

Hinweise, Erläuterungen, Beispiele

Für die Abrechnung der Abr.-Nr. 8250 ist es unerheblich, auf welche Weise die Blutentnahme erfolgt, solange Spritze, Kanüle oder Katheter verwendet werden.

Die zusätzliche Berechnung eines Verbands oder des Anlegens einer Staubinde ist nicht möglich.

GOÄ-Nr.	Leistung	Abrechnungsnummer	Bewertungszahl
251	Blutentnahme mittels Spritze, Kanüle oder Katheder aus der Arterie	8251	7

Hinweise, Erläuterungen, Beispiele

Einfache Verbände sind mit der Abr.-Nr. 8251 abgegolten.

Muss sowohl Blut aus einer Vene als auch aus einer Arterie entnommen werden, können die Abr.-Nrn. 8250 und 8251 nebeneinander abgerechnet werden, auch wenn beide Leistungen in direktem zeitlichem Zusammenhang stehen.

GOÄ-Nr.	Leistung	Abrechnungsnummer	Bewertungszahl
252	Injektion subkutan, submukös, intrakutan oder intramuskulär	8252	5

Hinweise, Erläuterungen, Beispiele

Die Leistung nach Abr.-Nr. 8252 kann dann mehrfach abgerechnet werden, wenn derselbe Wirkstoff oder verschiedene Wirkstoffe (z.B., weil sie nicht mischbar sind) an unterschiedlichen Orten injiziert werden muss/müssen.

Für eine Lokalanästhesie ist die Abr.-Nr. 8252 nicht abrechenbar.

Die Injektion zu Heilzwecken ist nicht mehr, auch nicht unter dieser Geb.-Nr., abrechenbar.

GOÄ-Nr.	Leistung	Abrechnungsnummer	Bewertungszahl
253	Injektion, intravenös	8253	8

Hinweise, Erläuterungen, Beispiele

Die Abr.-Nr. 8253 kann mehrfach berechnet werden, wenn mehrere eigenständige Injektionen erforderlich sind.

Sie ist nur einmal abrechenbar, wenn bei liegender Kanüle (egal welche) mehrere Arzneimittel nacheinander durch diesen Zugang injiziert werden.

Die Abr.-Nrn. 8253 und 8252 können auch bei Verwendung desselben Wirkstoffs nebeneinander abgerechnet werden, wenn z.B. eine intravenöse Injektion zur Sofortwirkung und eine intramuskuläre Injektion für eine protrahierte (verlängerte) Wirkdauer indiziert sind.

Wird es aufgrund von Problemen erforderlich, ein Blutgefäß mehrfach zu punktieren, bis das Injizieren eines Wirkstoffs möglich wird, berechtigt dies nicht zur mehrfachen Abrechnung der Abr.-Nrn. 8253 und 8254.

Siehe auch Abr.-Nr. 8271

GOÄ-Nr.	Leistung	Abrechnungsnummer	Bewertungszahl
254	Injektion, intraarteriell	8254	9

Hinweise, Erläuterungen, Beispiele

Siehe auch Abr.-Nr. 8253

GOÄ-Nr.	Leistung	Abrechnungsnummer	Bewertungszahl
255	Injektion, intraartikulär oder perineural	8255	11

Hinweise, Erläuterungen, Beispiele

Von dieser Leistung ist die höher bewertete Abr.-Nr. 8300 (Punktion eines Gelenks) zu unterscheiden.

Bei Erbringung beider Leistungen können auch beide Abr.-Nrn. nebeneinander abgerechnet werden, wenn für die Injektion eine andere Kanüle als für die Punktion verwendet wurde. In diesem Zusammenhang stellt sich die Frage, ob es Sinn macht, Wirkstoffe durch eine kontaminierte Nadel in ein Gelenk zu injizieren.

Die Abr.-Nr. 8255 ist nicht für eine Leitungsanästhesie abrechenbar.

GOÄ-Nr.	Leistung	Abrechnungsnummer	Bewertungszahl
271	Infusion, intravenös, bis zu 30 Minuten Dauer	8271	14

Hinweise, Erläuterungen, Beispiele

Der Unterschied zwischen Injektion und Infusion liegt in erster Linie darin, dass für eine Infusion i.d.R. ein sog. stabiler Gefäßzugang erforderlich ist. Ferner werden Wirkstoffe und/oder Flüssigkeiten bei der Injektion durch manuellen Druck, bei der Infusion hingegen durch die Schwerkraft, Druckmanschetten oder Pumpen in ein Gefäß appliziert.

Die Dauer der Infusion bemisst sich von der Anlage bzw. der Wiedereröffnung bis zum Ende der Infusion bzw. dem Abkoppeln des Infusionssystems.

Erfolgt eine Infusion über Mitternacht hinaus, können die Abr.-Nrn. 8271 und 8272 erneut abgerechnet werden.

GOÄ-Nr.	Leistung	Abrechnungsnummer	Bewertungszahl
272	Infusion, intravenös, von mehr als 30 Minuten Dauer	8272	20

Hinweise, Erläuterungen, Beispiele

Siehe Abr.-Nr. 8271

5.3.3 GOÄ C III: Punktionen

GOÄ-Nr.	Leistung	Abrechnungsnummer	Bewertungszahl
300	Punktion eines Gelenks	8300	14

Hinweise, Erläuterungen, Beispiele

Siehe auch Abr.-Nr. 8255

GOÄ-Nr.	Leistung	Abrechnungsnummer	Bewertungszahl
303	Punktion einer Drüse, eines Schleimbeutels, Ganglions, Seroms, Hygroms, Hämatoms oder Abszesses oder oberflächiger Köperteile	8303	9

Hinweise, Erläuterungen, Beispiele

Die Punktion ist von der Inzision zu unterscheiden.

5.4 GOÄ J: Hals-, Nasen-, Ohrenheilkunde

Nr.	Leistung	Bewertungszahl
1414	Diaphanoskopie der Nebenhöhlen der Nase	5

Hinweise, Erläuterungen, Beispiele

Durchleuchtung mittels Lichtquelle, nicht jedoch mit der Taschenlampe

Nr.	Leistung	Bewertungszahl
1418	Endoskopische Untersuchung der Nasenhaupthöhlen und/oder des Nasenrachenraums – ggf. einschließlich der Stimmbänder	20

Hinweise, Erläuterungen, Beispiele

Nicht neben der Nr. 1466 abrechnungsfähig

Nur einmal pro Sitzung abrechenbar

Nr.	Leistung	Bewertungszahl
1425	Ausstopfung der Nase von vorn, als selbstständige Leistung	6

Hinweise, Erläuterungen, Beispiele

Nur einmal berechenbar, auch wenn beide Nasenhälften ausgestopft werden. Nicht im Zusammenhang mit einer OP abrechenbar

Nr.	Leistung	Bewertungszahl
1426	Ausstopfung der Nase von vorn und hinten, als selbstständige Leistung	12

Hinweise, Erläuterungen, Beispiele

Nicht neben den Nrn. 1425, 1435 und 2320 abrechenbar

Siehe auch Nr. 1425

Nr.	Leistung	Bewertungszahl
1427	Entfernung von Fremdkörpern aus dem Naseninnern, als selbstständige Leistung	11

Hinweise, Erläuterungen, Beispiele

Nur einmal pro Sitzung abrechenbar. Auch für das Entfernen von Nasentamponaden ansetzbar

Nr.	Leistung	Bewertungszahl
1428	Operativer Eingriff zur Entfernung festsitzender Fremdkörper aus der Nase	42

Hinweise, Erläuterungen, Beispiele

Siehe Nr. 1427

Nr.	Leistung	Bewertungszahl
1429	Kauterisation im Naseninnern, je Sitzung	9

Hinweise, Erläuterungen, Beispiele

Nur einmal je Sitzung abrechenbar. Nicht neben anderen operativen Eingriffen berechenbar, auch wenn in der Leistungslegende nicht extra erwähnt, da es sich um eine sog. Zielleistung handelt.

Nr.	Leistung	Bewertungszahl
1435	Stillung von Nasenbluten mittels Ätzung/Tamponade und/oder Kauterisation, auch beidseitig	11

Hinweise, Erläuterungen, Beispiele

Nicht neben den Nrn. 746, 1425, 1426 und 1430 sowie im Zusammenhang mit operativen Eingriffen abrechenbar

Nr.	Leistung	Bewertungszahl
1465	Punktion einer Kieferhöhle – ggf. einschließlich Spülung und/oder Instillation von Medikamenten	14

Hinweise, Erläuterungen, Beispiele

Diese Geb.-Nr. ist **nicht zusammen mit den Nrn. 1466 und 1479, mit Kieferhöhlenoperationen und für Kontrastmitteleinbringung und -entfernung** abrechenbar.

Die Benutzung einer Pumpe zur Spülung ist Leistungsbestandteil der Nr. 1465.

Werden beide Kieferhöhlen eröffnet, kann die Nr. 1465 zweimal abgerechnet werden.

Erfolgt die Spülung durch eine vorhandene Öffnung, ist lediglich die Nr. 1479 abrechenbar.

Die unbeabsichtigte iatrogene Eröffnung der Kieferhöhle kann überhaupt nicht abgerechnet werden.

Nr.	Leistung	Bewertungszahl
1466	Endoskopische Untersuchung der Kieferhöhle (Antroskopie) – ggf. einschließlich der Leistung nach Nr. 1465	20

Hinweise, Erläuterungen, Beispiele

Es handelt sich um eine rein diagnostische Leistung.

Die Nr. 1466 ist nicht neben den Nrn. 1465 und 1467 und nur ausnahmsweise neben der Geb.-Nr. 1468 (s.u.) abrechenbar. Die Wahl des Zugangsweges ist ohne Bedeutung. Die Berechnung zusätzlicher Nrn. für ein Vorgehen vom Mundvorhof aus ist nicht möglich.

Eine zusätzliche Rhinoskopie ist mit der Nr. 1466 abgegolten.

Die Nrn. 1466 und 1468 können nur dann nebeneinander abgerechnet werden, wenn sich nach einer endoskopischen Untersuchung die Notwendigkeit einer operativen Eröffnung von der Nase aus ergibt, also vor dem Beginn der Behandlung nicht bereits feststeht, dass die Eröffnung erfolgen soll.

Nr.	Leistung	Bewertungszahl
1467	Operative Eröffnung einer Kieferhöhle vom Mundvorhof aus – einschließlich Fensterung	46

Nr.	Leistung	Bewertungszahl
1468	Operative Eröffnung einer Kieferhöhle von der Nase aus	33

Hinweise, Erläuterungen, Beispiele

Die Nrn. 1467 und 1468 sind selbstständige Leistungen. Sie können daher i.d.R. nicht neben Punktionen, Spülungen oder Nebenhöhlenoperationen angesetzt werden. Nach Ansicht von Gerichten, die derartige Fälle zu beurteilen hatten, handelt es sich bei Eröffnungen um notwendige Teilleistungen, die nicht gesondert berechnungsfähig sind.

Die Geb.-Nr. 1467 kann nicht neben den Nrn. 1486 und 1488 abgerechnet werden. Eine Abrechnung neben der Nr. 1468 ist nur möglich, wenn beide Kieferhöhlen eröffnet werden – die eine durch die Nase, die andere vom Mundvorhof aus.

Die unbeabsichtigte iatrogene Eröffnung der Kieferhöhle kann überhaupt nicht abgerechnet werden.

Siehe auch Nrn. 1466 und 1467

Nr.	Leistung	Bewertungszahl
1479	Ausspülung der Kiefer-, Keilbein-, Stirnhöhle von der natürlichen oder künstlichen Öffnung aus – auch Spülung mehrerer dieser Höhlen, auch einschließlich Instillation von Arzneimitteln	7

Hinweise, Erläuterungen, Beispiele

Ist eine zusätzliche Punktion der Nebenhöhle erforderlich, kommt die Nr. 1465 und nicht 1479 zur Abrechnung.

Das Absaugen von Spülmitteln ist eine notwendige Teilleistung der Nr. 1479 und kann nicht gesondert nach Nr. 1480 abgerechnet werden. Die Nr. 1480 kann nur dann zusätzlich zur Nr. 1479 abgerechnet werden, wenn z.B. Eiter oder polypös veränderte Schleimhaut abgesaugt werden müssen.

Nr.	Leistung	Bewertungszahl
1480	Absaugen der Nebenhöhlen	5

Hinweise, Erläuterungen, Beispiele

Die Nr. 1480 ist einmal je Kopfseite abrechenbar.

Sie kann nicht neben den Nrn. 1465, 1478 und 1479 abgerechnet werden.

Nr.	Leistung	Bewertungszahl
1485	Operative Eröffnung und Ausräumung der Stirnhöhle oder der Kieferhöhle oder der Siebbeinzellen von außen	103

Hinweise, Erläuterungen, Beispiele

Die Nr. 1485 ist je Stirnhöhle, Kieferhöhle sowie Siebbeinzellen abrechenbar.

Neben der Nr. 1485 können die Nrn. 1472, 1465, 1478 und 1479 für die therapierten Nebenhöhlen nicht abgerechnet werden.

Nr.	Leistung	Bewertungszahl
1486	Radikaloperation der Kieferhöhle	124

Hinweise, Erläuterungen, Beispiele

Die Freilegung und Durchtrennung oder Exhairese (Entfernen) von Nerven sowie die Neurolyse ggf. mit Nervenverlagerung und Neueinbettung sind nur abrechenbar, wenn sie Zielleistung und nicht lediglich Teilleistung eines anderen operativen Eingriffs sind. Eine Abrechnung der Nrn. 2580, 2581, 2583 und 2584 im Zusammenhang mit der Nr. 1486 scheidet daher in jedem Fall aus.

Nr.	Leistung	Bewertungszahl
1505	Eröffnung eines peritonsillären Abszesses	17

Hinweise, Erläuterungen, Beispiele

Bei doppelseitigem Abszess 2-mal abrechenbar. Für Wiedereröffnung ist die Nr. 1507 abrechenbar.

Nr.	Leistung	Bewertungszahl
1506	Eröffnung eines retropharyngealen Abszesses	21

Nr.	Leistung	Bewertungszahl
1507	Wiedereröffnung eines peritonsillären Abszesses	7

Nr.	Leistung	Bewertungszahl
1508	Entfernung von eingespießten Fremdkörpern aus dem Rachen oder Mund	11

Hinweise, Erläuterungen, Beispiele

Die Nr. 1508 ist nur einmal je Sitzung abrechenbar, unabhängig davon, wie viele Fremdkörper entfernt werden.

Die Abrechnung dieser Geb.-Nr. ist nur dann möglich, wenn ein Patient nicht in der Lage ist, den Fremdkörper selbst zu entfernen. Die folgend aufgeführten Leistungsinhalte zeugen zwar von einem gewissen Einfallsreichtum, rechtfertigen aber keinesfalls die Abrechnung der Nr. 1508:

1. Taschenreinigung: Im Rahmen einer Zahnsteinbehandlung kann nur die Geb.-Nr. 107, beim Entfernen von Granulationsgewebe die Geb.-Nr. 49 und für Taschenspülungen mit Instillation von Medikamenten die Geb.-Nr. 105 abgerechnet werden. Auch zusätzliche Reinigungsmaßnahmen bei der Eröffnung eines Abszesses sind nicht gesondert berechenbar. Die Beseitigung von überstopftem Füllungsmaterial im Rahmen der Entfernung einer alten Füllung ist Leistungsbestandteil der Neuversorgung.
2. Entfernen von Fischgräten, Sesamkörnern o.Ä.: Fischgräten im Mundbereich können i.d.R. vom Patienten selbst entfernt werden. Sesamkörner gelangen bzw. ver-

bleiben in z.B. Zahnfleischtaschen aufgrund mangelhafter Mundhygiene. In beiden Fällen haben Patienten daher keinen Anspruch auf zahnärztliche Leistungen, es sei denn, sie leiden an einer körperlichen oder geistigen Behinderung.

3. Entfernen von massivem Detritus: Für die Entfernung von Detritus kann bei gleichzeitigem Auf- bzw. Einbringen eines Medikaments nur die Geb.-Nr. 105 abgerechnet werden.

Nr.	Leistung	Bewertungszahl
1509	Operative Behandlung einer Mundbodenphlegmone	52

Hinweise, Erläuterungen, Beispiele

Die Nrn. 2428–2430 sind für diese Leistung nicht abrechenbar.

Nr.	Leistung	Bewertungszahl
1510	Schlitzung des Parotis- oder Submandibularis-Ausführungsgangs – ggf. einschließlich Entfernung von Stenosen	22

Hinweise, Erläuterungen, Beispiele

2-mal abrechenbar, wenn Eingriff auf beiden Seiten erfolgt

Nr.	Leistung	Bewertungszahl
1511	Eröffnung eines Zungenabszesses	21

Hinweise, Erläuterungen, Beispiele

Die Nrn. 2428–2430 sind für diese Leistung nicht abrechenbar.

Nr.	Leistung	Bewertungszahl
1512	Teilweise Entfernung der Zunge – ggf. einschließlich Unterbindung der Arteria lingualis	124

Hinweise, Erläuterungen, Beispiele

Diese Geb.-Nr. beschreibt alle Leistungen, die mehr als eine Keilexzision und weniger als eine Totalentfernung sind. Die Unterbindung der Arteria lingualis ist in keinem Fall gesondert abrechenbar, auch wenn sie als ortsgetrennter Eingriff durchgeführt werden muss.

Die Nrn. 1512, 1513 und 1514 sind nicht nebeneinander abrechenbar.

Nr.	Leistung	Bewertungszahl
1513	Keilexzision aus der Zunge	42

Hinweise, Erläuterungen, Beispiele

Bei der Keilexzision handelt es sich um einen deutlich kleineren Eingriff als bei der Nr. 1512, was sich schon daraus ergibt, dass keine Unterbindung der Arteria lingualis erforderlich ist.

Eine Probe-Exzision kann nur nach der Nr. 2402 berechnet werden.

Die Nrn. 1512, 1513 und 1514 sind nicht nebeneinander abrechenbar.

Nr.	Leistung	Bewertungszahl
1514	Entfernung der Zunge mit Unterbindung der Arteria lingualis	247

Hinweise, Erläuterungen, Beispiele

Die Nr. 1514 beinhaltet auch die Zugangsoperation, wie Pharyngotomie, Glossotomie. Die Unterbindung der Arteria lingualis ist in keinem Fall gesondert abrechenbar, auch wenn sie als ortsgetrennter Eingriff durchgeführt werden muss.

Zusätzlich abrechenbar sind z.B. die temporäre Durchtrennung der aufsteigenden Unterkieferäste und die Neck Dissection – Entfernung der Halslymphknoten.

Die Nrn. 1512, 1513, 1514 und 2803 sind nicht nebeneinander abrechenbar.

Die Nr. 1514 ist nicht in der KZBV-Liste (Stand 2007) zahnärztlicher Leistungsnummern für Leistungsbeschreibungen aus der GOÄ 1982 enthalten. Bezüglich der Abrechnung zuständige KZV fragen.

Nr.	Leistung	Bewertungszahl
1518	Operation einer Speichelfistel	83

Hinweise, Erläuterungen, Beispiele

Die in GOÄ-Kommentaren eröffnete Möglichkeit, eine plastische Deckung der Fistelexstirpationsstelle abrechnen zu können, ist nach Ansicht des Verfassers unter Kassenrecht äußerst kritisch zu betrachten, da die Sozialgerichte den Begriff Wundversorgung sehr umfassend auslegen.

Nr.	Leistung	Bewertungszahl
1519	Operative Entfernung von Speichelstein(en)	62

Hinweise, Erläuterungen, Beispiele

Abrechenbar je Seite für die Entfernung eines Speichelsteins oder mehrerer Speichelsteine

Nr.	Leistung	Bewertungszahl
1520	Exstirpation der Unterkiefer- und/oder Unterzungenspeichel-Drüse(n)	100

Hinweise, Erläuterungen, Beispiele

Auch für die Entfernung beider Speicheldrüsenarten kann die Leistung insgesamt nur einmal angesetzt werden, wenn die Eingriffe in einer Sitzung erfolgen.

Nr.	Leistung	Bewertungszahl
1522	Parotisexstirpation mit Präparation des Nervus facialis – ggf. einschließlich Ausräumung des regionären Lymphstromgebiets	223

Hinweise, Erläuterungen, Beispiele

Geht ein Tumor über die Ohrspeicheldrüse hinaus, wäre die Nr. 1521 zusätzlich abrechenbar. Da diese Leistung aber nicht über die KZVen abrechenbar ist, kann lediglich der in der Nr. 1522 beschriebene Eingriff therapiert und abgerechnet werden.

Die Nr. 1522 ist nicht in der KZBV-Liste (Stand 2007) zahnärztlicher Leistungsnummern für Leistungsbeschreibungen der GOÄ 1982 enthalten. Bezüglich der Abrechnung zuständige KZV fragen.

Die Nr. 1628 ist nicht über eine KZV abrechenbar. Der Leistungsinhalt entspricht der BEMA-Nr. 51a und ist daher auch nur unter dieser Nr. abrechenbar.

5.5 GOÄ L: Chirurgie, Orthopädie

Allgemeine Bestimmungen

(1) Zur Erbringung der in Abschnitt L aufgeführten typischen operativen Leistungen sind i.d.R. mehrere operative Einzelschritte erforderlich. Sind diese Einzelschritte methodisch notwendige Bestandteile der in der jeweiligen Leistungsbeschreibung genannten Zielleistung, so können sie nicht gesondert berechnet werden.

(2) …

5.5.1 GOÄ L I: Wundversorgung, Fremdkörperentfernung

In Abschnitt N der GOÄ werden zu den Begriffen Wunde sowie „klein“ und „groß“ folgende Aussagen gemacht:

- Wunde: Unterbrechung der Unversehrtheit der Körperoberfläche
- Klein bzw. groß: Länge – kleiner oder größer als 3 cm:
  - Fläche – kleiner oder größer als 4 cm^2
  - Raum – kleiner oder größer als 1 cm^3

Nicht anzuwenden ist der Begriff „klein“ bei Eingriffen am Kopf (inkl. sichtbarer Teil des Halses), an den Händen und bei Kindern bis zum vollendeten 6. Lebensjahr.

Als Wunden im Sinne der Geb.-Nrn. 2000–2005 gelten alle Wunden, die nicht durch Krankheiten, offene Köperstellen (Geschwüre), Ulcus cruris, Fistelwunden, Eiterungswunden oder Operationen (z.B. Zahnextraktion) entstanden sind. Auch Brand- und Schürfwunden gelten als Wunden im Sinne der Nrn. 2000–2005.

Mit den Nrn. 2000–2004 sind alle weiteren Leistungen einer Wundversorgung, wie Blutstillung, Hautfetzenentfernung, Säuberung der Wundumgebung sowie Wundabdeckung, abgegolten.

Die Nrn. 2000–2006 werden je versorgte Wunde abgerechnet.

Nr.	Leistung	Bewertungszahl
2000	Erstversorgung einer kleinen Wunde	8

Hinweise, Erläuterungen, Beispiele

Nur die Erstversorgung ist nach dieser Nr. abrechenbar.

Nr.	Leistung	Bewertungszahl
2001	Versorgung einer kleinen Wunde einschließlich Naht	15

Hinweise, Erläuterungen, Beispiele

Als Naht gelten auch Klammerung und die Verwendung von Fibrin- und Acrylklebern. Eine gesonderte Berechnung der Kleber ist nicht möglich.

Nr.	Leistung	Bewertungszahl
2002	Versorgung einer kleinen Wunde einschließlich Umschneidung und Naht	18

Nr.	Leistung	Bewertungszahl
2003	Erstversorgung einer großen und/oder stark verunreinigten Wunde	45

Hinweise, Erläuterungen, Beispiele

Nicht im Rahmen einer Reoperation als Wundausschneidung (Narbenexzision) abrechenbar. Die Wunde kann bei starker Verunreinigung auch klein sein („oder“).

Nr.	Leistung	Bewertungszahl
2004	Versorgung einer großen Wunde einschließlich Naht	27

Nr.	Leistung	Bewertungszahl
2005	Versorgung einer großen und/oder stark verunreinigten Wunde einschließlich Umschneidung und Naht	45

Hinweise, Erläuterungen, Beispiele

Auch hier kann eine stark verunreinigte Wunde klein sein („oder").

Nr.	Leistung	Bewertungszahl
2006	Behandlung einer Wunde, die nicht primär heilt oder Entzündungserscheinungen oder Eiterungen aufweist – auch Abtragungen von Nekrosen an einer Wunde	7

Hinweise, Erläuterungen, Beispiele

Die Nr. 2006 ist abrechenbar je Wunde und Behandlung.

Alle zusätzlichen Maßnahmen, wie Auffrischen, Reinigen, Desinfizieren der Wunde usw., sind abgegolten.

Nr.	Leistung	Bewertungszahl
2007	Entfernung von Fäden und Klammern	5

Hinweise, Erläuterungen, Beispiele

Die Nr. 2007 kann mit Bezug auf eine vorangegangene operative Maßnahme nur einmal abgerechnet werden.

Mehrfach berechenbar ist die Nr. 2007 nur, wenn die Entfernung an mehreren Wunden bzw. die Entfernung von Fäden oder Klammern an verschiedenen Tagen erfolgt.

Diese Nr. kann nicht neben der Geb.-Nr. 38 (N) abgerechnet werden.

Sollte nach Entfernen von Fäden oder Klammern ein Verband erforderlich sein, kann dieser nach Nr. 8200 abgerechnet werden.

Nr.	Leistung	Bewertungszahl
2008	Wund- oder Fistelspaltung	10

Hinweise, Erläuterungen, Beispiele

Es handelt sich um eine selbstständige Leistung, die daher auch nicht mit den Nrn. 2009 und 2010 kombinierbar ist. Sie wird je Wunde oder Fistel abgerechnet.

Definition des Begriffs **Fremdkörper** zu den Nrn. Ä2009 und 2010:

- Fremdkörper sind nur solche Gegenstände, die nicht bestimmungsgemäß in den Körper gelangt sind. Das bedeutet, dass Implantate und alloplastische Materialen niemals hierzu zählen.
- Fäden gelten erst dann als Fremdkörper, wenn sie beim Entfernen abgerissen sind, der Rest eingewachsen ist und in gesonderter Sitzung entfernt werden muss.

Nr.	Leistung	Bewertungszahl
2009	Entfernung eines unter der Oberfläche der Haut oder Schleimhaut gelegenen fühlbaren Fremdkörpers	12

Hinweise, Erläuterungen, Beispiele

Sind mehrere Fremdkörper zu entfernen, kann die Nr. 2009 mehrfach in Ansatz gebracht werden.

Für die Entfernung von Fremdkörpern (z.B. Fischgräten) aus Zahnfleischtaschen ist diese Nr. bei nicht behinderten Patienten auf keinen Fall abrechenbar, da sie nicht unter der Schleimhaut liegen und der Patient derartige Fremdkörper problemlos selbst entfernen kann. Diese Leistung ist mit der Geb.-Nr. 107 abgegolten bzw. im Rahmen einer PZR privat in Rechnung zu stellen.

Nr.	Leistung	Bewertungszahl
2010	Entfernung eines tief sitzenden Fremdkörpers auf operativem Wege aus Weichteilen und/oder Knochen	43

Hinweise, Erläuterungen, Beispiele

Für die Abrechnung der Nr. 2010 müssen 2 Bedingungen gleichzeitig erfüllt sein:

- Tiefer Sitz, d.h. nicht mehr fühlbar **und**
- Entfernung auf operativem Wege (= schichtweises Präparieren in die Tiefe)

Das bedeutet, dass ein Fremdkörper, der mit einem einfachen Schnitt in die Tiefe entfernt werden kann, unter der Nr. 2009 abzurechnen ist, auch wenn er nicht mehr fühlbar war.

Nr.	Leistung	Bewertungszahl
2015	Anlegen einer oder mehrerer Redondrainage(n) in Gelenke, Weichteile oder Knochen über einen gesonderten Zugang – ggf. einschließlich Spülung	7

Hinweise, Erläuterungen, Beispiele

Nur einmal je Wunde abrechenbar, unabhängig von der Anzahl der eingebrachten Drainagen

5.5.2 GOÄ L II: Extremitätenchirurgie

Die Nrn. 2031–2074 sind nicht in der KZBV-Liste (Stand 2007) zahnärztlicher Leistungsnummern für Leistungsbeschreibungen aus der GOÄ 1982 enthalten. Bezüglich der Abrechnung zuständige KZV fragen.

Nr.	Leistung	Bewertungszahl
2031	Eröffnung eines ossalen oder Sehnenscheidenpanaritiums einschließlich örtlicher Drainage	21

Hinweise, Erläuterungen, Beispiele

Abrechenbar für Panaritium ossale und P. tendinosum. Bestehen beide Befunde nebeneinander, kann die Nr. 2031 zweimal abgerechnet werden.

Die Nrn. 2032 (Zusatzleistung zur Nr. 2031) und 2090 (Spülung) können ausschließlich für Eingriffe an den Extremitäten und nicht für Eingriffe am Körperstamm oder Kopf abgerechnet werden.

Nr.	Leistung	Bewertungszahl
2064	Sehnen-, Faszien- oder Muskelverlängerung oder plastische Ausschneidung	103

Hinweise, Erläuterungen, Beispiele

Die Nr. 2064 ist für die beschriebenen Eingriffe am ganzen Körper abrechenbar.

Neben anderen Nrn. ist sie nur abrechenbar, wenn es sich bei der Nr. 2064 um eine selbstständige Leistung mit eigenständiger Indikation handelt und sie damit nicht Teilleistung einer anderen Leistung ist.

Nr.	Leistung	Bewertungszahl
2072	Offene Sehnen- oder Muskeldurchschneidung	52

Hinweise, Erläuterungen, Beispiele

Nur als Zielleistung berechnungsfähig. Vorgehen: schrittweises Durchtrennen der Haut und darunter liegender Schichten, um in der Tiefe unter Sicht operieren zu können, z.B. zur Behandlung des muskulären Schiefhalses.

Nr.	Leistung	Bewertungszahl
2073	Sehnen-, Muskel- und/oder Fasziennaht – ggf. einschließlich Versorgung einer frischen Wunde	73

Hinweise, Erläuterungen, Beispiele
Die Nr. 2073 ist ausschließlich als **selbstständige** Leistung abrechenbar.

Nr.	Leistung	Bewertungszahl
2074	Verpflanzung einer Sehne oder eines Muskels	123

Hinweise, Erläuterungen, Beispiele
Die Verpflanzung muss am Ort des Eingriffs erfolgen. Die Verpflanzung in ein anderes Körpergebiet ist nicht unter dieser Geb.-Nr. abrechenbar.

5.5.3 GOÄ L III: Gelenkchirurgie

Allgemeine Bestimmungen
Werden Leistungen nach den Nummern ..., 2119, ... an demselben Gelenk im Rahmen derselben Sitzung erbracht, so sind diese Leistungen nicht mehrfach und nicht nebeneinander berechnungsfähig.

Nr.	Leistung	Bewertungszahl
2101	Naht der Gelenkkapsel eines Kiefer-, Hand- oder Fußgelenks	62

Nr.	Leistung	Bewertungszahl
2118	Operative Fremdkörperentfernung aus einem Kiefer-, Finger-, Hand-, Zehen- oder Fußgelenk	52

Hinweise, Erläuterungen, Beispiele
Neben der Nr. 2118 dürfen keine anderen gelenkeröffnenden Eingriffe (z.B. Ä2009 und 2010) abgerechnet werden.

Nr.	Leistung	Bewertungszahl
2123	Resektion eines Kiefer-, Hand- oder Fußgelenks	124

Hinweise, Erläuterungen, Beispiele
Die Resektion eines Kiefergelenks kann nur dann als Nr. 2123 abgerechnet werden, wenn es sich um eine selbstständige Zielleistung handelt und sie nicht Teilleistung eines umfassenderen Eingriffs ist.

Nr.	Leistung	Bewertungszahl
2135	Arthroplastik eines Kiefer-, Hand- oder Fußgelenks	156

Nr.	Leistung	Bewertungszahl
2156	Eröffnung eines vereiterten Kiefer-, Hand- oder Fußgelenks	52

Nr.	Leistung	Bewertungszahl
2181	Gewaltsame Lockerung oder Streckung eines Kiefer-, Hand- oder Fußgelenks	26

Hinweise, Erläuterungen, Beispiele

Auch die Nr. 2181 ist nur als selbstständige Maßnahme abrechenbar.

Sie ist abrechenbar für Fälle, bei denen es zu Gelenkkapselschrumpfungen und/oder zu leichten Verklebungen, z.B. infolge einer Gelenkentzündung, Gelenkrheumatismus oder dergleichen, gekommen ist.

Erfolgt die Behandlung an beiden Kiefergelenken, ist die Nr. 2181 zweimal abrechenbar.

5.5.4 GOÄ L V: Knochenchirurgie

Allgemeine Bestimmungen

Bei Einrenkung von Luxationen sind Verbände Bestandteil der Leistung.

Nr.	Leistung	Bewertungszahl
2250	Keilförmige oder lineare Osteotomie eines kleinen Knochens (Finger-, Zehen-, Mittelhand-, Mittelfußknochens) oder Probeausmeißelung aus einem Knochen	52

Hinweise, Erläuterungen, Beispiele

Das Kiefergelenk ist zwar nicht erwähnt, trotzdem kann diese Nr. für einen kieferchirurgischen Eingriff mit dem beschriebenen Leistungsinhalt abgerechnet werden.

Nr.	Leistung	Bewertungszahl
2253	Knochenspanentnahme	72

Hinweise, Erläuterungen, Beispiele

Diese Geb.-Nr. ist für Eingriffe bestimmt, bei denen die Entnahme und Implantation von Knochen an verschiedenen Stellen des Körpers vorgenommen werden, oder entnehmender und implantierender Arzt nicht identisch sind.

Nr.	Leistung	Bewertungszahl
2254	Implantation von Knochen	83

Hinweise, Erläuterungen, Beispiele

Diese Nr. ist für Eingriffe bestimmt, bei denen die Entnahme und Implantation von Knochen an verschiedenen Tagen vorgenommen werden, oder entnehmender und implantierender Arzt nicht identisch sind. Sie kann abgerechnet werden für die Implantation eines Knochens oder mehrerer Knochen.

Die Nr. 2254 ist auch abrechenbar für die Implantation von Knochen einer Knochenbank oder einer anderen Person.

Werden Knochenspanentnahme und Implantation vom selben Arzt am selben Tag vorgenommen, ist die Nr. 2255 in Ansatz zu bringen.

Nr.	Leistung	Bewertungszahl
2255	Freie Verpflanzung eines Knochens oder von Knochenteilen (Knochenspäne)	165

Hinweise, Erläuterungen, Beispiele

Mit dieser Nr. sind Knochenentnahme und Implantation (Auto- bzw. Homöotransplantation) abgegolten.

Nr.	Leistung	Bewertungszahl
2256	Knochenaufmeißelung oder Nekrotomie bei kleinen Knochen	52

Hinweise, Erläuterungen, Beispiele

Andere Nrn. für o.a. Leistungsinhalte im Bereich der Kieferknochen sind nicht abrechenbar.

Die Sequestrotomie bei Osteomyelitis wird nach BEMA-Nr. 53 abgerechnet.

5.5.5 GOÄ L VI: Frakturbehandlung

Nr.	Leistung	Bewertungszahl
2320	Einrichtung der gebrochenen knöchernen Nase einschließlich Tamponade – ggf. einschließlich Wundverband	21

Nr.	Leistung	Bewertungszahl
2321	Einrichtung eines gebrochenen Gesichtsknochens – ggf. einschließlich Wundverband	26

Hinweise, Erläuterungen, Beispiele

Diese Geb.-Nr. ist ggf. neben der Nummerngruppe 2692 ff. berechenbar. Sie ist auch bei Fraktur des Os maxillare abrechenbar.

Als Gesichtsknochen gelten: 1 Oberkieferknochen (2 Hälften), 2 Jochbeine, 1 Nasenbein (2 Hälften), Gaumenbein, 2 Tränenbeine, 1 Pflugscharbein, 1 Siebbein, 1 Nasenscheidewand und 1 Stirnbein.

Nr.	Leistung	Bewertungszahl
2355	Operative Stabilisierung einer Pseudarthrose oder operative Korrektur eines in Fehlstellung verheilten Knochenbruchs	124

Nr.	Leistung	Bewertungszahl
2356	Operative Stabilisierung einer Pseudarthrose oder operative Korrektur eines in Fehlstellung verheilten Knochenbruchs nach Osteotomie mittels Nagelung, Verschraubung und/oder Metallplatten und/oder äußerem Spanner – auch zusätzliches Einpflanzen von Knochenspan	165

Hinweise, Erläuterungen, Beispiele

Neben der Nr. 2356 kann die Nr. 2254 nicht abgerechnet werden.

5.5.6 GOÄ L VII: Chirurgie der Körperoberfläche

Die Nrn. 2380 und 2382 sind nicht abrechenbar, soweit es sich um die Therapie von Rezessionen, des Fehlens keratinisierter Gingiva und der verkürzten angewachsenen Schleimhaut handelt (Ausschluss durch Richtlinien B V. 1., letzter Absatz).

Nr.	Leistung	Bewertungszahl
2380	Überpflanzung von Epidermisstücken	35

Hinweise, Erläuterungen, Beispiele

Auch bei Überpflanzung von mehreren Epidermisstücken nur einmal abrechenbar

Nr.	Leistung	Bewertungszahl
2381	Einfache Hautlappenplastik	42

Hinweise, Erläuterungen, Beispiele

Örtliche, autoplastische Verschiebeplastik

Abgrenzung der Nrn. 2381 und 2382 gegeneinander: Nr. 2381 kann abgerechnet werden, wenn die Defektränder glatt aufeinander zugeführt und vernäht werden können. Nr. 2382 ist anzuwenden, wenn Hautteile verschoben, geschwenkt und/oder gedreht werden müssen oder wenn die Ränder gegeneinander – u.U. mithilfe von Einkerbungen und Entlastungsschnitten – versetzt werden müssen.

Die Nrn. 2381 und 2382 können nicht im Rahmen der Wundversorgung nach einem chirurgischen Eingriff abgerechnet werden. Das SG Kiel führt in einem rechtskräftigen Urteil v. 14.05.2004 (Az. S 13 KA 116/03) hierzu aus, dass die Leistungsbeschreibungen bei chirurgischen Leistungen grundsätzlich weit zu verstehen seien und sämtliche Maßnahmen, die zur Gewährleistung des Leistungserfolgs erforderlich seien, mit abdecken würden. Es sei dabei unerheblich, ob im Einzelfall mit der Wundversorgung ein überdurchschnittlicher Aufwand verbunden sei, da Kalkulationsgrundlage von Komplexleistungen, wie z.B. Operationen, die regelmäßige Erbringung aller Leistungen sei.

Nr.	Leistung	Bewertungszahl
2382	Schwierige Hautlappenplastik oder Spalthauttransplantation	83

Hinweise, Erläuterungen, Beispiele

Siehe bei Nr. 2381

Die Nr. 2382 kann nur einmal für die Gesamtdeckung berechnet werden, auch wenn mehrere Sitzungen erforderlich sind (nur die vollendete Leistung darf abgerechnet werden).

Nr.	Leistung	Bewertungszahl
2386	Schleimhauttransplantation – einschließlich operativer Unterminierung der Entnahmestelle und plastischer Deckung	77

Hinweise, Erläuterungen, Beispiele

Die Nr. 2386 ist auch im Zusammenhang mit der BEMA-Nr. 59 abrechenbar.

Nr.	Leistung	Bewertungszahl
2397	Operative Ausräumung eines ausgedehnten Hämatoms, als selbstständige Leistung	67

Hinweise, Erläuterungen, Beispiele

Nur als **selbstständige** Leistung abrechenbar. Das heißt, es dürfen im selben OP-Bereich keine anderen operativen Leistungen abgerechnet werden.

Nr.	Leistung	Bewertungszahl
2400	Öffnung eines Körperkanalverschlusses an der Köperoberfläche	13

Hinweise, Erläuterungen, Beispiele

Angeboren, postoperativ oder bei Vernarbung, z.B. nach Verbrennung oder Verbrühung

Abrechenbar je verschlossenem Kanal

In der KZBV-Liste (Stand 2007) zahnärztlicher Leistungsnummern für Leistungsbeschreibungen aus der GOÄ 1982 ist auch die **Geb.-Nr. 2400** (Öffnung eines Körperkanalverschlusses an der Körperoberfläche) enthalten. Die Leistungslegende und die dazu aufgeführten Leistungen beziehen sich aber nicht auf den Kopfbereich, sondern ausschließlich auf das andere Ende des menschlichen Körpers. Sie stellt daher nach Ansicht des Verfassers keine zahnärztliche Leistung dar. Im Zweifelsfall zuständige KZV fragen.

Nr.	Leistung	Bewertungszahl
2401	Probe-Exzision aus oberflächlich gelegenem Körpergewebe (z.B. Haut, Schleimhaut, Lippe)	15

Hinweise, Erläuterungen, Beispiele

Diese Geb.-Nr. ist nicht abrechenbar, wenn Gewebe, das im Rahmen einer OP anfällt, zur Untersuchung eingesandt wird.

Nr.	Leistung	Bewertungszahl
2402	Probe-Exzision aus tief liegendem Körpergewebe (z.B. Fettgewebe, Faszie, Muskulatur) oder aus einem Organ ohne Eröffnung einer Körperhöhle (z.B. Zunge)	42

Hinweise, Erläuterungen, Beispiele

Siehe bei Nr. 2401

Nr.	Leistung	Bewertungszahl
2403	Exzision einer in oder unter der Haut oder Schleimhaut liegenden kleinen Geschwulst	15

Hinweise, Erläuterungen, Beispiele

Werden mehrere Geschwülste entfernt, ist die Nr. 2403 auch mehrfach abrechenbar.

Nr.	Leistung	Bewertungszahl
2404	Exzision einer größeren Geschwulst (z.B. Ganglion, Fasziengeschwulst, Fettgeschwulst, Lymphdrüse, Neuron)	62

Hinweise, Erläuterungen, Beispiele

Größere Geschwülste sind u.a.:

- Großes Atherom
- Bartholinische Zyste (Marsupialisation)
- Basaliom (da in tiefere Gewebeschichten eindringend)
- Fasziengeschwulst
- Fettgeschwulst (Lipom)
- Ganglion (Nervengeschwulst)
- Größeres Hämangiom (sofern Haut und Unterhautzellgewebe entfernt werden müssen)
- Lymphdrüse (nicht Adenoide und Seitenstränge)
- Neurom
- Xanthelasma
- Zyste, auch große Dermoidzyste
- Narbenkeloid
- Melanom

Nr.	Leistung	Bewertungszahl
2430	Eröffnung eines tief liegenden Abszesses	34

Hinweise, Erläuterungen, Beispiele

Ein tief liegender Abszess liegt vor, wenn dieser durch Betastung und Besichtigung nicht ohne weiteres abgrenzbar erscheint und nur durch schichtweises präparierendes Vorgehen erreichbar ist oder wegen enger Nachbarschaft zu größeren oder wichtigen anatomischen Strukturen, wie Gefäßen oder Nerven, eine ganz besondere Umsicht bei der Eröffnung erfordert. Das bedeutet im Umkehrschluss, dass alle Abszesse, die durch einen einfachen Schnitt eröffnet werden können, nicht nach Nr. 2430 abrechenbar sind.

Als tief liegende Abszesse gelten auch sog. Logenabszesse.

Beispiele für tief liegende Abszesse:

- Eröffnung eines Zungenabszesses
- Eröffnung eines Abszesses der Nasenscheidewand
- Eröffnung eines peritonsillären Abszesses
- Eröffnung eines retropharyngealen Abszesses
- Eröffnung eines perimandibulären Abszesses
- Operative Behandlung einer Mundbodenphlegmone

Drainagen können nicht zusätzlich abgerechnet werden.

Nr.	Leistung	Bewertungszahl
2431	Eröffnung eines Karbunkels – auch mit Exzision	21

Nr.	Leistung	Bewertungszahl
2432	Eröffnung einer Phlegmone	53

Hinweise, Erläuterungen, Beispiele

Zu **Mundboden**phlegmone siehe Nr. 2430

Die Nrn. 2440–2442 sind nicht in der KZBV-Liste (Stand 2007) zahnärztlicher Leistungsnummern für Leistungsbeschreibungen aus der GOÄ 1982 enthalten. Bezüglich der Abrechnung zuständige KZV fragen.

Nr.	Leistung	Bewertungszahl
2440	Operative Entfernung eines Naevus flammeus, je Sitzung	89

Nr.	Leistung	Bewertungszahl
2441	Operative Korrektur einer entstellenden Gesichtsnarbe	45

Nr.	Leistung	Bewertungszahl
2442	Implantation alloplastischen Materials zur Weichteilunterfütterung, als selbstständige Leistung	100

Hinweise, Erläuterungen, Beispiele

Wird in erster Linie erforderlich nach Unfällen, bei Korrektur früher durchgeführter operativer Wiederherstellungen und im Rahmen der Behandlung von Missbildungen.

Da die Kosten für die alloplastischen Materialien die Honorierung der Nr. 2442 i.d.R. deutlich übersteigen, können diese gesondert in Rechnung gestellt werden.

5.5.7 GOÄ L VIII: Neurochirurgie

Nr.	Leistung	Bewertungszahl
2583	Neurolyse, als selbstständige Leistung	103

Hinweise, Erläuterungen, Beispiele
Siehe Nr. 2584

Nr.	Leistung	Bewertungszahl
2584	Neurolyse mit Nervenverlagerung und Neueinbettung	165

Hinweise, Erläuterungen, Beispiele
Die Nrn. 2583 und 2584 beschreiben selbstständige Leistungen (Zielleistungen), mit **denen organische Neuropathien therapiert** werden. Bei der Neurolyse handelt es sich um die operative Auslösung eines Nerven aus einer Narbe, einem Kallus, einer Exostose o.Ä. Das bedeutet, dass diese Nrn. i.d.R. **nicht als flankierende Maßnahmen** (z.B. Darstellung eines Nerven, ggf. auch mit kurzfristiger Verlagerung und Rückeinbettung) **bei anderen Operationen** abgerechnet werden können. Die immer mal wieder gern geübte Praxis, irgendwelche Maßnahmen an den in der Nähe liegenden Nerven bei Wurzelspitzenresektionen an unteren 5ern oder oberen 3ern als 2583 oder 2584 abzurechnen, ist nicht möglich.

Eine zusätzliche Berechnung der Nrn. 2583 und 2584 neben anderen Operationen ist nur dann möglich, wenn der Nerv z.B. durch Tumor- oder Narbengewebe ummauert ist oder ein eingeklemmter Ast des N. trigeminus bei Kieferfraktur aus seiner misslichen Lage befreit werden muss, und somit eine eigenständige Indikation zur Neurolyse vorliegt.

Nr.	Leistung	Bewertungszahl
2586	End-zu-End-Naht eines Nerven im Zusammenhang mit einer frischen Verletzung – einschließlich Wundversorgung	150

Hinweise, Erläuterungen, Beispiele
Meist im Zusammenhang mit Unfallverletzungen

5.5.8 GOÄ L IX: Mund-, Kiefer- und Gesichtschirurgie

Nr.	Leistung	Bewertungszahl
2620	Operation der isolierten Lippenspalte	84

Nr.	Leistung	Bewertungszahl
2621	Operation der breiten Lippen-Kiefer-Spalte mit Naseneingangsplastik	167

Nr.	Leistung	Bewertungszahl
2625	Verschluss des weichen oder harten Gaumens oder Verschluss von perforierten Defekten im Bereich von Gaumen oder Vestibulum	139

Hinweise, Erläuterungen, Beispiele

Der Leistungsinhalt kommt infrage bei der mehrzeitigen Behandlung der kompletten LKG-Spalte. Hier kann vorausgehen im Alter von 6 Monaten der Leistungsinhalt der 2621, dem im Alter von 2 Jahren der Verschluss des weichen und evtl. noch später des harten Gaumens folgt. Diese Geb.-Nr. ist auch abrechenbar für die Beseitigung perforierender Defekte oder verbliebener Restperforationen.

Die Nrn. 2626 und 2627 sind nicht in der KZBV-Liste (Stand 2007) zahnärztlicher Leistungsnummern für Leistungsbeschreibungen aus der GOÄ 1982 enthalten. Es scheint bisher auch nicht einheitlich geregelt, welche der Geb.-Nrn. **2625–2627** über die KZV abrechenbar ist.

Nr.	Leistung	Bewertungszahl
2626	Velopharyngoplastik	278

Hinweise, Erläuterungen, Beispiele

Sprachverbessernde Operation zur Verlängerung des Velums mit Einlagerung eines Lappens aus der Rachenhinterwand.

Nr.	Leistung	Bewertungszahl
2627	Verschluss des harten und weichen Gaumens	223

Hinweise, Erläuterungen, Beispiele

Anders als bei Geb.-Nr. 2625 handelt es sich hierbei um eine einzeitige Operation.

Nr.	Leistung	Bewertungszahl
2640	Operative Verlagerung des Oberkiefers bei Dysgnathie, je Kieferhälfte	134

Hinweise, Erläuterungen, Beispiele

Die Nr. 2640 ist nur für Operationen am OK abrechenbar. Bei beidseitiger Fehlbildung ist sie 2-mal je Sitzung abrechenbar.

Nr.	Leistung	Bewertungszahl
2642	Operative Verlagerung des Unterkiefers bei Dysgnathie, je Kieferhälfte	206

Hinweise, Erläuterungen, Beispiele
Es gilt Gleiches für den Bereich des UK wie bei Nr. 2640.

Nr.	Leistung	Bewertungszahl
2650	Entfernung eines extrem verlagerten oder retinierten Zahns durch umfangreiche Osteotomie bei gefährdeten anatomischen Nachbarstrukturen	83

Hinweise, Erläuterungen, Beispiele
Entgegen anderer Aussagen ist der Autor nicht der Meinung, dass es für die Abrechnung der Nr. 2650 bereits ausreicht, wenn der Zugang durch eine erhebliche Knochendecke erfolgen muss. Auch Besonderheiten der Kronenform oder der Zahnwurzeln allein reichen nicht aus, denn die Leistungslegende verlangt eindeutig **zusätzlich** eine **„Osteotomie bei gefährdeten anatomischen Nachbarstrukturen“**. Als solche können gelten die Kieferhöhlen, Nerven, Nachbarzähne u.a.

Die weniger aufwändige Osteotomie ohne Gefährdung der Nachbarstrukturen muss als BEMA-Nr. 48 abgerechnet werden. Möglicherweise ist die Nr. 2650 auch gar nicht über eine KZV abrechenbar.

Nr.	Leistung	Bewertungszahl
2651	Entfernung tief liegender Fremdkörper oder Sequestrotomie durch Osteotomie aus dem Kiefer	62

Hinweise, Erläuterungen, Beispiele
Unter dieser Nr. kann nur die Entfernung von Fremdkörpern abgerechnet werden, weil die Sequestrotomie unter der BEMA-Nr. 53 beschrieben ist und deswegen unter dieser Geb.-Nr. abzurechnen ist.

Die Nrn. 2655 bis 2658 sind nicht über eine KZV abrechenbar. Sie entsprechen dem Leistungsinhalt der BEMA-Nrn. 56a–d. Es können Zystenoperationen daher auch nur unter den BEMA-Nrn. abgerechnet werden.

Nr.	Leistung	Bewertungszahl
2676	Totale Mundboden- oder Vestibulumplastik zur Formung des Prothesenlagers mit partieller Ablösung der Mundbodenmuskulatur, je Kiefer	245

Nr.	Leistung	Bewertungszahl
2680	Einrenkung der Luxation des Unterkiefers	12

Nr.	Leistung	Bewertungszahl
2681	Einrenkung der alten Luxation des Unterkiefers	45

Hinweise, Erläuterungen, Beispiele

Die Nrn. 2680 und 2681 sind nur einmal abrechnungsfähig, auch wenn beide Gelenke eingerenkt werden müssen.

Nr.	Leistung	Bewertungszahl
2682	Operative Einrenkung der Luxation eines Kiefergelenks	156

Hinweise, Erläuterungen, Beispiele

Im Gegensatz zu den beiden vorherigen Nrn. **je Kiefergelenk abrechenbar**

Nr.	Leistung	Bewertungszahl
2685	Reposition eines Zahns	23

Hinweise, Erläuterungen, Beispiele

Abrechenbar für die Behandlung einer frischen Zahnluxation

Schienungen im Zusammenhang mit den Nrn. 2685–2687 sind je nach Aufwand nach den Nrn. 2697–2699 abrechenbar.

Nr.	Leistung	Bewertungszahl
2686	Reposition eines zahntragenden Bruchstücks des Alveolarfortsatzes	34

Nr.	Leistung	Bewertungszahl
2687	Allmähliche Reposition des gebrochenen Ober- und Unterkiefers oder eines schwer einstellbaren oder verkeilten Bruchstücks des Alveolarfortsatzes	145

Hinweise, Erläuterungen, Beispiele

Die Nr. 2687 kann für die Behandlung eines Bruchs nur **einmal** abgerechnet werden, auch wenn mehrere Sitzungen erforderlich sind.

Nr.	Leistung	Bewertungszahl
2688	Fixation bei nicht dislozierter Kieferfraktur durch Osteosynthese oder Aufhängung	84

Hinweise, Erläuterungen, Beispiele zu den Nrn. 2690–2694

Der Begriff „operative" setzt die Behandlung einer **dislozierten** Fraktur voraus.

Nr.	Leistung	Bewertungszahl
2690	Operative Reposition und Fixation durch Osteosynthese bei Unterkieferbruch, je Kieferhälfte	112

Nr.	Leistung	Bewertungszahl
2691	Operative Reposition und Fixation durch Osteosynthese bei Aussprengung des Oberkiefers an der Schädelbasis	400

Nr.	Leistung	Bewertungszahl
2692	Operative Reposition und Fixation durch Osteosynthese bei Kieferbruch im Mittelgesichtsbereich – ggf. einschließlich Jochbeinbruch und/oder Nasenbeinbruch –, je Kieferhälfte	167

Nr.	Leistung	Bewertungszahl
2693	Operative Reposition und Fixation einer isolierten Orbitaboden-, Jochbein- oder Jochbogenfraktur	134

Nr.	Leistung	Bewertungszahl
2694	Operative Entfernung von Osteosynthesematerial aus einem Kiefer- oder Gesichtsknochen, je Fraktur	50

Nr.	Leistung	Bewertungszahl
2695	Einrichtung und Fixation eines gebrochenen Kiefers außerhalb der Zahnreihen durch intra- und extraorale Schienenverbände und Stützapparate	300

Nr.	Leistung	Bewertungszahl
2696	Drahtumschlingung des Unterkiefers oder orofaziale Drahtaufhängung, auch beidseitig	56

Hinweise, Erläuterungen, Beispiele

Hier werden spezielle Befestigungen einer Schiene an OK und UK beschrieben. Diese Nr. ist also nicht für die Befestigung einer Schiene an den Zähnen abrechenbar.

Nr.	Leistung	Bewertungszahl
2697	Anlegen von Drahtligaturen, Drahthäkchen oder dergleichen, je Kieferhälfte oder Frontzahnbereich, als selbstständige Leistung	39

Hinweise, Erläuterungen, Beispiele

Bei dieser Geb.-Nr. handelt es sich um die **provisorische** Versorgung von Kieferfrakturen. Sie ist nicht abrechenbar für die Befestigung von Schienen an den Zähnen.

Nr.	Leistung	Bewertungszahl
2698	Anlegen und Fixation einer Schiene am unverletzten Ober- oder Unterkiefer	167

Hinweise, Erläuterungen, Beispiele

Die Nr. 2698 kann nicht für die Aufbissbehelfe angesetzt werden. Hierfür sind die BEMA-Nrn. K1–K3 abzurechnen. Ggf. mit Nr. 2699 berechenbar.

Nr.	Leistung	Bewertungszahl
2699	Anlegen und Fixation einer Schiene am gebrochenen Ober- oder Unterkiefer	245

Hinweise, Erläuterungen, Beispiele

Ggf. mit Nr. 2698 berechenbar

Nr.	Leistung	Bewertungszahl
2700	Anlegen von Stütz-, Halte- oder Hilfsvorrichtungen (z.B. Verbandsplatte, Pelotte) am Ober- oder Unterkiefer oder bei Kieferklemme	39

Hinweise, Erläuterungen, Beispiele

Unter dieser Geb.-Nr. können auch Obturatoren, die im Zusammenhang mit Zystenoperationen nach den Geb.-Nrn. 56b und d (Partsch I) zur Anwendung kommen, abgerechnet werden.

Nr.	Leistung	Bewertungszahl
2701	Anlegen von extraoralen Stütz-, Halte- oder Hilfsvorrichtungen, einer Verbands- oder Verschlussplatte, Pelotte oder dergleichen – im Zusammenhang mit plastischen Operationen oder zur Verhütung oder Behandlung von Narbenkontrakturen	200

Nr.	Leistung	Bewertungszahl
2702	Wiederanbringung einer gelösten Apparatur oder kleinen Änderungen, teilweise Erneuerung von Schienen oder Stützapparaten – auch Entfernung von Schienen oder Stützapparaten –, je Kiefer	34

Nr.	Leistung	Bewertungszahl
2705	Osteotomie nach disloziert verheilter Fraktur im Mittelgesicht – einschließlich Osteosynthese	189

Nr.	Leistung	Bewertungszahl
2706	Osteotomie nach disloziert verheilter Fraktur im Unterkiefer – einschließlich Osteosynthese	145

Nr.	Leistung	Bewertungszahl
2710	Partielle Resektion des Ober- oder Unterkiefers – auch Segmentosteotomie –, als selbstständige Leistung	123

Hinweise, Erläuterungen, Beispiele

Hierbei handelt es sich um Dysgnathieoperationen.

Nr.	Leistung	Bewertungszahl
2711	Partielle Resektion des Ober- oder Unterkiefers – auch Segmentosteotomie –, in Verbindung mit Leistungen nach Nrn. 2640 oder 2642	84

Die Nrn. 2712 und 2715 sind nicht in der KZBV-Liste (Stand 2007) zahnärztlicher Leistungsnummern für Leistungsbeschreibungen aus der GOÄ 1982 enthalten. Bezüglich der Abrechnung zuständige KZV fragen.

Nr.	Leistung	Bewertungszahl
2712	Halbseitenresektion des Ober- oder Unterkiefers	334

Hinweise, Erläuterungen, Beispiele

Dürfte im Wesentlichen im Rahmen einer Tumor- oder Osteomyelitisbehandlung infrage kommen.

Nr.	Leistung	Bewertungszahl
2715	Suprahyoidale Lymphknotenausräumung einer Seite – einschließlich Darstellung und ggf. Entfernung von Muskeln, Nerven und Gefäßen	223

Hinweise, Erläuterungen, Beispiele

Kommt nur im Rahmen einer Tumorbehandlung zur Anwendung.

Nr.	Leistung	Bewertungszahl
2720	Osteotomie im Zusammenhang mit operativen Eingriffen am Mundboden – einschließlich Osteosynthese	89

Die Nr. 2730 ist nicht abrechenbar. Der Leistungsinhalt entspricht dem der BEMA-Nr. 58 (KnR) und ist deshalb unter dieser Nr. abzurechnen.

Die Nr. 2732 ist nicht in der KZBV-Liste (Stand 2007) zahnärztlicher Leistungsnummern für Leistungsbeschreibungen aus der GOÄ 1982 enthalten. Bezüglich der Abrechnung zuständige KZV fragen.

Nr.	Leistung	Bewertungszahl
2732	Operation zur Lagerbildung für Knochen oder Knorpel bei ausgedehnten Kieferdefekten	223

Hinweise, Erläuterungen, Beispiele

Ausgedehnte Kieferdefekte können entstanden sein durch:

- Tumoroperationen
- Osteomyelitis
- Traumata
- Fehlbildung

Nr.	Leistung	Bewertungszahl
2885	Entfernung einer kleinen Blutadergeschwulst	124

Hinweise, Erläuterungen, Beispiele

Die Nr. 2885 ist nur als Zielleistung und nicht als flankierende Maßnahme im Zuge einer anderen Venen-OP abrechenbar.

Nr.	Leistung	Bewertungszahl
2886	Entfernung einer großen Blutadergeschwulst	308

Hinweise, Erläuterungen, Beispiele

Die Nr. 2886 ist nicht in der KZBV-Liste (Stand 2007) zahnärztlicher Leistungsnummern für Leistungsbeschreibungen aus der GOÄ 1982 enthalten. Bezüglich der Abrechnung zuständige KZV fragen.

Nr.	Leistung	Bewertungszahl
3300	Arthroskopie – gegebenenfalls mit Probeexzision	56

Hinweise, Erläuterungen, Beispiele

Endoskopie eines Gelenks, auch mit Winkel-Teleskop. Abgegolten sind Gelenkspülungen, der Hautschnitt und seine Vernähung. Indikationen sind präoperative Beurteilung der Synovialis (Innenschicht der Gelenkkapsel), des Gelenkknorpels und rheumatische Veränderungen.

Zahnärztliche chirurgische Leistungen, die nicht nach der GOÄ, sondern unverändert nach dem BEMA und als BEMA-Nrn. (z.B. 51a oder Ä161) abgerechnet werden müssen:

- Ä1628 = 51a (Pla1)
- Ä2428 = Ä161 (übernommen aus GOÄ von 1965, Inz1)
- Ä2650 = 48 (Ost2)
- Ä2651 = 48 (Ost2, ehemals BEMA 53)
- Ä2655 = 56a (Zy1)
- Ä2656 = 56c (Zy3)
- Ä2657 = 56b (Zy2)
- Ä2658 = 56d (Zy4)
- Ä2730 = 58 (KnR)

6 Anhang

6.1 Gutachterverfahren

Die Formulare für die Gutachterverfahren sind in BMV-Z und EKV-Z z.T. identisch oder fast identisch. Nur bei größeren Unterschieden wurden beide Formulare abgedruckt.

Auftrag zur Begutachtung BMV-Z

Name und Anschrift der Krankenkasse

Anlage 13 a (Blatt 1)

Auftrag zur Begutachtung

Name und Anschrift des Gutachters

(Name des Versicherten)	(Vorname)	(geb. am)
(Ehegatte / Kind / Sonst. Angeh.)	(Vorname)	(geb. am)
(Name des Zahnarztes)		
(Anschrift)		

Wir bitten um Begutachtung der

Zutreffendes ankreuzen

vorgesehenen prothetischen Versorgung nach dem Heil- und Kostenplan (Anlage 3 zum BMV-Z) vom ______ ZE

ausgeführten prothetischen Leistungen, eingegliedert am ______ Mä

vorgesehenen Behandlung von Kiefergelenkserkrankungen nach dem Behandlungsplan (Muster 3 a der Anlage 2 zum BMV-Z) vom ______ KB

vorgesehenen kieferorthopädischen Behandlung nach dem Behandlungsplan vom ______

nach dem Verlängerungsantrag vom ______ Kfo

vorgesehenen PA-Behandlung nach dem Pa-Status vom ______ Pa

Wir bitten um gutachterliche Stellungnahme zu folgenden Fragen:

(Ort / Datum)

(Stempel der Krankenkasse und Unterschrift)

Durchschrift dieses Auftrages ist dem Zahnarzt übersandt worden.
Er wurde darauf hingewiesen, dass die erforderlichen Unterlagen (Röntgenaufnahmen, Modelle usw.) dem Gutachter rechtzeitig, spätestens jedoch eine Woche nach Erhalt dieser Benachrichtigung, zur Verfügung zu stellen sind.

99

Begutachtung BMV-Z

Anlage 13 b (Blatt 1)

Name der Krankenkasse

Name des Versicherten

Name Vorname geb. am

Ehegatte/Kind/sonstige Angehörige Vorname geb. am

Begutachtung

Die Begutachtung der

☐ vorgesehenen prothetischen Versorgung nach dem Heil- und Kostenplan (Anlage 3 zum BMV-Z) vom ____________

☐ ausgeführten prothetischen Leistungen vom ____________

☐ Behandlung von Kiefergelenkserkrankungen vom ____________

erfolgte am ____________

Untersuchung des Patienten am ____________

Untersuchungsbefund

(Nur ausfüllen, wenn Abweichungen vom Heil- und Kostenplan festgestellt werden)

Befund																
	18	17	16	15	14	13	12	11	21	22	23	24	25	26	27	28
	48	47	46	45	44	43	42	41	31	32	33	34	35	36	37	38
Befund																

Erläuterungen / Befund:

f = fehlender Zahn
)(= Lückenschluss
e = bereits ersetzter Zahn
x = nicht erhaltungswürdiger Zahn
w = erkrankter, aber erhaltungswürdiger Zahn
k = vorhandene Krone
t = vorhandene Teleskop-/Konuskrone
b = vorhandenes Brückenglied
i = Implantat
a = Adhäsivbrücke

Ergebnis

1. Der Behandlungsplan wird befürwortet ☐ ja ☐ mit Einschränkung ☐ nein
2. Die ausgeführten prothetischen Leistungen sind frei von Fehlern oder Mängeln ☐ ja ☐ nein

Begründung

Name und Anschrift des Zahnarztes

(Ort / Datum)

(Unterschrift und Stempel des Gutachters)

vom Gutachter an den **Zahnarzt** zu senden

Anlage 13 b SCHÜTZDRUCK 30159 Hannover, Marktstr. 49, Tel. (0511) 32 73 44

Auftrag zur Begutachtung prothetischer Behandlung EKV-Z

Anlage 6a (Blatt 1)

Name und Anschrift der Kasse

Auftrag zur Begutachtung prothetischer Behandlung

Name und Anschrift des Gutachters

(Name des Versicherten)	(Vorname)	(geb. am)
(Ehegatte / Kind / Sonst. Angeh.)	(Vorname)	(geb. am)
(Name des Zahnarztes)		
(Anschrift)		

Wir bitten um Begutachtung des beiliegenden Heil- und Kostenplanes .... ☐

der abgerechneten prothetischen Behandlung .... ☐

Insbesondere bitten wir zu folgenden Fragen um gutachterliche Stellungnahme:

Durchschrift dieses Auftrages ist dem Zahnarzt übersandt worden.

Er wurde darauf hingewiesen, dass die erforderlichen Unterlagen (Röntgenaufnahmen, Modelle usw.) gemäß § 22 Abs. 5 EKVZ dem Gutachter rechtzeitig, spätestens jedoch eine Woche nach Erhalt dieser Benachrichtigung, zur Verfügung zu stellen sind.

(Ort / Datum) (Stempel der Kasse und Unterschrift)

82

Begutachtung EKV-Z

Anlage 6 b (Blatt 1)

Name der Krankenkasse

Name des Versicherten

Name Vorname geb. am

Ehegatte/Kind/sonstige Angehörige Vorname geb. am

Versicherungsnummer

Begutachtung

Die Begutachtung der

☐ vorgesehenen prothetischen Versorgung nach dem Heil- und Kostenplan vom ____________

☐ ausgeführten prothetischen Leistungen vom ____________

☐ Behandlung von Kiefergelenkserkrankungen vom ____________

erfolgte am ____________

Untersuchung des Patienten am ____________

Untersuchungsbefund

(Nur ausfüllen, wenn Abweichungen vom Heil- und Kostenplan festgestellt werden)

Befund																
	18	17	16	15	14	13	12	11	21	22	23	24	25	26	27	28
	48	47	46	45	44	43	42	41	31	32	33	34	35	36	37	38
Befund																

Erläuterungen / Befund:
f = fehlender Zahn
)(= Lückenschluss
e = bereits ersetzter Zahn
x = nicht erhaltungswürdiger Zahn
w = erkrankter, aber erhaltungswürdiger Zahn
k = vorhandene Krone
t = vorhandene Teleskop-/Konuskrone
b = vorhandenes Brückenglied
i = Implantat
a = Adhäsivbrücke

Ergebnis

1. Der Behandlungsplan wird befürwortet ☐ ja ☐ mit Einschränkung ☐ nein
2. Die ausgeführten prothetischen Leistungen sind frei von Fehlern oder Mängeln ☐ ja ☐ nein

Begründung

Name und Anschrift des Zahnarztes

vom Gutachter an den Zahnarzt zu senden

(Ort / Datum)

(Unterschrift und Stempel des Gutachters)

Anlage 6 b SCHÜTZDRUCK 30659 Hannover, Marktstr. 49, Tel. (05 11) 32 73 44

Gutachten Kfo BMV-Z und EKV-Z

Gutachten

☐ Kfo-Behandlungsplan vom ____________ ☐ Kfo-Verlängerungsantrag vom ____________

☐ Kfo-Therapieänderung vom ____________ ☐ KIG-Einstufung vom ____________

Name des Zahnarztes
Anschrift
Name, Vorname des Mitgliedes geb. am
Name, Vorname des Familienangehörigen geb. am

Untersuchung des Patienten ☐

Ergebnis

1. Der Kfo-Behandlungsplan wird befürwortet	☐ ja	☐ mit Einschränkung	☐ nein
2. Der Kfo-Verlängerungsantrag wird befürwortet	☐ ja	☐ mit Einschränkung Quartale ______	☐ nein
3. Die Kfo-Therapieänderung wird befürwortet	☐ ja	☐ mit Einschränkung	☐ nein
4. Die Einstufung nach der kieferorthopädischen Indikationsgruppe ist korrekt	☐ ja		☐ nein, welche ______
5. Die Material- und Laborkosten sind angemessen	☐ ja		☐ nein, Höhe ______

Begründung (falls Angaben des Zahnarztes nicht gefolgt wird, ggf. abweichende Gebühren-Nummern angeben)

Vordr.-Nr. Z 10/13 C SCHÜTZDRUCK 30159 Hannover, Marktstr. 49, Tel. (0511) 32 73 44

(Ort/Datum) (Unterschrift des Gutachters)

Auftrag zur Begutachtung von Implantaten einschl. Suprakonstruktionen BMV-Z und EKV-Z

Anhang 1 zur Vereinbarung über das Gutachterverfahren für implantologische Leistungen (Vorderseite)

Auftrag zur Begutachtung von Implantaten einschließlich Suprakonstruktion (Zahnersatz)

Name und Anschrift des Gutachters

Name der Krankenkasse	
Name, Vorname des Versicherten	geb. am
Ehegatte/Kind/sonst. Angeh.	geb. am
Versicherten-Nr.	

Wir bitten um Begutachtung der laut anliegendem Behandlungsplan vorgesehenen implantologischen Leistungen einschließlich der Suprakonstruktion mit dem Ziel festzustellen, ob eine Ausnahmeindikation gemäß § 28 Abs. 2 Satz 9 SGB V / Abschnitt B. VII. Nr. 2[1] der Richtlinien des Bundesausschusses der Zahnärzte und Krankenkassen für eine ausreichende, zweckmäßige und wirtschaftliche vertragszahnärztliche Versorgung vorliegt.

[1] *geändert aufgrund der Neufassung der Behandlungsrichtlinien zum 01.01.2004*

Eine Durchschrift dieses Auftrages ist dem behandelnden Zahnarzt übersandt worden.

Weiterhin bitten wir um eine gutachterliche Stellungnahme zu folgenden Fragen:

Name und Anschrift des Zahnarztes

Bitte stellen Sie die erforderlichen Unterlagen (Röntgenaufnahmen, Modelle, ausgefüllter Vordruck „Begutachtung von Implantaten") dem Gutachter rechtzeitig, spätestens jedoch eine Woche nach Erhalt dieser Benachrichtigung zur Verfügung.

Datum

Stempel der Krankenkasse und Unterschrift

79

Begutachtung von Implantaten einschl. Suprakonstruktion BMV-Z und EKV-Z

Anhang 1 zur Vereinbarung über das Gutachterverfahren für implantologische Leistungen (Rückseite)

Begutachtung von Implantaten einschließlich Suprakonstruktion (Zahnersatz)

Hinweis für den Zahnarzt

Bitte in den Abschnitten 1 und 2 **nur die fett umrandeten Felder** sowie den Abschnitt 3 **ausfüllen und zusammen mit den Befundunterlagen (Modelle, Röntgenaufnahmen, Befundberichte) an den Gutachter senden.**

1. Befundunterlagen und Vorbehandlung

Vorbehandlung	Zahnarzt		Gutachter	
	Ja	Nein	Ja	Nein
Konservierende Vorbehandlung abgeschlossen				
Endodontische Vorbehandlung abgeschlossen				
Par-Behandlung abgeschlossen				
Chirurgische/kieferchirurgische Vorbehandlung abgeschlossen				

Befundunterlagen	Gutachter	
	Ja	Nein
Auswertbares Orthopantomogramm (ggf. Messaufnahme)		
Auswertbare Zahnfilme		
Fixierte, auswertbare Modelle		
Befundbericht über die medizinische Gesamtbehandlung		
Untersuchung des Patienten hat stattgefunden		

2. Ausnahmeindikationen für implantologische Leistungen

Größere Kiefer- und Gesichtsdefekte liegen vor, die ihre Ursache haben in:	Zahnarzt		Gutachter	
	Ja	Nein	Ja	Nein
Tumoroperationen				
Entzündungen des Kiefers				
Operationen infolge von großen Zysten				
Operationen infolge von Osteopathien				
Angeborenen Fehlbildungen des Kiefers				

Größere Kiefer- und Gesichtsdefekte liegen vor, die ihre Ursache haben in:	Zahnarzt		Gutachter	
	Ja	Nein	Ja	Nein
Unfällen				
Dauerhaft bestehende extreme Xerostomie (bei Tumorbehandlung)				
Generalisierte genetische Nichtanlage von Zähnen				
Nicht willentlich beeinflussbare muskuläre Fehlfunktion (z. B. Spastiken)				
Verankerung von Epithesen bei extraoralen Defekten				

3. Gesamtbeurteilung des Zahnarztes	Ja	Nein
Eine Ausnahmeindikation für implantologische Leistungen nach Abschnitt VII der Richtlinien liegt vor	☐	☐
Die konventionelle prothetische Versorgung ohne Implantate ist möglich	☐	☐

Datum, Unterschrift des Zahnarztes

4. Gesamtbeurteilung des Gutachters	Ja	Nein
Eine konventionelle prothetische Versorgung ohne Implantate ist möglich	☐	☐
Der Behandlungsplan wird befürwortet	☐	☐
Der Behandlungsplan wird mit Änderungen befürwortet	☐	

Begründung (ggf. auf gesondertem Blatt):

18	17	16	15	14	13	12	11	21	22	23	24	25	26	27	28
48	47	46	45	44	43	42	41	31	32	33	34	35	36	37	38

Zahnstatus ausfüllen, falls von Angaben des Zahnarztes abgewichen wird

Datum, Unterschrift des Gutachters

80

6.1.1 Planungsgutachten

Die Krankenkasse kann die Versorgungsnotwendigkeit und die geplante Versorgung begutachten lassen, auch wenn eine gleichartige oder andersartige Versorgung geplant ist. Der Vertragszahnarzt ist verpflichtet, dem Gutachter alle erforderlichen Behandlungs- und Befundunterlagen zur Verfügung zu stellen.

Einwendungen gegen ein vorliegendes Planungsgutachten sind, soweit es sich um eine Regel- oder gleichartige Versorgung handelt, an die je nach Krankenkassenart zuständige Stelle zu richten:

- Für Versicherte von **Primärkassen einschließlich Knappschaft** entscheidet über Einsprüche der von der jeweiligen KZV und den Primärkassen gebildete Prothetik-Einigungsausschuss (PEA).
- Bei Widerspruch entscheidet die Beschwerdeinstanz, der Prothetik-Widerspruchsausschuss.
- Gegen die Entscheidung des Prothetik-Widerspruchsausschusses ist Klage vor dem Sozialgericht möglich.
- Bei Versicherten von **Ersatzkassen** ist die Einholung eines Obergutachtens möglich. Zahnarzt und Ersatzkasse können gegen das Planungsgutachten innerhalb eines Monats nach dessen Zugang ein Obergutachten bei der KZV beantragen. Bei dem Obergutachten handelt es sich nicht um einen Verwaltungsakt, sondern um eine gutachterliche Stellungnahme ohne Rechtswirkung. Rechtsmittel hiergegen sind deshalb nicht möglich. Ein Hinweis auf eine Klage vor dem Sozialgericht – wie bei den Primärkassen – fehlt im EKV-Z. Ob das tatsächlich bedeutet, dass eine Klage vor dem Sozialgericht nicht möglich ist, kann sich der Verfasser beim besten Willen nicht vorstellen. Eine endgültige Klärung dieser Frage war aber bisher auch nicht möglich.

6.1.2 Mängelgutachten

In begründeten Einzelfällen kann die Krankenkasse bei Regel- und gleichartigen Versorgungen ausgeführte prothetische Leistungen begutachten lassen, wenn Planungs- oder Ausführungsmängel vermutet werden. In einer Protokollnotiz zur Gutachtervereinbarung ist festgehalten, dass die Krankenkasse in begründeten Einzelfällen und bei Vermutung von Mängeln auch bei andersartigen Versorgungen und sog. Mischfällen ausgeführte Leistungen überprüfen lassen kann. Die Begutachtung muss innerhalb von 36 Monaten nach der definitiven Eingliederung des Zahnersatzes durchgeführt sein. Die weiteren Verfahren sind wie beim Planungsgutachten.

6.2 Mehrwertsteuerpflicht

Die Feststellung des Bundesministeriums der Finanzen (BMF) vom März 2001 besagt, dass Leistungen eines Arztes dann umsatzsteuerfrei sind, wenn sie der medizinischen Betreuung von Personen durch das Diagnostizieren und Behandeln von Krankheiten oder anderen Gesundheitsstörungen dienen.

Zur Mehrwertsteuerplicht von Gutachten sowie kieferorthopädischen Apparaten und Schienen s.u.

6.2.1 Mehrwertsteuerbefreit

Mehrwertsteuerfrei sind zahnärztliches Honorar, Materialkosten für Abformungen, Hülsen und direkte Unterfütterungen, direkt hergestellte Provisorien und Versandkosten für Sendungen an ein gewerbliches Labor.

6.2.2 Mehrwertsteuerpflichtig

Der Mehrwertsteuerpflicht unterliegen bestimmte Gutachten sowie die Eigenlaborleistungen, soweit sie der Herstellung von Zahnersatz und Zahnkronen dienen.

Mehrwertsteuerpflichtige Gutachten

Folgende Gutachten sind mehrwertsteuerpflichtig:

- Planungsgutachten, da sie im Interesse oder Auftrag Dritter (meist einer Krankenkasse) erstellt werden.
- Gutachten über den Gesundheitszustand als Grundlage für Versicherungsabschlüsse.
- Gutachten über den Kausalzusammenhang zwischen einem rechtserheblichen Tatbestand und einer Gesundheitsstörung = Mängelgutachten. Hierbei geht es um die Frage einer Schadensersatzleistung. Damit steht nicht die medizinische Betreuung des Patienten im Vordergrund. Eine Umsatzsteuerbefreiung kommt nach § 4 Nr. 14 UStG (Umsatzsteuergesetz) daher nicht in Betracht.
- Gutachten oder Untersuchungen von Bundeswehrangehörigen auf Musterungs-, Tauglichkeits- oder Verwendungsfähigkeit.

Ab welchen Umsätzen Mehrwertsteuerpflicht besteht, wissen der Steuerberater und das Internet.

Mehrwertsteuerfreie Gutachten

Gutachten, Berichte und Bescheinigungen, die der schriftlichen Kommunikation im Rahmen der vertragsärztlichen Versorgung unter Ärzten dienen sowie

Gutachten für die Gesetzliche Krankenversicherung (Gutachten zu medizinischen Vorsorge- und Rehabilitationsleistungen, der Hilfsmittelversorgung und der häuslichen Krankenpflege im Rahmen der Aufgabenwahrnehmung nach § 275 SGB V; Gutachten zur ärztlichen und zahnärztlichen Behandlung und der Verordnung von Arzneimitteln).

Auch sog. Zweitmeinungsgutachten, die i.d.R. vom Patienten in Auftrag gegeben werden und somit direkt und konkret mit einem therapeutischen Ziel im Zusammenhang stehen, sind mehrwertsteuerfrei.

Mehrwertsteuerpflicht von kieferorthopädischen Apparaten und Vorrichtungen sowie Schienen

Dieser Frage wurde ein eigener Abschnitt gewidmet, weil die Lösung dieses Problems so interessant und so herrlich beispielhaft für unsere Rechtsordnung/Rechtsprechung ist.

Das Umsatzsteuergesetz sagt zu diesem Problem Folgendes aus: Die Lieferung oder Wiederherstellung von Zahnprothesen, anderen Waren der Zahnprothetik sowie **kieferorthopädischen Apparaten** und Vorrichtungen ist **von der Steuerbefreiung ausgeschlossen**, soweit die bezeichneten Gegenstände im Unternehmen des Zahnarztes hergestellt oder wiederhergestellt werden. ...

(Erwähnt werden zwar nur kieferorthopädische Apparate, Schienen können diesen aber möglicherweise gleichgestellt werden)

Diese Aussage erscheint sehr eindeutig. Wie die folgenden Ausführungen zeigen werden, ist sie es nicht. Es gibt zu dem Problem Steuerpflicht/-freiheit von kieferorthopädischen Apparaten und Vorrichtungen 2 aktuelle Urteile und einen Vergleich:

Finanzgericht (FG) Berlin, Urteil V 703/92 v. 27.06.1995 (Erste Instanz), das eine **Steuerpflicht bejaht**, und Bundesfinanzhof (BFH), Urteil V-R-36/96, v. 23.10.1997, der das Urteil des FG Berlin wieder aufgehoben und das Verfahren zur **Neuentscheidung an das FG Berlin zurückverwiesen** hat.

Beim Verfahren vor dem BFH handelte es sich um ein Revisionsverfahren, bei dem sich, wie in solchen Fällen üblich, die Revisionsinstanz um eine Entscheidung in der Sache herumgedrückt hat. Für einen Nichtjuristen reduziert sich das ganze Verfahren auf reine Wortklauberei. Der BFH sah sich nämlich nicht in der Lage, abschließend festzustellen, ob und welche Umsätze die Kläger durch **Lieferungen** von kieferorthopädischen Apparaten ausgeführt hatte, weil das FG Berlin Begriffe wie Laborumsätze, kieferorthopädische Umsätze, kieferorthopädische Behandlungsmittel, Zahnspangen usw. verwendete und sich nicht der in den Umsatzsteuerrichtlinien gebrauchten Begriffe „kieferorthopädische Apparate und Vorrichtungen“ bediente. Das war wohl ein bisschen unprofessionell.

Trotzdem ist das Urteil des BFH keineswegs wertlos. Worum ging es? Die Kläger begehrten, die kieferorthopädischen Umsätze – entgegen der eigenen bisherigen Beurteilung – als steuerfrei zu behandeln. Begründung: Die kieferorthopädischen Apparate und Vorrichtungen blieben in ihrem Besitz. Das Eigentum an den Gegenständen wurde also nicht auf den Patienten übertragen. Diese Begründung wurde lange gern auch von den zahnärztlichen Körperschaften vertreten, kann aber wohl auf Dauer vor Gericht nicht standhalten. Der BFH sieht für eine Steuerbefreiung eher andere Gründe. Erfreulicherweise konnte sich der BFH dazu durchringen, dem FG Berlin einige Vorgaben für das neue Verfahren mit auf den Weg zu geben:

Die Steuerbefreiungsvorschrift ... betrifft bei richtlinienkonformer Auslegung ... **nur Dienstleistungen** durch Heilbehandlungen im Bereich der Humanmedizin.

(das schließt uns Zahnmediziner erfreulicherweise mit ein).

Die Steuerbefreiung schließt grundsätzlich **keine Lieferung** von Gegenständen ein. ...

(Das ist an sich erneut eine klare Aussage, die allerdings durch das Wort „grundsätzlich" auch schon wieder aufgeweicht wird; denn der Begriff „grundsätzlich" lässt darauf schließen, dass es Ausnahmen gibt.).

Es handelt sich, wie der EuGH [Europäische Gerichtshof] entschieden hat ..., um Leistungen, die außerhalb von Krankenanstalten im Rahmen einer auf Vertrauen gegründeten Beziehung zwischen Patienten und Behandelndem erbracht werden, wobei diese Beziehung normalerweise in dessen Praxisräumen zum Tragen kommt.

(Und damit wird die Aufweichung der an sich präzisen vorherigen Aussage weiter vorangetrieben.)

Ob ein bestimmter Umsatz als **Lieferung** eines Gegenstands (umsatzsteuerpflichtig) oder als **Dienstleistung** (umsatzsteuerfrei) zu beurteilen ist, richtet sich nach dem im Rahmen einer **Gesamtbetrachtung** zu ermittelnden Wesen des Vorgangs. Maßgebend sind der Umfang und die Bedeutung von **Dienstleistungen** für den **Gesamtvorgang**.

(Dies sind 2 ganz wichtige Aussagen, die man sich mehrfach auf der Zunge zergehen lassen sollte.)

Danach wird der Umsatz durch kieferorthopädische Behandlung von der **Dienstleistung** des Kieferorthopäden geprägt ...

(um nicht zu sagen, dominiert)

Wenn er durch den Einsatz von kieferorthopädischen Apparaten [Fehlbildungen] entgegenwirkt, ist die Überlassung dieser Gegenstände Teil der Heilbehandlung. Die Behandlung ist ohne ihren Einsatz nicht fachgerecht. Das gilt jedenfalls, wenn Apparate für die Behandlung unentbehrlich sind oder die Heilbehandlung in maßgeblichem Umfang unterstützen und nur für die Zwecke der einzelnen Behandlung von dem behandelnden Zahnarzt oder in seinem Labor angefertigt werden. ***Lieferungen*** **von Gegenständen sind unter den bezeichneten Voraussetzungen** ***nicht*** **gegeben. Die** ***zahnärztliche Dienstleistung*** **ist** ***steuerfrei*** **und umfasst auch die Überlassung der zur Heilbehandlung von dem Arzt [oder in seinem Labor] angefertigten Gegenstände.**

(All das lässt sich problemlos auch auf die Behandlung mit Schienen übertragen, sei es nun im verletzten Kiefer oder zur Behandlung des Kiefergelenks mit den K-Positionen oder einer Bissführungsplatte zur Vorbereitung einer Zahnersatzbehandlung. Ob unsere Prädikatsjuristen bei Gericht das genauso sehen, ist natürlich wieder eine ganz andere Frage.)

(Im folgenden Absatz setzt sich der BFH mit der Problematik der Begründung „Eigentumsvorbehalt" als Grund für die Steuerfreiheit auseinander:)

Für den Fall, dass das FG Berlin selbst unter Beachtung der dargelegten Grundsätze bei der erneuten Entscheidung ... zu der Überzeugung kommen sollte, dass sie [die dem FG Berlin vorgelegten kieferorthopädischen Apparate] nicht zur Verwirklichung der Heilbehandlung eingesetzt worden sein sollten [wozu wohl sonst? Vielleicht wie Schweinefleisch für die Intervention und Lagerung in einem Kühlhaus der EU?], können Lieferungen dieser Gegenstände nicht schon deshalb ausgeschlossen werden, weil die Kläger sich das Eigentum daran vorbehalten haben.

(Wie bereits oben beschrieben, ist der Eigentumsvorbehalt nach Auffassung des BFH offensichtlich wenig geeignet, eine Steuerfreiheit zu begründen.)

Schlussfolgerung eines hin und wieder noch logisch denkenden Nichtjuristen: Nach den Ausführungen des BFH sind kieferorthopädische Apparate (und analog dazu evtl. auch Schienen) so **eng mit der steuerfreien zahnärztlichen freiberuflichen Tätigkeit verbunden**, dass sie dieser Tätigkeit zuzuordnen und **nicht** als **steuerpflichtige Lieferungen** im Sinne der Umsatzsteuerrichtlinien zu werten sind.

Nach dieser Entscheidung des BFH herrschte Schweigen im Walde. Auf Anfrage beim FG Berlin konnte der Autor erfahren, dass das Verfahren abgeschlossen sei. Als Nichtjurist musste sich der Autor an dieser Stelle erklären lassen, dass mit einer derartigen Formulierung ein Vergleich gemeint war. So etwas machen Behörden und auch Versicherungen gern, um kein Grundsatzurteil zu bekommen. Gerichte lieben Vergleiche, weil sie keine Urteilsbegründung schreiben müssen. Und alle Beteiligten sind froh darüber, dass ein Vergleich billiger ist als ein Urteil. Außerdem entfällt i.d.R. die publicitywirksame Berichterstattung. Immerhin konnte der Autor erfahren, dass die Parteien sich im Sinne der Vorgaben des BFH verglichen hatten. Na bitte, da haben wir doch wenigstens etwas, wenn ein anständiges Urteil auch schöner gewesen wäre.

Wenn sich der Autor abschließend noch einmal die Begründung des BFH durch den Kopf gehen lässt, dann fragt er sich, wieso eine Krone, eine Brücke oder ein herausnehmbarer Zahnersatz eigentlich weniger mit einer steuerfreien zahnärztlichen freiberuflichen Tätigkeit verbunden sein sollen als kieferorthopädische Apparate oder Schienen? Wie um alles in der Welt sollen denn fehlende Zähne anders als durch Eingliederung von Zahnersatz therapiert werden? Nun denn, die Gedankengänge unserer Juristen sind oft wunderbar.

Ausweisung der MwSt bei Anfertigung von Schienen
Es gibt offensichtlich noch immer die Forderung seitens der/einiger (?) Kostenträger, dass die MwSt in Rechnungen für Schienen nicht ausgewiesen werden darf. Das ist nach Ansicht des Verfassers nicht mit den einschlägigen Steuergesetzen vereinbar. Eine Anfrage hierzu beantwortete die KZBV wie folgt: „Muss ggf. mit einem Steuerberater besprochen werden."

6.3 Abrechnung bei sonstigen Kostenträgern (siehe auch 2.1.3)

Im Wesentlichen gleichen die Abrechnungsbestimmungen denen der gesetzlichen Krankenkassen. Die Abrechnung erfolgt meist direkt mit dem Kostenträger. Zu Besonderheiten wird auf die Veröffentlichungen der zuständigen KZVen verwiesen. Hier darauf einzugehen, würde den Rahmen dieses Buches sprengen. Hinzu kommt, dass sich die Regelungen noch häufiger ändern als bei den Krankenkassen.

Einen Sonderfall stellt die Abrechnung von Leistungen für Patienten aus Ländern, mit denen ein Abkommen über eine Krankenversorgung ihrer Staatsangehörigen besteht, dar. Es gibt zwei Gruppen von Staaten, mit denen Verträge bestehen:

1. Bosnien-Herzegowina, Kroatien, Mazedonien, Serbien und Montenegro, Türkei und Tunesien
2. Alle anderen EWR-Staaten (europäischer Wirtschaftsraum) und Schweiz

Zu 1: Diese Patienten legen einen Anspruchsnachweis ihrer Krankenversicherung bei einer deutschen Krankenkasse ihrer Wahl vor. Diese händigt dem Patienten einen Erfassungsschein aus, auf dem die Abrechnung über die KZV erfolgen kann.

Zu 2: Diese Patienten legen eine europäische Krankenversicherungskarte (EHIC) oder eine provisorische Ersatzbescheinigung (PEB) sowie einen Identitätsausweis vor. Diese Unterlagen unbedingt kopieren. Daran anschließend die Daten auf das Muster 80 übertragen und prüfen, ob der Patient das Muster 81 korrekt ausgefüllt hat. Die erbrachten Leistungen können über die KZV mit der Statusergänzung „7" für Auslandsabkommen abgerechnet werden.

Dokumentation des Behandlungsanspruchs von im Ausland Versicherten 80

Der Behandlungsanspruch wurde nachgewiesen durch

Europäische Krankenversicherungskarte ☐ Bescheinigung als provisorischer Ersatz für die Europäische Krankenversicherungskarte ☐ Bescheinigung über den Leistungsanspruch während eines Aufenthaltes in einem anderen Mitgliedsstaat (Formular E 111) ☐

Herkunftsland (Länderkennzeichen)

Patient (diese Ziffern beziehen sich auf die Datenfelder der Karte bzw. des Scheins)

3 Name 4 Vorname

5 Geburtsdatum T T M M J J 6 Persönliche Kennnummer

7 Kennnummer des Trägers –

Bezeichnung des Trägers (nur bei Vorlage des E 111 auszufüllen)

8 Kennnummer der Karte 9 Ablaufdatum T T M M J J

Die Identität des Patienten wurde nachgewiesen durch

Personalausweis ☐ Reisepass ☐

Nummer des Ausweises/des Passes

Datum T T M M J J

Vertragsarztstempel/Unterschrift des Arztes

Original für die Krankenkasse

Muster 80a (7.2004)

Paul Albrechts Verlag, 22952 Lütjensee

Erklärung 81

des im EU- bzw. EWR-Ausland oder der Schweiz versicherten Patienten bei Inanspruchnahme von Sachleistungen während eines vorübergehenden Aufenthaltes in Deutschland

Datum

Ich bestätige, dass ich beabsichtige, mich bis zum

in Deutschland aufzuhalten und nicht zum Zweck der Behandlung eingereist bin.

Date

I confirm that I intend to stay in Germany until

and did not enter the country for the purpose of treatment.

Date

Je confirme avoir l'intention de séjourner en Allemagne jusqu'au

et de ne pas m'y être rendu(e) dans le but d'y recevoir des soins.

Fecha

Confirmo que tengo la intención de permanecer en Alemania hasta el

y que la entrada a este país no tenía la finalidad de someterme al tratamiento en cuestión.

Data

Confermo di avere intenzione di trattenermi in Germania fino al

e di non essermici recato per sottopormi a trattamento.

Ημερομηνία

Βεβαιώνω ότι έχω σκοπό να παραμείνω μέχρι τις

στη Γερμανία, και ότι δεν έχω ταξιδέψει με σκοπό τη θεραπευτική μου αγωγή.

Data

Potwierdzam, że zamierzam przebywać w Niemczech do dnia

i nie przyjechałem(am) do Niemiec w celu poddania się leczeniu.

Datum

Potvrzujim že se hodlám zdržovat až do

v Německu a že jsem nepřicestoval/la za účelem ošetření.

Gewählte aushelfende deutsche Krankenkasse

Datum

Unterschrift des Patienten

Original für die Krankenkasse

Muster 81a (7.2004)

Paul Albrechts Verlag, 22952 Lütjensee

Verzeichnis der Bema-Nummern

Verzeichnis der GOÄ-Nummern

Verzeichnis der GOZ-Nummern

Stichwortverzeichnis

A

B

C

D

E

F

G

H

I

K

Alles Wissenswerte für die Prophylaxe

- Ursachen von Karies, Erosionen, Gingivitis etc.
- Möglichkeiten der Prophylaxe
- Beispiele aus der Praxis
- Praktische Übungen für Kinder aller Altersgruppen

Neu in der 10. Auflage

- CD-ROM mit Dokumenten für Praxispersonal, Zahnarzt und Patienten

Gesunde Zähne sind durch nichts zu ersetzen, deswegen wird die Prophylaxe immer wichtiger.

Sie als Zahnmedizinische Fachangestellte unterstützen den Zahnarzt bei der Arbeit mit den Patienten und übernehmen dabei verantwortungsvolle Aufgaben.

Sie motivieren und instruieren die kleinen und großen Patienten und tragen so entscheidend zum Erfolg der Vorsorgemaßnahmen bei.
Im vorliegenden Buch finden Sie das nötige Rüstzeug für Ihre Arbeit.

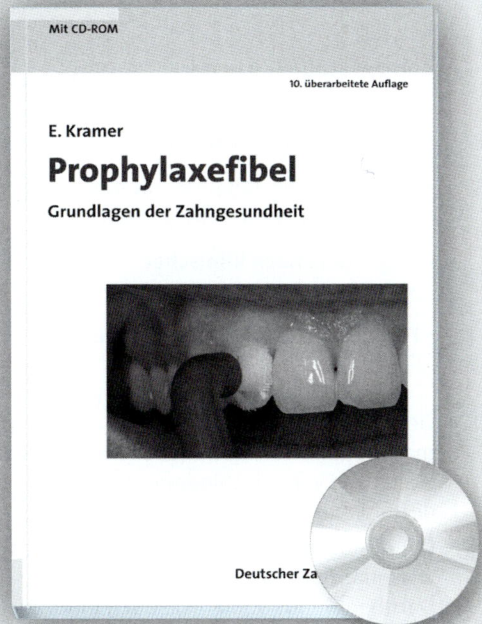

10. überarbeitete Auflage 2009,
187 Seiten, 87 Abbildungen, 21 Tabellen
ISBN 978-3-7691-3391-2
broschiert **€ 29,95**